上颈椎疾病
诊疗与病例精解

Cases-Based Diagnosis
and Management of
Upper Cervical Spine Diseases

主 审　王　超　贺西京

主 编　李浩鹏　刘忠军　艾福志

副主编　李　锋　刘　浩　高延征　臧全金

人民卫生出版社
·北京·

图书在版编目（CIP）数据

上颈椎疾病诊疗与病例精解/李浩鹏,刘忠军,艾
福志主编. —北京：人民卫生出版社，2023.11
ISBN 978-7-117-35524-7

Ⅰ.①上… Ⅱ.①李…②刘…③艾… Ⅲ.①颈椎-
脊椎病-诊疗 Ⅳ.①R681.5

中国国家版本馆 CIP 数据核字（2023）第 217104 号

上颈椎疾病诊疗与病例精解
Shangjingzhui Jibing Zhenliao yu Bingli Jingjie

主　　编	李浩鹏　刘忠军　艾福志
出版发行	人民卫生出版社（中继线 010-59780011）
地　　址	北京市朝阳区潘家园南里 19 号
邮　　编	100021
印　　刷	北京盛通印刷股份有限公司
经　　销	新华书店
开　　本	889×1194　1/16　印张：17
字　　数	468 千字
版　　次	2023 年 11 月第 1 版
印　　次	2023 年 12 月第 1 次印刷
标准书号	ISBN 978-7-117-35524-7
定　　价	298.00 元

E－mail　pmph@pmph.com
购书热线　010-59787592　010-59787584　010-65264830
打击盗版举报电话:010-59787491　　E-mail:WQ@pmph.com
质量问题联系电话:010-59787234　　E-mail:zhiliang@pmph.com
数字融合服务电话:4001118166　　E-mail:zengzhi@pmph.com

编　者

王　栋　西安交通大学第二附属医院

王贝宇　四川大学华西医院

王向阳　温州医科大学第二附属医院

王新伟　海军军医大学第二附属医院

艾福志　中山大学孙逸仙纪念医院

西永明　青岛大学附属医院

刘　浩　四川大学华西医院

刘忠军　北京大学第三医院

江　伟　西北大学附属医院

杜俊杰　中国人民解放军空军特色医学中心

李　锋　华中科技大学同济医学院附属同济医院

李晓峰　广西医科大学第二附属医院

李浩鹏　西安交通大学第二附属医院

杨宝辉　西安交通大学第二附属医院

杨俊松　西安市红会医院

陈　宇　海军军医大学第二附属医院

陈宇飞　中国人民解放军空军特色医学中心

陈前芬　广西医科大学第二附属医院

金海明　温州医科大学第二附属医院

赵　朵　广西医科大学第二附属医院

贺西京　西安交通大学第二附属医院

　　　　西安国际医学中心医院

莫少东　中山大学孙逸仙纪念医院

高　坤　河南省人民医院

高延征　河南省人民医院

郭　帅　西安交通大学第二附属医院

姬西团　空军军医大学第一附属医院

黄　钢　空军军医大学第一附属医院

曹　凯　西安交通大学第二附属医院

蔡　璇　西安交通大学第二附属医院

臧全金　西安交通大学第二附属医院

廖　晖　华中科技大学同济医学院附属同济医院

序 一

上颈椎外科是介于神经外科与脊柱外科之间的学科,在我国,脊柱外科医生是这个学科的先行者。在20世纪70—80年代,国内的上颈椎手术基本上都是对国外技术的模仿,国内仅有几家中心城市的大医院能开展上颈椎手术。术前持续颅骨牵引复位、寰枢后弓钢丝捆扎的Gallie手术及失败率很高的经口齿突切除术,是治疗上颈椎疾病有限的几种治疗手段。随着脊柱内固定器械的演进,在Apofix椎板夹昙花一现之后,枢椎椎弓根与寰椎侧块螺钉固定在20世纪90年代被引进并逐渐普及,极大地提高了上颈椎手术的疗效与安全性。经口入路的前路松解复位术取代了高风险、疗效差的齿突切除术,经口松解术是中国医生原创,已得到国际学术界的认同。起源于神经外科的后路寰枢侧块间隙松解撑开技术,已逐渐被脊柱外科医生使用,这项技术可将寰枢关节脱位不很严重的病例进行纵向复位,减少了行前路松解术的概率,使部分前后路联合手术简化为单纯后路手术,是最近的技术进展。

西北地区的脊柱外科同仁跟上了国内上颈椎外科前进的步伐,以西安交通大学第二附属医院李浩鹏教授团队的表现尤为突出,他们已能开展上颈椎的各项手术,特别是经口松解复位术,治疗了大量的上颈椎病例,积累了丰富的临床经验。在上颈椎外科的创新与实验研究方面,贺西京教授团队对人工寰齿关节的研发做了多年的努力,他们的工作已由基础研究进展至临床应用。李浩鹏教授牵头主编的这本实用性很强的上颈椎专著,展示了103个手术实例,涉及上颈椎创伤、先天畸形、炎症、肿瘤及失败手术的翻修等。该书图文并茂,为临床医生提供了一部很有价值的参考书。

王超

北京大学第三医院

2023年6月

序 二

上颈椎疾病与创伤的诊断与治疗，人们常常认为其代表了脊柱外科的精华技术与理论，同时也代表了治疗时关联的风险和难度。《上颈椎疾病诊疗与病例精解》这本专著蕴含着丰富的现代脊柱外科的最新进展和知识，同时，还可能把读者引领到一条无法回头的、伴有提心吊胆风险的、充满挑战的、让你为之着迷和兴奋的艰辛的职业道路上。当然，你如果只是看一看，开阔一下视野，也是非常值得欣赏的好书。

上颈椎由枕骨、寰椎、枢椎组成，是颅脑与身体连接的中枢要塞，结构复杂、布局紧凑。这一区域内紧密排列着血管、神经、气管、食管，此处进行侵入性诊治，必将牵一发而动全身。因此，过去在这一区域进行任何侵入性检查或治疗，都是慎之又慎，非常拘谨。20世纪90年代，我跟随老师开展手术治疗寰枢椎脱位、脊髓压迫症手术治疗，开始施行的是寰椎后弓切除减压术，必要时行枕骨大孔扩大减压术。术中不做任何内固定手术，术后给予牵引或颈围外固定手术。后来，为了提高疗效，进一步开展了经口寰椎前弓+齿状突切除术。起初依然不做内固定。上述术式，虽然可以暂时获得一些脊髓减压的疗效，但1~2年后，常常复发，死亡率较高。术中还时常有一些难以预料的意外发生。

随着一些寰枢椎诊断、治疗研究的进展，出现了一些新理论、新方法，寰枢椎手术的疗效、安全性都已经有了大幅度的提高。我们国家在上颈椎方面取得的科研成果和临床经验较为突出，在世界处于先进水平，为我们国家和世界做出了贡献。提出和临床验证了多项安全、有效的新的治疗方法，如经口腔寰枢椎复位减压、TARP钛板内固定方法、枢椎椎体切除3D打印人工枢椎重建固定融合术等成熟的科研成果，位居世界前茅。还有可动人工寰枢椎等有一定争议的理论与技术科研项目，在世界学术高峰会议的讨论与批评中一次又一次的报道、热议……

目前这本《上颈椎疾病诊疗与病例精解》包含有一些非常成熟的技术与理论，但也包含有一些正在讨论、发展中的技术与理论，目前虽不是完全可靠、经典，但至少是一种启发或思路。总之，本书的主要理论与技术，包括精解的病例都属于世界先进或一流水平，是临床上颈椎疾病诊断与治疗的重要参考书。

西安交通大学第二附属医院

西安国际医学中心

2023年6月

前　言

　　上颈椎外科是脊柱外科或颈椎外科发展中逐步形成的一门专科，虽然只包括人体的颅底及寰枢椎三个节段，但解剖位置特殊，病种繁多，致残率、致死率较高，治疗难度及危险性大，任何诊疗上的失误都可能导致高位截瘫甚至死亡，一直是国际脊柱神经外科学界的难题。上颈椎外科过去发展缓慢，甚至被视为骨科手术的"禁区""无人区"。随着脊柱外科及神经外科同道数十年来共同对上颈椎疾病的深入研究和不懈探索，以及医学影像学技术的发展、内固定器械的改进，上颈椎外科取得了飞速发展，治疗方式不断更新衍化，整体疗效大幅提升，上颈椎手术的死亡率从 30% 左右降低至现在的不足 1%。

　　数十年来，我国脊柱外科医生在上颈椎这一特殊脊柱区域不断耕耘，经历了从开始酝酿到不断修整打磨，以至从理念到实践落地的砥砺征程。"千淘万漉虽辛苦，吹尽狂沙始到金。"近年来，脊柱外科的同仁们不断在国内外进行上颈椎治疗方面的交流，在学术上进行了系列的基础与临床研究，使难度极大的寰枢椎手术得以实现一期病损切除、减压、复位及内固定，取得了良好的治疗效果和社会效益，这其中不乏很多经典病例及惨痛教训。

　　在国际上颈椎学术界，我国学者们的成果斐然，占据了重要的学术地位。在国内，上颈椎疾病的诊疗水平已经走在了世界前列。很多医疗机构开展了上颈椎疾病的研究和治疗，并取得了很好的成绩。但能够准确诊治该疾病的脊柱外科医生占比仍然很小。为了更好地普及上颈椎外科的诊治理念，让脊柱外科医生更系统地学习上颈椎疾病的诊疗方案，我们邀请了国内十几家单位在此领域的权威专家共同编写了这本专著。本书的作者均具有临床工作和教学经历，他们既有宝贵的临床经验，又有丰富的教学经验。

　　该书紧贴临床实际需求，对典型临床病例层层剥茧，力求完美地呈现出临床诊治顺序和思路，为临床医生系统地学习上颈椎疾病提供了一本教科书级的学习资料。读者可通过阅读本书清晰地对上颈椎疾病形成系统的认知，通过具体病例介绍、图片分析、手术原理介绍，系统地得到国内上颈椎权威专家的指导，在以后的临床工作中遇见具体病例就可以做出正确的诊断，提出恰当的治疗方案。

　　全书共分七章，第一章为上颈椎解剖及相关技术，第二章为上颈椎损伤/创伤，第三章为上颈椎畸形，第四章为上颈椎炎性疾病，第五章为上颈椎肿瘤，第六章为上颈椎翻修，第七章为上颈椎治疗新技术及展望。所有疾病的描述均从实际应用出发，结合大量的插图，对手术方案的制订和实施，以及手术的最新进展做了详细的介绍。在每一个病例中，都给出了患者的病情简介、影像资料，甚至临床照片，提出治疗原则和手术方法，最后给出学习要点，带领读者身临其境，启发读者从中作出判断，给出该病的诊断、治疗策略和相关讨论。该书理论与实践相结合,力求让读者能充分理解并应用。

希望本书的出版能为开展上颈椎外科工作的同道们,广大脊柱外科、神经外科医生和研究生们,提供一部较为实用的专业工具书及重要参考书。

由于编写人员水平有限,病例并未涵盖上颈椎所有疾病的诊疗技术,且不同医生对疾病的诊疗思路也存在差异,治疗过程中也可能存在些许不足,加之时间仓促,书中疏漏及不足之处在所难免,恳请广大读者提出宝贵意见。

2023 年 6 月

目　录

第一章

上颈椎解剖及相关技术

上颈椎又称枕寰枢复合体或颅颈交界区,是一个涉及枕骨(颅底)、寰椎、枢椎及韧带支持结构的复合体;除骨骼、韧带外,还包括延髓颈髓角区域内的软组织结构,以及延髓、脊髓和低位脑神经等。

上颈椎区域解剖结构复杂,其毗邻枕骨、延髓、高位脊髓。上颈椎主要涉及的骨性结构是寰枢椎,即第1颈椎和第2颈椎,其结构形态与其他颈椎椎体不同,为特殊结构椎体;其功能独特,是头颈部屈伸及旋转活动的重要组成部分。

上颈椎疾病多引起寰枢椎解剖结构及位置异常,压迫延髓或脊髓,出现神经症状,大部分情况需要手术处理。但因其位置特殊,周围重要神经、血管较多,手术操作风险极大,疾病及手术出现肢体功能障碍甚至危及生命的可能性很大,能够完成此类手术的医生较少,因此曾被称为"手术无人区"。但是随着对上颈椎疾病认识的深入,以及医疗技术的发展,从事上颈椎疾病治疗的临床医生逐渐增多,上颈椎疾病的发现率和治愈率也在逐步提升。疾病治疗的基础是解剖,熟知解剖及其功能对于正确认识疾病的病理并分析其发生机制具有重要意义。

上颈椎疾病多合并寰枢椎或枕寰枢椎体之间的失稳,在去除病变因素、解除对神经的刺激后,多需要行骨性结构的稳定。上颈椎的固定技术经过数十年的发展有了很大的变革,至今已经形成了相对成熟的内固定体系。

第一节

寰枢椎解剖及手术入路

一、寰枢椎骨性解剖

颈椎共有七节椎体,按照形态结构差异分为上颈椎和下颈椎。其中寰椎、枢椎(图 1-1-1)因其发育、解剖形态、功能上与颈 3~7 五个椎体不同,称为上颈椎,相对应的颈 3~7 椎体称为下颈椎。上颈椎是头颈部旋转和屈伸活动的重要结构,因其关节组成的特殊性,寰枢椎之间的旋转活动度约占整个颈椎旋转活动的 50%。

(一)寰椎解剖

第 1 颈椎称为寰椎(atlas),位于颈椎椎体最顶端,其上方与枕骨连结形成寰枕关节,下方与枢椎连接形成寰枢关节。与典型颈椎椎体结构相比,寰椎具有明显不同的结构特点:没有典型的椎体、关节突和棘突结构,而是由前弓、后弓及左右两个侧块和连接于侧块的横突组成;呈不典型的类圆环形结构,前弓约占 1/5,两侧侧块各约占 1/5,后弓约占 2/5。在前弓的前正中有一局限性突起,称为前结节(图 1-1-2)。前结节向前下方突

起,是颈长肌及前纵韧带的附着点,双侧头长肌在其前方覆盖(图 1-1-2)。前弓的后方正中是位于椎管内的类弧形凹陷结构,其上覆盖有关节面,与枢椎齿突及其后方的寰椎横韧带相关节形成寰齿关节,是寰枢椎中最重要的二关节结构;在头颈部左右旋转时,寰椎围绕齿突不定轴旋转。侧块位于寰椎前后弓之间,左右对称,侧块外侧为横突;两侧侧块各约占寰椎环状结构的 1/5。在横突接近侧块的部位有孔状结构,称为横突孔;横突孔由前外到后内走行,似卵圆形,椎动、静脉在其内通过。后弓正中是寰椎后结节。后弓的上方有后外向前内走行的凹槽状或骨性通道结构,称为椎动脉沟,左右各一,其上内方有椎动、静脉通过。

(二)枢椎解剖

第 2 颈椎又称枢椎(axis),其形态特殊,侧方观似一个直角三角形。枢椎顶端向上后突起,称为齿突。齿突分为尖端、体部及基底三部分,齿突在寰椎横韧带前方,与寰椎前弓后方构成寰椎

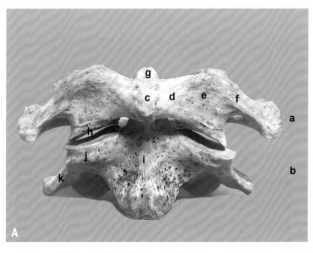
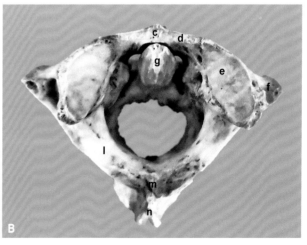

a. 寰椎;b. 枢椎;c. 寰椎前结节;d. 寰椎前弓;e. 寰椎侧块;f. 寰椎横突;g. 齿突;h. 寰枢椎侧块关节;i. 枢椎椎体;j. 枢椎侧块;k. 枢椎横突;l. 枢椎椎板;m. 寰椎后结节;n. 枢椎棘突

图 1-1-1　寰枢椎标本组合
A. 寰枢椎前面观;B. 寰枢椎上面观

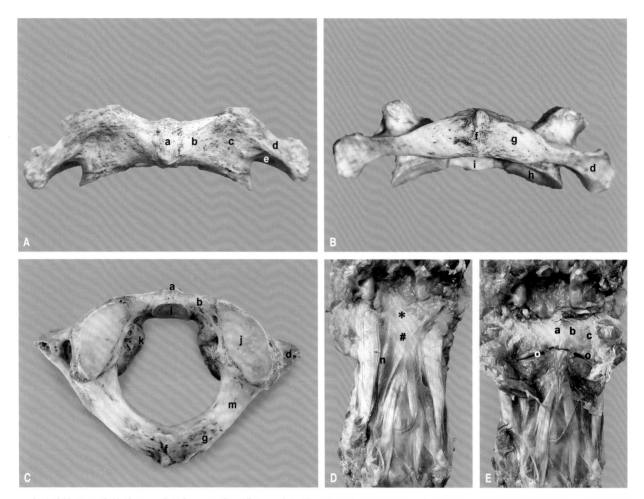

a. 寰椎前结节；b. 寰椎前弓；c. 寰椎侧块；d. 寰椎横突；e. 寰椎横突孔；f. 寰椎后结节；g. 寰椎后弓；h. 寰椎侧块下关节面；i. 寰椎齿突
关节面；j. 寰椎侧块上关节面；k. 寰椎侧块横韧带结节；l. 寰椎横突孔；m. 椎动脉沟；n. 颈长肌；o. 寰枢椎侧块关节；*. 寰椎；#. 枢椎

图 1-1-2　寰椎解剖
A. 寰椎前面观；B. 寰椎后面观；C. 寰椎上面观；D. 尸体标本前面观；E. 切断颈长肌及寰枢椎侧块关节囊前面观

齿突关节，主要功能是维持寰枢椎的稳定性及旋转功能。枢椎椎体前方中间隆起呈嵴状，双侧凹陷，表面粗糙，为颈长肌附着点。枢椎体尾端不规则，腹侧长背侧短，前下方呈唇样突起，向下方延伸，甚至小部分可以延伸至颈 2~3 椎间盘组织前方。组成枢椎的还有棘突、椎板、椎弓根、侧块及横突等结构。枢椎侧块关节面上方稍突起，较平坦，与寰椎侧块下方相关节，组成寰枢椎侧块关节。侧块关节相对平坦的结构是寰枢椎能较大范围旋转的一个重要解剖学因素。枢椎无上关节突，但是存在下关节突结构；下关节突与颈 3 椎体上关节突相关节。椎弓根连接椎体与椎板，在椎弓根和椎板之间的部分称为椎弓峡部。枢椎椎弓根较短，上方存在一个浅沟状结构，颈 2 神经根从其通过。枢椎椎板宽厚，棘突粗大，末端分

叉，下方有纵向的深沟状结构。横突呈尖端突起，横突孔位于枢椎横突内，其内走行有椎动、静脉（图 1-1-3）。

二、寰枢椎相关韧带解剖

（一）齿突尖韧带

齿突尖韧带又称齿突中韧带或悬韧带，位于寰枕前方膜和十字韧带之间。起于齿突尖部，向枕骨大孔的前边缘延伸。齿突尖韧带位于由左右翼状韧带间隔起来的三角形间隙内，为一种残留结构，其存在并没有增加颅颈交接区的稳定性，对颅骨的稳定性贡献很小。超过齿突最大紧张度的任何屈曲或伸展动作都会撕裂此韧带，这意味着头部和颈部之间的尖韧带作用较小。

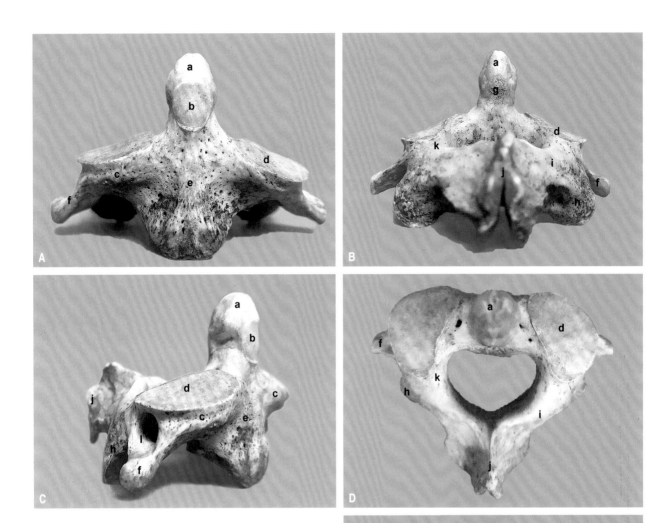

a.齿突尖；b.寰齿关节面；c.寰椎侧块；d.寰椎侧块上关节面；e.枢椎椎体；f.枢椎横突；g.齿突横韧带附着点；h.枢椎下关节突；i.枢椎椎板；j.枢椎棘突；k.枢椎峡；l.枢椎横突孔；m.枢椎椎体下终板；n.枢椎椎弓根；o.枢椎椎管

图 1-1-3 枢椎解剖
A.枢椎前面观；B.枢椎后面观；C.枢椎前侧面观；D.枢椎上面观；E.枢椎仰视观

（二）十字韧带

十字韧带由横向和纵向两部分组成，两部分在齿突后方交叉形成“十”字结构，将齿突紧紧地贴在寰椎的前弓后方（图 1-1-4A）。大部分纤维为横向的束带，称为寰椎横韧带，位于寰椎椎管内齿突体部的后方，为束带状结构，两侧对称止于寰椎侧块内方横韧带结节处。寰椎横韧带（图 1-1-4B）

是整个脊柱最厚、最坚韧的韧带，平均长度18.1mm，是寰椎的主要稳定装置，能够对抗较大力量。横韧带与寰椎前弓、前结节一起将齿突包绕在寰椎椎管的前半部分，对维持寰枢椎的稳定性具有重要作用；其作为限制齿突活动的带状结构，在功能上类似汽车中保护乘客的安全带，与寰椎前弓一起将齿突限制在一定范围内。十字韧带

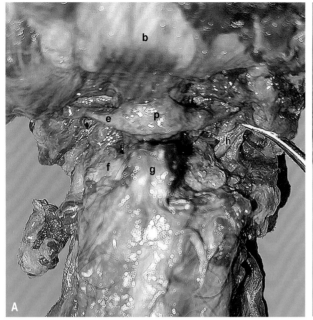

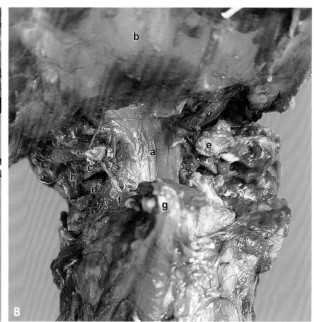

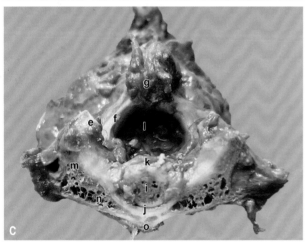

a. 覆膜;b. 枕骨;c. 寰椎侧块;d. 枢椎侧块;e. 寰椎后弓;f. 枢椎椎板;g. 枢椎棘突;h. 椎动脉;i. 齿突横截面;j. 寰齿关节面;k. 寰椎横韧带;l. 椎管;m. 寰椎侧块;n. 寰椎前弓;o. 寰椎后结节

图 1-1-4 韧带解剖
A. 寰枢椎后面观;B. 切除寰椎后弓后面观;C. 切除寰椎后弓后寰齿关节平面横截面

的纵向纤维带占比较小,分别向上下延伸,附着在齿突的后上方及后下方;向上延伸的部分附着在位于尖韧带和覆膜之间的颅骨斜坡的上表面,向下延伸的部分附着在枢椎的后表面(图 1-1-4B)。十字韧带在生理状态及创伤时寰枢椎关节的轴向旋转、侧向弯曲、抑制头部屈曲等方面均起最重要的作用。

(三) 翼状韧带

翼状韧带位于齿突的后方,齿突尖韧带的外侧。其质地坚韧,双侧对称斜向外上走行,止于枕骨髁的内侧面。翼状韧带双侧在水平面投影呈 143°~178° 角,平均 166°。翼状韧带由两部分组成,分别止于枕骨和寰枢椎。与止点的宽度相

比,韧带在其起点处较窄,呈 V 形。颈部位于中立位置时双侧翼状韧带处于松弛状态,旋转时双侧翼状韧带均处于紧张状态。翼状韧带在运动中为稳定头部起了重要的作用,是上颈椎轴向旋转的主要限制组织。右侧的旋转受左侧翼状韧带的限制,反之向左侧旋转时,右侧翼状韧带牵拉限制旋转活动进一步增大。尸体解剖已经表明,切除一侧或者两侧的翼状韧带会引起寰枕关节及寰枢椎之间屈伸、侧屈,尤其是旋转活动的增加。旋转活动的增加可能产生寰枢椎旋转不稳定,这表现在颈 1~2 椎体运动范围的增加。尸体标本力学测试发现,切除翼状韧带后测量寰枢椎旋转活动,寰枢椎不稳定性增加,同时可能会导致神经功能的异常。

（四）寰枕前膜

寰枕前膜位于枕骨下方与寰椎前弓之间正中线上，与下方的前纵韧带相连并融合在一起，部分纤维参与了侧方关节囊的组成。

（五）关节囊韧带

关节囊韧带（图1-1-5）起着保持正确的关节表面排列的任务，它们的主要作用是确保上颈椎的正确轴向旋转。关节囊韧带的切除会引起轴向旋转活动的明显增加，而不会导致颅颈交接区严重的不稳。

（六）覆膜

覆膜为颈椎后纵韧带的向上延伸，尾端固定于颈2椎体，头端固定于枕骨的基底沟。覆膜分为两部分，即连接寰枕关节囊韧带的外侧部分和与硬膜混合的中心部分。从齿突向上，覆膜与硬脑膜难以区分。

（七）寰枕前后膜

寰枕前后膜由弹性纤维组成，作为黄韧带的向上延伸。寰枕膜作为颅颈交接区的稳定元素，起着非常微小的作用。尸体研究表明，其与覆膜之间存在着密切的生物力学合作作用。

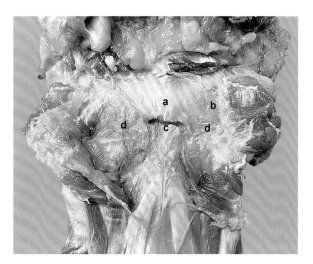

a. 寰椎前结节；b. 寰椎侧块；c. 颈长肌及前纵韧带切断的寰椎前结节下方；d. 寰枢椎侧块关节囊

图1-1-5 寰枢椎关节囊韧带

三、寰枢椎手术入路及相关操作技术

寰枢椎解剖结构复杂，根据病变性质不同、需要显露的结构及走行路径不同，手术入路有前路、后路及前后路联合三种方式。

（一）前路

在寰枢椎前方显露达到骨性结构的入路方式统称为前路。前路手术在早期多需配合行气管切开术，随着技术的发展，这一创伤性操作逐渐被舍弃，而采用直接经鼻腔或经口气管插管术，而不影响寰枢椎的显露。

寰枢椎前方正对口咽部，位置深，视野狭小，操作空间有限，可供使用的器械相对较少；且口咽部位于口腔深部，是含菌环境，前路手术操作尤其需要内固定时较后路手术感染风险增大。但一旦掌握前路手术操作技巧，则可快捷到达寰枢椎椎体前方，直接行寰枢椎的松解及固定等操作。前路手术切口隐蔽，愈合后美观，无外观异常。对于需要行前路松解手术的患者，前路手术能够一次性完成松解和固定融合手术，不需要多次翻身更换体位，可以减少因体位变化过程中脊髓受压刺激引起脊髓损伤的可能，降低了手术风险。前路手术血管刺激性小，出血少。但如果没有掌握血管走行规律或者患者存在血管畸形，向外侧剥离过多，一旦损伤血管导致出血，处理难度极大，常需血管介入治疗。前路手术操作难度大，学习曲线长；视野小，配合难度大；但使用内镜辅助操作可以使视野相对扩大，使操作难度降低。口咽部前路手术后为了保护口腔黏膜，促进伤口愈合，一般需禁饮食，行肠内营养或静脉营养支持；且咽后壁存在肿胀加重进而引起呼吸异常的可能；但通过使用雾化及消肿药物治疗，出现呼吸障碍的可能性明显降低。

1. 口咽入路 经咽后壁纵向切开后即可显露寰枢椎。在经口咽手术前，需要检查有无口腔炎症，术前进行处理，并需要漱口或者洁牙等处理。咽后壁的显露通过开口器和悬吊悬雍垂来完成。通过触摸感知寰椎前结节的位置，确定后行正中纵向切口，切开咽后壁黏膜，向双侧剥离椎前肌肉显露寰椎及枢椎，到达椎体前方。对于易复性及可复性寰枢椎脱位病例,直接显露双侧寰枢椎侧块关节,刮除关节软骨面作为植骨床,直接固定。对于难复性及不可复位性寰枢椎脱位病例,需要首先行松解术,在寰枢椎前方去除两者之间的挛缩组织及骨性增生、连结,显露寰枢椎侧块关节,使用刮匙或者骨刀对寰枢椎侧块关节进行松解,必要时使用骨膜剥离器或者骨刀撬拨,以完成寰枢椎关节松解。通过松解寰枢椎之间的粘连、挛缩组织以及骨连结,加上适当的牵引,大部分病例能够达到寰枢椎的解剖复位。对于骨性融合病例,尤其是广泛骨性融合的病例,在无法通过上述手段达到复位的情况下,只能通过切除寰椎前弓及齿突对脊髓减压;但是,在切除齿突的过程中,可能会损伤硬膜囊及脊髓。术后应严密缝合咽后肌肉及黏膜(图1-1-6)。

2. 下颌下入路　为了降低经口咽入路导致的感染风险,可选用下颌下入路手术。该入路不经过口腔而直接到达寰枢椎前方,减少了口腔细菌带来的潜在感染概率。下颌下入路在显露分离时需要保护下颌下腺,以免其损伤。为了更好地显露寰枢椎,建议同时使用肩下垫软枕及维持颅骨牵引的方法。手术切口一般选择在一侧下颌角下方2cm左右,横向切口,根据病变的性质、范围和特点选择合适的切口长度。切开颈阔肌,向上牵开下颌下腺,注意避免损伤喉上神经。分离并找到气管食管鞘、血管鞘。在两个鞘管之间沿组

织间隙钝性分离,切开前纵韧带和颈长肌显露寰枢椎。后续处理同口咽入路。

3. 鼻咽入路　随着腔镜技术的发展,经鼻内镜到达咽后方行寰枢椎手术治疗成为可能。有学者在尸体标本上进行了经鼻咽部解剖学标志的测量,显露解剖标志点,然后通过常规软件进行最佳钉道进钉点及钉道相关参数的CT数据测量,研究发现,经鼻咽入路有足够的手术区域,并且能够对关键解剖标志点显露,可以从寰椎侧块进行经关节螺钉固定。且前路关节螺钉固定与后路经关节螺钉固定比较,具有相似的力学性能。此种入路虽然创伤小,但操作难度却非常大,需要具备专业的鼻内镜操作经验。

4. 下颌骨入路　在一些病变范围较为广泛的疾病中,如上颈椎肿瘤、结核等,经口咽入路及下颌下入路难以很好地显露病变部位时,为了更好地显露手术野,可选用经下颌骨入路进行手术。在劈开下颌骨后,可以清晰显露病灶,从而完成病灶清除、重建椎体稳定性等操作。此手术入路及术式创伤大,一般需要口腔颌面外科医生辅助及内植物固定下颌骨。

(二)后路

后正中入路能够直接到达寰枢椎后方,必要时可以根据具体病情向上扩大切口至枕骨,向下至颈3椎体或更低部位的椎体后方。后正中入路从肌肉间隙中间进入,显露后术区视野开阔,操作空间大,无重要血管,损伤血管和神经的可能性较小;与经口咽入路相比,后路属于无菌环境,且脊柱外科医生对于此入路的解剖熟悉程度更高,操作难度相对较低。同时,后路可以行椎弓根螺钉固定,螺钉固定长度更大,固定强度更高;相比前路手术的内固定物,后路内固定物种类更多,临床应用范围更广。随着技术的发展,目前也可以通过后路行寰枢椎松解,通过侧块关节松解后完成寰枢椎复位,一期可完成松解、复位、固定、融合等多个手术操作步骤。

(三)前后路联合

寰枢椎疾病表现复杂,多数表现合并寰枢椎脱位。部分患者前后路病变、有明显的软组织挛

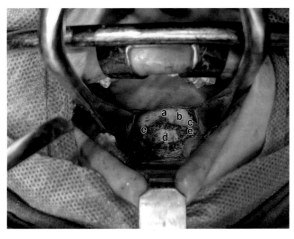

a.寰椎前结节;b.寰椎前弓;c.寰椎侧块;d.枢椎椎体;e.寰枢椎侧块关节

图1-1-6　经口咽入路

缩、骨性结构融合及神经压迫,需要前后路联合手术完成松解、减压、复位、固定。对于寰枢椎之间纤维连结较多,侧块关节间或寰椎齿突之间存在纤维、骨连结的难复性或不可复位性寰枢椎脱位,需要行前路松解,去除瘢痕连接、切断挛缩韧带,必要时需要去除骨连结,切除寰椎前弓、齿突行减压松解术,恢复或者部分恢复寰枢椎之间的序列,再行前路或后路固定融合术。

(臧全金)

第二节
常用外科治疗技术

一、外固定技术(牵引/头盆环)

上颈椎外固定技术包括枕颌带牵引、颅骨牵引及头颅骨盆环牵引等技术。通过牵引,使上颈椎椎体间隙增大,解除滑膜嵌顿,纠正相邻椎体之间的移位、旋转、脱位等,并通过限制颈椎活动,减少活动对关节或神经造成进一步的损伤和刺激,保护脊髓、神经根,利于炎症的吸收。

牵引的体位、重量及持续时间等均会影响牵引的效果,需要根据患者的一般情况、体重、疾病种类及严重程度进行选择。

(一)枕颌带牵引

枕颌带牵引(Halter 牵引)是用枕颌带托住下颌和枕骨粗隆部,向头顶方向垂直牵引,包括坐位和卧位两种牵引姿势(图 1-2-1),住院患者通常选用卧位牵引。其最常见的适应证是寰枢椎旋转脱位,一般在急性期(3 周内)应用。使用时应谨慎,若 3~5天治疗期患者症状加重或无改善,建议停止继续牵引,应选择其他治疗手段。Halter 牵引的重量一般在 2~3kg,一般不超过 5kg;进一步加大重量会导致患者颞下颌关节及皮肤疼痛而不能耐受。

(二)Gardner-Wells 钳牵引

Gardner-Wells 钳牵引俗称颅骨牵引(图 1-2-2),是最常用的侵袭性牵引方法,常用于急性颈椎外伤的复位,在寰枢椎脱位复位中应用较多。它以颅骨牵引为基础,清醒状态下牵引重量可增加至体重的 1/10,在难复性寰枢椎脱位的手术治疗中,全身麻醉状态下可将牵引重量增加至体重的 1/6~1/5。重量较大的颅骨牵引,时间不宜过长,牵引过程中需要及时复查 X 线片,以防止牵引过度,损伤韧带,刺激血管及神经。具体操作方法:局部麻醉下,选择位于外耳道连线到耳廓上方 1cm 处作为进钉点,可向前或向后移动 1cm,以分别用于伸展或屈曲运动,旋紧螺钉至压力显示计超出起始线 1mm 为宜。牵引过程应从小重量开始,逐步增加,每次增加重量后均需复查颈椎侧位 X 线片评估,一旦获得复位,应减轻重量,直至完成治疗。

(三)Mayfield 头架

Mayfield 头架主要用于颈后路手术,其单钉初步贴合压力约 20lb,旋紧后理想压力建议成人为 60lb、儿童为 40lb,一定不大于 80lb(图 1-2-3)。

(四)Halo 支架

Halo 支架是一种环形骨性固定器,最初将其应用于伴颈椎不稳的脊髓灰质炎患者的外固定治疗。基础的 Halo 支架包括一个不阻挡颈椎手术入路的全金属头环,头环中配备小孔,自小孔中穿出的金属插脚穿透颅骨外板可以固定头部;头环由两个金属支柱连接至铸形背心固定。其具有佩戴时间长、稳定性强的优点,但属于有创操作,且要求患者身体条件能耐受。

安装 Halo 支架(图 1-2-5)至少需要三名医护

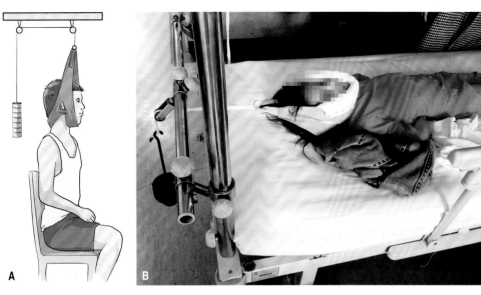

图 1-2-1 枕颌带牵引
A. 坐位牵引;B. 卧位牵引

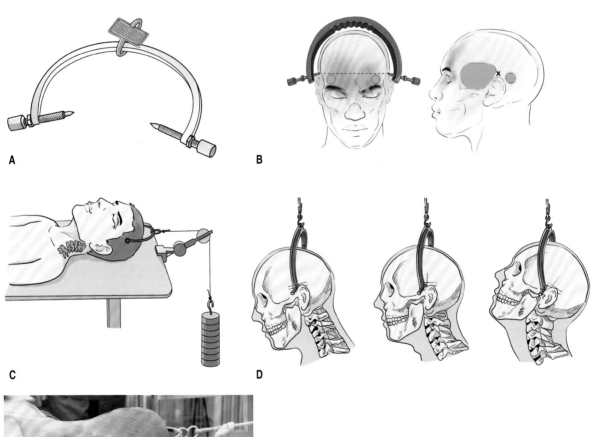

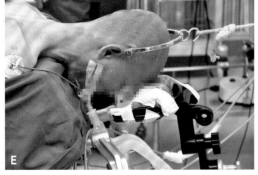

图 1-2-2 Gardner-Wells 钳牵引
A. Gardner-Wells 钳牵引弓;B. 牵引弓固定位置示意图;C. 仰卧位牵引示意图;D. 不同体位牵引示意图;E. 上颈椎术中俯卧位 Gardner-Wells 钳牵引

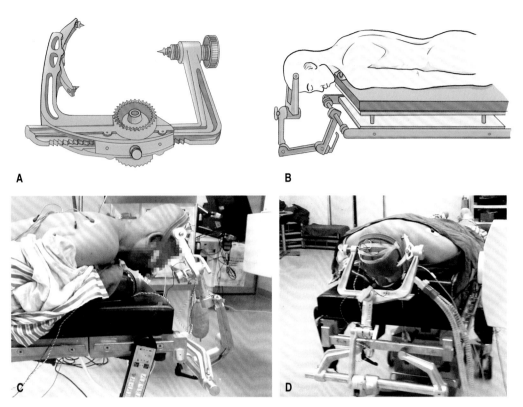

图 1-2-3　Mayfield 头架
A. Mayfield 头架；B. Mayfield 固定示意图；C、D. Mayfield 头架术中固定

人员：一位固定患者头部，另外两位安装头环。事先应选好适合患者体格的头环和背心，头周与头环之间需要留有 1~2cm 间隙，测量患者胸围确定背心大小。开始安装之前应确保所有的必需器材均已到位，并备有抢救车。

　　患者取平卧位，将毛巾折叠垫于患者颈肩部之下或将患者头部置于床的边缘。在安装过程中应确保患者头部不能移动，可先临时三点固定。理想的后部进针点在 4 点钟位和 8 点钟位（前正中为 12 点钟位），位于双耳尖之后 5cm，并与前部钢针呈对角线关系。由于颅骨后部厚度相对一致，没有重要解剖结构，进针点相对不那么严格。理想的前部进针点位于颅骨前外侧，眶上约 1cm，最大头围之下，眉毛的上外 2/3 处。此区域位于眶上神经、滑车上神经及额窦外侧，颞凹正中，为安全区；且眼眶边缘可防止钢针向下移位至眼眶内，此处颅骨平坦也可防止钢针向上移位。如果是局部麻醉状态下植钉，需患者闭眼安装，若患者睁眼安装，患者闭眼时会有眼皮牵扯感，甚至闭眼困难。成人通常用 4 枚钢针固定，2 岁以下的婴幼儿需用 4~8 枚钢针固定。拧螺钉时要按对角线顺序拧紧，锁紧之后，螺钉周围的皮肤隆起应切开松解。若患者术后用背心固定，则可提前将塑料背心穿好，背部正中置硬板，使枕部枕于其头端，便于后续操作。如需行颈椎牵引复位，则将牵引环置于双耳水平，并与头环相连，连接牵引重量进行逐渐的闭合复位牵引。床头高床尾低，起始重量 6kg，每 6 小时增加 1kg，直至最大重量 15kg。每次增加重量时建议做 X 线片检查复位情况。Halo 环改进后也可以作为牵引装置，牵引方式包括 Halo 环-骨盆牵引、Halo 环-股骨牵引、Halo 环-Ilizarov 牵引，以及 Halo 环-站立位牵引。Halo 环-骨盆牵引的相关并发症发生率很高，因此该装置建议仅在严重畸形而其他方法不足以制动时考虑使用（图 1-2-4）。

　　初次安装后 24~48 小时，螺钉应重新锁紧。每 1~2 天用 10% 过氧化氢溶液清洗固定点。定期复查 X 线片，确保颈椎稳定于合适的位置。Halo 支架移除之后，建议使用半刚性颈围过渡，使患者逐步恢复肌力和信心。

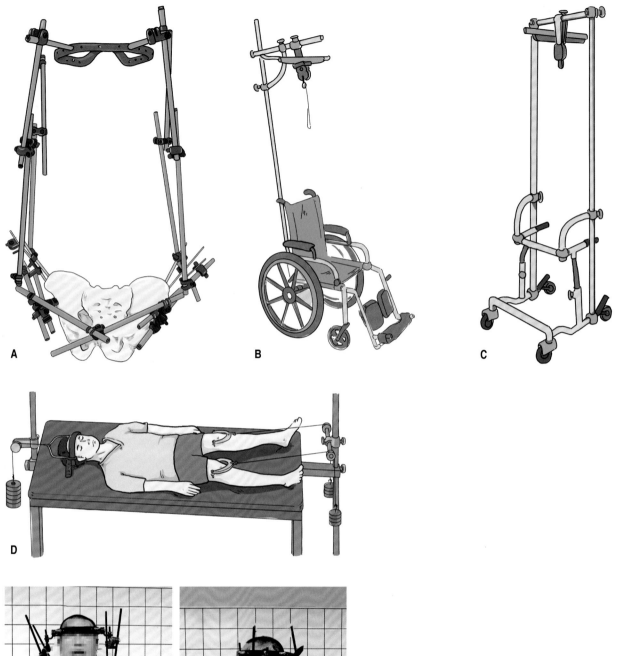

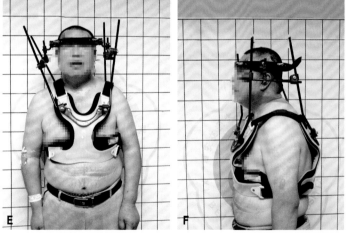

图 1-2-4　Halo 支架
A. Halo 环-骨盆牵引；B. Halo 环-坐位牵引；C. Halo 环-站立位牵引；D. Halo 环-股骨牵引；E、F. Halo-Vest 牵引

使用 Halo 支架的并发症包括螺钉松动、固定点感染、复位丢失、固定点不适、吞咽困难、硬脑膜穿孔、固定点出血、神经损伤、头皮损伤及患者不耐受等。固定点的新发疼痛常提示螺钉松动或感染。以上情况均需在移除旧钉之前安装新的螺钉，以防止移位。吞咽困难通常提示颈部过伸，屈颈或将头

部向前平移即可缓解。硬脑膜穿孔是严重的潜在并发症,可能由于患者跌倒所致,可导致颅内感染,如出现头痛、畏光、恶心和发热等,应高度怀疑,积极处理,请神经外科会诊。固定点出血多见于凝血异常,如接受抗凝治疗的患者。神经损伤和头皮损伤均可通过合理应用头环技术避免(图1-2-5)。

(五) SOMI 支具

SOMI 支具(图1-2-6)又称胸骨-枕骨-下颌骨固定器(sternal occipital mandibular immobilizer,SOMI),包含贴附于胸廓曲线的刚性前片(胸件),向上连接下颌托、两侧肩托,并向后上发出连接杆连接枕托,固定带从患者后背交叉经腋下到达胸件下部,前方可控制下颌关节运动,后方可控制头部运动。吃饭时可使用额部皮带代替下颌托。SOMI 支具易被仰卧位患者接受,尤其对上颈椎的屈曲运动制动效果良好,但对颈部伸展运动的制动效果不尽如人意(图1-2-6)。

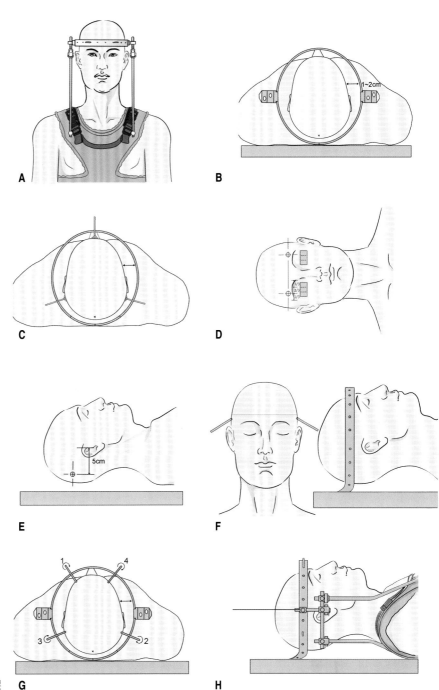

图 1-2-5　安装 Halo 支架

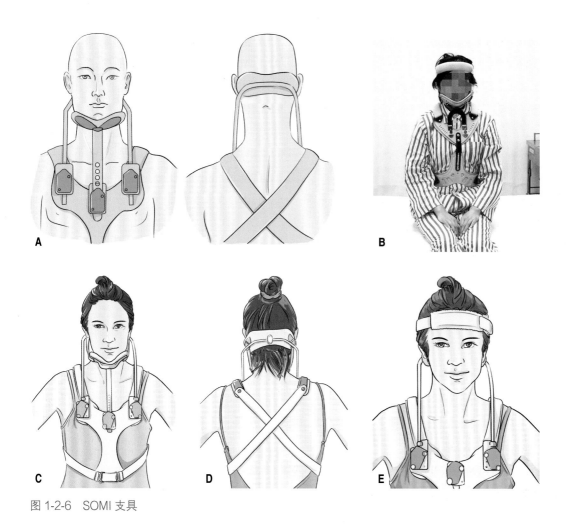

图 1-2-6   SOMI 支具

（郭 帅 臧全金）

二、上颈椎前路固定技术

（一）齿突空心螺钉固定术

在Ⅱ型齿突骨折中，使用前路中空螺钉固定后可稳定骨折，促进骨折愈合；固定后并不影响寰枢椎之间的关节稳定结构，因此其活动度能够得以保持。可选用一枚或两枚空心螺钉行前路齿突固定，但研究表明，两枚螺钉的稳定性与一枚螺钉稳定性相差不大，两者的骨折愈合率分别约为 85% 和 81%，安全性和有效性没有统计学差异。

（二）前路经寰枢椎侧块关节螺钉固定术

前路经寰枢椎侧块关节螺钉固定术同后路 Margerl 固定技术相似，使用前路经寰枢椎关节螺钉固定技术也可以维持寰枢椎的稳定。临床病例

的评估研究认为，寰枢椎前路经关节螺钉固定能够提供寰枢椎之间的稳定性，取得了良好的治疗效果。

（三）Harms 钢板

齿突切除术后寰枢椎不稳定性增加，需要行寰枢椎之间的固定以保持寰枢椎之间的稳定性。早期有学者认为，齿突切除术后再行后路固定存在较严重的病死率和伤残率，因此 Harms 设计了供齿突切除术后使用的钢板，之后学者设计的前路固定物多以此为标准设计，并以此比较其固定效果。

齿突切除术后的 Harms 钢板固定的尸体生物力学实验结果显示：Harms 钢板与 Brooks 的后路线缆固定相结合，可提供与 Magerl 的经关节螺钉固定相同的力学载荷和刚度。

(四)寰枢椎关节下锁定钢板

前路 Harms 钢板固定已经被作为一种经口齿突切除术后的经典固定方案,生物力学以及临床研究表明,这一手术方案是后路寰枢椎固定技术的很好补充。但仍有很多其他的前路固定物研究。Kandziora F 设计了前路关节下寰枢椎钢板(SAAP)、前路经椎弓根寰枢椎固定钢板(TAAP)、前路关节下寰枢椎锁定钢板(SAALP)等三种寰枢椎前路固定钢板。通过尸体标本行生物力学研究,结果显示 Harms 钢板、SAAP、TAAP 稳定性要小于 SAALP,SAALP 即使在没有后路稳定性的情况下其固定效果也会较前几种固定效果好。

(五)TARP 钢板

TARP 钢板由中国学者尹庆水团队设计而成,先后已有四代产品,并进行了系列临床应用研究,证实在可复性寰枢椎脱位、不可复位性寰枢椎脱位等病例中均有良好的临床应用效果。其设计为倒梯形,钢板上下的螺钉分别固定在寰椎侧块及枢椎椎体或椎弓根,钢板中间存在梯度,以和寰枢椎之间的高度差相匹配;钢板中间带有开放的滑槽结构,可以在枢椎椎体前方中间固定螺钉,通过使用特制的前路复位钳固定在寰椎前弓下方及枢椎椎体螺钉上并撑开,从而达到复位的目的。

(六)重建钢板

有学者选择重建钢板行寰枢椎前方固定:经口咽显露寰枢椎前方结构后,根据寰枢椎高度截取相应长度的重建钢板,再根据前方生理学曲度预弯钢板,分别固定在寰枢椎椎体或侧块,可配合植骨使用。但重建钢板存在缺陷,钢板本身并非为寰枢椎设计,因而螺钉钉孔的位置不一定能够和寰枢椎解剖位置匹配,且钢板和螺钉非锁定设计,因此钢板和螺钉松动脱出的风险较高。

(七)前路钩状钛板

蔡斌等人设计了一种前路钩状板,为分体式设计,左右各一,形状对称,上方为弯曲钩状结构,钩住寰椎前弓上方,下方为螺钉孔,固定在枢椎椎体达到固定作用。其通过新鲜尸体标本进行了钢板的稳定性测试。研究显示,此钢板具有一定强度的生物力学性能,稳定性强度高于后路 Brooks固定技术,但较前路寰枢椎经关节螺钉固定强度低,可以作为寰枢椎脱位的有效固定方案。

(八)前路解剖型(复位)钢板

臧全金等人根据寰枢椎椎体前方的解剖形态设计了两种钢板,称为前路解剖型钢板和解剖型复位钢板,其中解剖型复位钢板的枢椎固定部分为复位装置(图 1-2-7)。固定寰椎螺钉后,在枢椎椎体中间固定支撑螺钉,通过撑开及中间钉孔的加压作用使脱位的枢椎逐步复位,再固定枢椎其余螺钉,从而完成复位、固定。两种钢板的钉孔均为锁定螺钉钉孔设计,分别对应寰枢椎的侧块、椎弓根、椎体结构,锁定后能起到良好的固定效果。其尸体研究表明该钢板具有良好的生物力学性能。经临床应用后,获得了初步的临床效果。

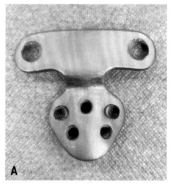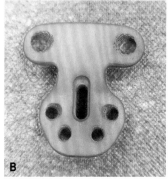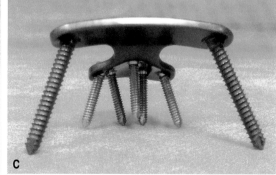

图 1-2-7　前路解剖型(复位)钢板
A. 前路解剖型钢板;B. 前路解剖型复位钢板;C. 钢板螺钉组合图

（九）其他钢板

有学者设计了前路特殊钢板进行枕寰枢椎前方固定，达到了病灶清除、减压固定的目的。有学者通过测量斜坡前方、寰椎及枢椎相关解剖结构数据，并设计了一种新型的治疗枕寰枢部位腹侧缺损的斜坡钢板，分别固定在斜坡和寰椎侧块及枢椎前方，并进行了生物力学测试。结果显示，此钢板可以很好地重建腹侧缺损，与后路固定结合可以很好地达到固定、稳定的作用。

三、上颈椎后路固定融合技术

上颈椎后路固定融合技术是目前临床最常用的技术，包括钉棒系统等多种固定技术。

（一）线缆固定技术

最先使用的后路固定融合技术是利用丝线环绕寰椎后弓和枢椎棘突下的寰枢椎后路固定技术，其后衍生了多种线缆固定技术，包括了各种线缆和寰枢椎后路结构的融合技术，这些技术操作简单，术中无须特殊器械，但要达到骨融合均需有坚强的外固定支持。

1. Gallie 融合技术　Gallie 应用钢丝穿过椎板，并结合在椎板表面及关节面的植骨来达到寰枢椎的稳定。包括位于中间的植骨块，以及穿过寰椎后弓下方的椎板下钢丝，在颈 2 棘突上环绕，以固定植骨块。此技术操作简单，但其控制旋转生物力学性能也最差，导致骨不融合率高，达到约 25%。此外，此技术需要寰椎后弓完整，对 Jefferson 骨折及类风湿关节炎寰枢椎病变的患者无法应用；且环绕钢丝时存在损伤硬膜囊和脊髓的风险。

2. Brooks-Jenkins 后路融合　在寰枢椎后侧方之间使用两块独立的修剪成斜面的髂骨植骨块，并通过钢丝捆扎固定。其较 Gallie 技术提供了更多的抗旋转位移稳定性，但屈伸活动稳定性相似，而其融合率大幅度提高。虽然这一结构旋转稳定性提高，但双侧椎板下钢丝穿行固定会导致更高的脊髓的损伤可能，同 Gallie 技术一样，此技术同样需要有完整的寰椎后弓。

3. Sonntag 技术　是利用一块双皮质植骨块放入寰枢椎椎板间隙中，植骨块中间开槽容纳枢椎的棘突，似燕尾状。Sonntag 技术避免了椎板下穿钢丝损伤脊髓的可能，且提高了稳定性。术中需要保持寰枢椎恰当的解剖复位，将寰枢椎椎板间隙磨宽，去除枢椎棘突、椎板的皮质，棘突的下方开槽来容纳固定钢丝；术后佩戴 Halo 支具固定 3 个月。本技术能够达到 97% 的寰枢椎融合率。

以上线缆固定技术均要求寰枢椎具有完整的后方结构，同时椎板下穿钢丝有可能会导致脊髓损伤。这些固定方案无法保证充足的稳定性，均需要额外的外固定支持；但外固定会影响患者的自身体验。在拉紧钢丝使融合装置后伸的过程中，可能会出现医源性后弓骨折；在穿椎板下钢丝的过程中，钢丝损伤导致硬脊膜破裂及损伤神经损伤的可能性均存在。因为技术的更新，以上固定方案现在很少单独使用。

（二）椎板夹固定技术

椎板夹固定技术的融合率与线缆固定技术的融合率相似，但避开了椎板下方穿钢丝损伤脊髓可能的缺点。在椎板夹技术中，两个 Hook 钩和螺钉装置能够稳定寰枢椎，获得双侧椎板间植骨融合。应用之初，椎板夹在寰枢椎一侧使用，没有植骨，其融合率较低；后期其固定效果及植骨融合证实效果明显。生物力学实验表明，这一技术能够提供良好的前后稳定性，且其控制旋转活动较 Brooks-Jenkins 技术明显增强。术后仅需要颈托固定便能够保证早期的稳定性。内固定失败及植骨不融合是此技术的主要并发症。此技术也需要具备完整的寰椎后弓，禁忌证与线缆固定技术相同。因此目前临床中应用较少。

（三）经寰枢椎侧块关节螺钉固定技术

经寰枢椎侧块关节螺钉固定技术又称 Magerl 技术，是从后方入路应用螺钉穿过寰枢椎侧块关节固定的技术。这一技术要求患者取俯卧位，寰枢椎维持在复位位置。正中后切口显露寰椎到颈 3，主要显露寰枢椎关节的后方。在固定前，需要先将寰枢椎复位，通过克氏针直接从枢椎的椎弓根下方通过关节面到达寰椎前结节后方 3~4mm

的位置。进针点在颈 2~3 关节中线侧方 3mm，头侧 2mm，螺钉指向寰椎的前弓，向中线 0°~10°。完成 Magerl 螺钉固定后，通常再配合 Gallie 技术固定。如果寰椎的后弓不完整，无法完成 Gallie 融合，则需要行寰枢椎侧块关节的直接融合。有文献报道此技术骨性融合率在 96%~98% 之间。Margerl 技术不需要完整的后路骨性结构，且融合率很高，通常被用作与其他后路固定技术比较的标准。

Magerl 固定技术进钉钉道要求角度较高，对桶状胸、短颈部的患者难以应用。此固定技术并发症的发生率相对较低，在 2%~14% 之间，存在椎动脉损伤的风险。椎动脉解剖变异可能会导致无法安全植入螺钉，接近 20% 的患者因为椎动脉走形异常、复杂骨折或者其他病理性改变无法在双侧植入 Margerl 螺钉。

（四）寰枢椎螺钉固定技术

寰枢椎螺钉固定技术是临床应用最广泛的寰枢椎固定技术，在寰椎、枢椎分别植入螺钉，通过连接装置连接螺钉尾端的固定技术。下面分别介绍寰枢椎螺钉固定技术及连接技术。

1. 寰椎螺钉固定技术　根据固定部位不同，分为寰椎侧块、寰椎椎弓根螺钉固定技术、凹槽固定技术及交叉螺钉固定技术。

（1）寰椎侧块螺钉固定技术：由 Goel 首次提出，Harms 和 Melcher 进行了改进并推动其应用。目前广泛应用的侧块螺钉技术是改良后的 Harms 技术，进钉点位于寰椎后弓下方的寰椎侧块后方的中点处。螺钉走行方向与矢状面平行或平行于寰椎侧块。植入螺钉时不会损伤颈 2 神经节，但在植入螺钉时需要处理寰枢椎之间的静脉丛，将颈 2 神经节牵开，因此，仍可能出现静脉丛出血及颈 2 神经功能异常的情况。

（2）寰椎椎弓根螺钉固定技术：脊柱外科医生将通过寰椎后弓和寰椎侧块的螺钉固定技术称为"椎弓根螺钉固定技术"。椎弓根螺钉固定的骨质较侧块螺钉多，骨质中的钉道更长，因此能够提供较寰椎侧块螺钉更强的螺钉把持力。尸体生物力学研究发现，寰椎标本一侧植入侧块螺钉，一侧植入椎弓根螺钉进行力学实验，通过施加拔出力，以拔出 5mm 作为实验终点，结果显示与侧块螺钉相比，寰椎椎弓根螺钉能够承受更大的拔出力，同时在整个试验过程中和试验后仍然保持较高的刚度。从生物力学角度看，临床应用寰椎椎弓根螺钉是寰椎侧块螺钉的一种有效的替代方案。同时，其固定位置较侧块螺钉高，能够减少对寰枢椎之间的静脉丛和对颈 2 神经根的激惹。目前寰椎椎弓根螺钉技术在临床中应用较广泛，但螺钉进针点区域较小，且为皮质，应注意防止滑动引起损伤，建议使用高速磨钻将进钉点打磨使用。

（3）凹槽固定技术（Notching 技术）：有学者将寰椎侧块螺钉固定技术做了改良，将侧块螺钉固定位置升高，使其位于寰椎侧块中点以及后弓下方交界点，这时的螺钉尾端螺纹部分在后弓内。此种技术的钉道在寰椎侧块螺钉钉道和寰椎椎弓根螺钉钉道之间，钉道在后弓下方是一个凹槽，这一改良技术避免了寰椎侧块螺钉损伤颈 2 神经根的风险，同时又增加了螺钉的把持力。

（4）后弓交叉螺钉固定技术：有研究表明，约 90% 患者的寰椎后弓中可以植入交叉螺钉，同时体外生物力学实验表明，寰椎后弓交叉螺钉钉棒固定系统可以提供坚强的固定效果。Jun Mizutani 等人使用老年尸体标本进行寰椎后弓螺钉的力学研究，认为即使在老年人中，寰椎后弓螺钉也具有很好的螺钉把持力，较单皮质 Harms 螺钉抗拔出力更强，且能够降低椎动脉损伤的风险。

2. 枢椎螺钉技术　枢椎椎体较寰椎大，椎体后方结构如椎板、椎弓根、峡部等结构多，植入螺钉安全性更高。具体固定部位包括椎弓峡部、椎弓根、椎板等。

（1）峡部螺钉技术：植入方式等同于 Magerl 螺钉固定技术，钉道平行于枢椎峡部，但止于寰枢椎侧块关节枢椎段，不进入或穿过关节。这一技术的风险与 Margerl 固定技术的风险相当，主要风险是椎动脉损伤。峡部螺钉植入有较高的技术要求，需要术中透视或者手术导航。计算机辅助手术或导航可用于减少螺钉错位从而提高固定效果。但有些患者颈 2 峡部较窄，横突孔较为靠内，无法行峡部椎弓根螺钉植钉。

（2）椎弓根螺钉技术：同胸腰椎及下颈椎椎

弓根螺钉技术一样,通过椎弓根进入枢椎椎体固定。进钉方向是向中线倾斜15°~30°,头端倾斜20°~25°。在颅骨牵引维持下可以通过神经钩等探查椎弓根的上缘及内缘,从而更安全地植入。在螺钉植入前,应做造影或CT成像等影像学检查椎动脉的走行,以防止椎动脉内聚,造成植入时损伤;尤其是在优势椎动脉侧,如果损伤,会出现脑梗死可能。

(3)椎板螺钉固定技术:此技术以交叉的方式将两枚万向螺钉植入枢椎的椎板中,尾端和寰椎侧块螺钉连接完成寰枢椎固定。生物力学研究表明,枢椎椎板螺钉在抗拔出力上和植入扭矩上均优于枢椎峡部螺钉。此技术具有操作简单、无损伤椎动脉风险的优点。因此,枢椎椎板螺钉固定技术是在椎弓根螺钉固定失败或者椎动脉高跨的情况下可行的补救固定措施。因为椎板螺钉固定位置远离椎动脉,操作时无须通过透视或导航便可完成。然而,本固定技术需要具备完整的后方椎板。在临床应用过程中,可以根据具体解剖特点仅使用单侧椎板螺钉固定。

(4)棘突螺钉固定技术:由于部分患者因解剖结构异常无法行枢椎椎弓根及椎板螺钉固定,Dou等人设计了经棘突固定的新型钉道。其对14具尸体枢椎椎体进行了解剖测量,确定椎体棘突双裂基底螺钉固定的可行性,认为棘突螺钉固定对于椎动脉高跨、椎板厚度不足的患者是一种可选择的治疗方法或补救技术。Liu等人通过力学研究表明,棘突螺钉可以提供和枢椎椎弓根螺钉等同拔出力的强度。

3. 寰枢椎固定的连接方式 寰椎及枢椎之间的连接可以将不同固定方式的寰椎及枢椎螺钉通过板、棒或者钩的方式连接,或与线缆固定等方式连接,如寰椎下线缆及枢椎椎板螺钉固定等。

(1)万向螺钉钉棒固定技术:是将螺钉分别植入寰椎侧块、椎弓根及枢椎峡部、椎弓根,使用连接棒固定的技术。因为寰枢椎分别单独植入螺钉,有少数患者因为解剖变异不能进行坚强的固定。Harms和Melcher在研究中报道了满意的螺钉植钉率。患者取俯卧位,显露寰枢椎,使用双

极电凝和明胶海绵包裹止血酶或者止血棉的方式止血;显露寰椎后弓与侧块后下方的近中点位置,高速磨钻开口,防止移位,平行于寰椎矢状面的指向寰椎前弓。探查枢椎的椎弓峡部,在枢椎峡部表面头端及内侧的1/4象限,使用高速磨钻对枢椎的椎弓根螺钉进钉点予以标记,从侧方向中间及头侧倾斜20°~30°制备钉道,选择合适长度(3.5mm)的多轴螺钉行双皮质螺钉植入,预弯棒植入万向螺钉的尾端固定。将寰枢椎后方皮质骨打磨粗糙,自体髂骨松质骨颗粒植骨。寰椎侧块螺钉的多轴螺钉头部可以旋转,能够减少颈2神经根的激惹。该技术螺钉误植发生率低,固定寰枢椎植钉时出现椎动脉损伤的风险是与椎动脉走行高度相关的,未经确认的椎动脉走行可能会增加损伤的风险。

(2)寰枢椎钉板固定系统:相对于寰枢椎钉棒固定系统而言,钉板固定系统使用的是单轴固定螺钉,通过预弯固定板,固定后能够对寰枢椎脱位进行强有力地复位。寰枢椎钉板系统固定能够很好地维持寰枢椎之间的稳定性,而且对于不可复位性寰枢椎脱位能够起到很好地矫形作用,术后骨性融合率高。

(3)钩-钉系统:寰枢椎固定的方案中有三种钩和螺钉联合的方案,即寰椎钩结合枢椎螺钉、寰椎钩结合跨侧块关节螺钉固定、寰椎螺钉结合枢椎钩。通常这些技术是钉棒系统不可行的时候才用作寰枢椎稳定的替代方案。

(五)颈枕融合固定技术

上颈椎畸形如颅底凹陷症时,多合并寰枕融合畸形,或者因感染、肿瘤等破坏了寰椎侧块无法行寰椎固定时需要将固定物延伸至枕骨行颈枕融合固定。下方固定节段根据畸形及病变情况选择颈2、3或更低节段。颈枕融合时可选择枕骨板固定,固定在枕骨粗隆部,选择钉板或钉棒系统与下位固定螺钉连接。

本章介绍的是寰枢椎的解剖及常见的固定技术,随着技术的发展,衍生出一些新的治疗或固定技术,将在第七章中予以解读。

(臧全金)

参 考 文 献

［1］ DEBERNARDI A, D'ALIBERTI G, TALAMONTI G, et al. The craniovertebral junction area and the role of the ligaments and membranes［J］. Neurosurgery, 2011,68（2）:291-301.

［2］ ROBERTSON PA, TSITSOPOULOS PP, VORONOV LI, et al. Biomechanical investigation of a novel integrated device for intra-articular stabilization of the C1-C2（atlantoaxial）joint［J］. Spine J, 2012,12（2）: 136-142.

［3］ BENOIT R, ALEXANDER B, CHRISTINA S, et al. Biomechanical Evaluation of the Stabilizing Function of Three Atlantoaxial Implants Under Shear Loading: A Canine Cadaveric Study［J］. Vet Surg, 2015,44（8）: 957-963.

［4］ 臧全金,贺西京,李浩鹏,等. 前路解剖型复位钢板固定治疗寰枢椎脱位的初步临床应用［J］. 中华创伤杂志,2019,35（8）:686-692.

［5］ YIN QS, LI XS, BAI ZH, et al. An 11-Year Review of the TARP Procedure in the Treatment of Atlantoaxial Dislocation［J］. Spine, 2016,41（19）:E1151-E1158.

［6］ REN XF, GAO F, LI SY, et al. Treatment of irreducible atlantoaxial dislocation using one-stage retropharyngeal release and posterior reduction［J］. J Orthop Surg, 2019,27（3）:1-5.

［7］ ELBADRAWI AM, ELKHATEEB TM. Transoral Approach for Odontoidectomy Efficacy and Safety［J］. HSS Journal, 2017,13（3）:276-281.

［8］ CADENA G, DUONG HT, LIU JJ, et al. Atlantoaxial fixation using C1 posterior arch screws: feasibility study, morphometric data, and biomechanical analysis ［J］. J Neurosurg: Spine, 2018,30（3）:314-322.

［9］ JUN M, NOZOMU I, YOSHIHISA O, et al. Biomechanical and Anatomical Validity of the Short Posterior Arch Screw［J］. Neurospine, 2019,16（2）: 347-353.

［10］ SIEMIONOW K, JANUSZ P, MARDJETKO S. The Four Fixation Points of the Axis: Technique and Case Report［J］. Int J Spine Surg, 2018,12（5）:611-616.

［11］ ISHAK B, SCHNEIDER T, GIMMY V, et al. A Modified Posterior C1/C2 Fusion Technique for the Management of Traumatic Odontoid Type II Fractures by Using Intraoperative Spinal Navigation［J］. J Orthop Traum, 2018,32（9）:E366-E371.

［12］ DU SY, NI B, LU XH, et al. Application of Unilateral C2 Translaminar Screw in the Treatment for Atlantoaxial Instability as an Alternative or Salvage of Pedicle Screw Fixation［J］. World Neurosurg, 2017, 97:86-92.

［13］ DOU NN, LEHRMAN JN, NEWCOMB AGUS, et al. A Novel C2 Screw Trajectory: Preliminary Anatomic Feasibility and Biomechanical Comparison［J］. World Neurosurg, 2018,113:E93-E100.

［14］ MORALES LC, ALVARADO F, CORREDOR JA, et al. Bilateral C1 laminar hooks combined with C2 pedicle screw fixation in the treatment of atlantoaxial subluxation after Grisel syndrome［J］. Spine J, 2016, 16（12）:E755-E760.

［15］ LARSEN AM, GRANNAN BL, KOFFIE RM, et al. Atlantoaxial Fusion Using C1 Sublaminar Cables and C2 Translaminar Screws［J］. Oper Neurosurg, 2018, 14（6）:647-653.

［16］ HAN Z, YANG J, CHEN QX, et al. C2 Pedicle Screws Combined With C1 Laminar Hooks for Reducible Atlantoaxial Dislocation: An Ideal Salvage Technique for C1-C2 Pedicle Screws［J］. Oper Neurosurg, 2020,19（2）:150-156.

［17］ POLLI FM, MISCUSI M, FORCATO S, et al. Atlantoaxial anterior transarticular screw fixation: a case series and reappraisal of the technique［J］. Spine J, 2015,15（1）:185-193.

［18］ LI XS, WU ZH, XIA H, et al. The development and evaluation of individualized templates to assist transoral C2 articular mass or transpedicular screw placement in TARP-IV procedures: adult cadaver specimen study［J］. Clinics, 2014,69（11）:750-757.

［19］ ZHANG BF, LIU HB, CAI XH, et al. Biomechanical Comparison of Modified TARP Technique Versus Modified Goel Technique for the Treatment of Basilar Invagination: A Finite Element Analysis［J］. Spine, 2016,41（8）:E459-E466.

［20］ 蔡斌,晏怡果,王文军,等. 新型上颈椎前路钩状钛板治疗寰枢椎不稳的生物力学测试［J］. 中国矫形外科杂志,2010,18（05）:412-415.

［21］ JI W, TONG J, HUANG ZP, et al. A clivus plate fixation for reconstruction of ventral defect of the craniovertebral junction: a novel fixation device for craniovertebral instability［J］. Eur Spine J, 2015,24（8）:1658-1665.

第二章

上颈椎损伤/创伤

上颈椎位于脊柱的顶端,外伤时常为暴力的集中作用点,导致的上颈椎疾病多合并骨性结构改变及脊髓损伤,需要手术处理。上颈椎的损伤占颈椎损伤的1/3,严重的上颈椎损伤可波及延髓或颈髓,可致当场死亡;损伤程度较轻者,存在漏诊等情况,从而导致骨折成为陈旧性,甚至久而久之导致寰枢椎失稳等情况发生。

随着影像等技术的发展,上颈椎损伤的诊断已无困难,并可依据损伤具体部位、损伤分型等制定相应的治疗方案。但同时必须清楚地意识到,上颈椎损伤的治疗远较脊柱其他部位损伤更为复杂,不仅差别大,要求高,而且应视病情变化而随时加以调整,甚至重新制订治疗计划。

第一节

寰枕关节脱位——后路复位固定术

病例介绍

49岁女性患者,以"车祸致全身多处损伤1个月"主诉入院。1个月前患者车祸伤,导致头、颈、面、口腔、胸部等多处损伤。患者损伤存在昏迷史,转运至当地医院诊治,完善相关检查及查体。诊断考虑:寰枕关节脱位伴四肢不全瘫(四肢肌力1+级)、呼吸衰竭、创伤性蛛网膜下腔出血、舌骨骨折、下颌骨骨折、右侧肋骨骨折并气胸、右肺挫伤、左侧鼻骨骨折。在当地医院行气管切开呼吸机辅助通气、抗炎等治疗后,患者呼吸循环稳定,转至我院做进一步治疗。

CT三维重建(图2-1-1,图2-1-2)显示双侧寰枕关节脱位,寰椎上关节面和枕骨髁失去正常关节对合关系,寰椎双侧向后下方移位,右侧更严重。MRI(图2-1-3)显示双侧寰枕关节脱位,寰椎向后下方移位;颅底和齿突尖距离增加,脑干和脊髓未见持续压迫。

治疗原理

患者双侧寰枕关节脱位(枕颈分离),寰椎向后方移位,右侧寰枕关节完全脱位,左侧寰枕关节半脱位,枕骨髁和寰椎等无明显骨折。寰枕关节

脱位导致枕颈交界区严重不稳定,神经损伤风险极大,容易导致脑干和脊髓损伤,出现呼吸循环功能障碍及四肢瘫痪等表现;若压迫合并枕骨髁及周围骨折,可导致低位脑神经损伤(舌咽神经、舌下神经、迷走神经、副神经等损伤),出现相应的临床表现。该患者损伤后四肢肌力1+级,并出现了呼吸衰竭,于ICU行机械通气等治疗。由于寰枕关节脱位的严重不稳定及发生严重神经损伤的风险,多数病例均需要手术治疗。手术目的主要是恢复枕颈交界区稳定性,推荐进行后路枕颈区的固定和融合手术,固定融合范围通常从枕骨髁到颈2或颈3。

手术治疗

此例手术患者在取俯卧位状态下完成。在搬运和翻身过程中必须小心谨慎,以防止出现致命性脱位。取上颈椎后正中入路进行枕颈融合手术,选择寰椎、枢椎和颈3进行椎弓根螺钉固定,安装枕骨板,上钛棒进行复位和固定(对于寰枕分离解剖复位难度和风险较大,手术强调稳定和融合,不刻意追求完全解剖复位,降低手术风险)。切除枢椎椎板和棘突进行神经减压,将寰椎后弓、枢椎侧块、颈3椎板及棘突使用高速磨钻打磨

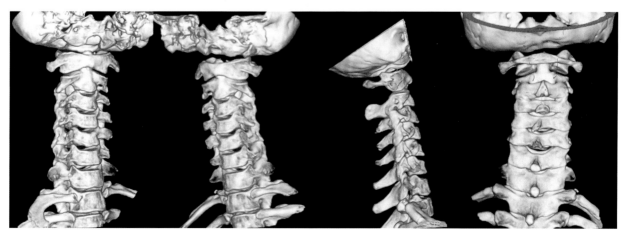

图2-1-1 枕颈部CT三维重建(VR图)
寰枕关节脱位明显,寰椎上关节面和枕骨髁失去正常关节对合关系,寰椎双侧向后方移位

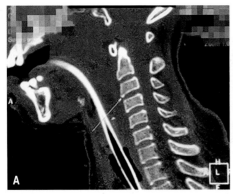
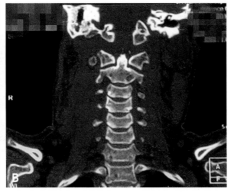

图 2-1-2　枕颈部 CT 重建（冠状面和矢状面重建）
A. 可见颅底和齿突尖距离增宽；B. 寰枕关节脱位，寰椎上关节面和枕骨髁间距增宽

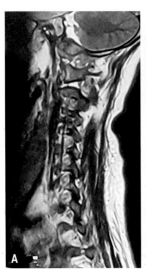
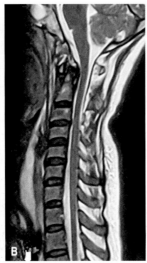
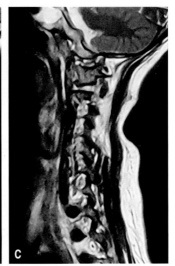

图 2-1-3　枕颈部矢状位 MRI
A. 显示右侧寰枕关节脱位，寰椎向后下方移位；B. 显示颅底和齿突尖距离增加，脑干和脊髓未见持续压迫；C. 显示左侧寰枕关节半脱位，寰椎上关节面向后方移位，关节间隙增宽

后将松质骨颗粒植于其间，以获得牢固骨性融合（图 2-1-4）。

学习要点

寰枕关节脱位多为车祸伤等高能量损伤，常合并颅脑等其他部位损伤，需要详细进行查体和检查，以鉴别其他部位损伤。三维 CT 是诊断寰枕关节脱位最重要的检查手段，当 CT 检查存疑时，需要 MRI 才能明确。

寰枕关节脱位具有严重不稳定、容易出现严重神经损伤的特点，几乎所有病例均需要手术治疗。同时由于寰枕关节不稳，有研究报道，从发现受伤到手术稳定这段时间内，有 29% 的患者出现神经功能恶化（常在转运、翻身等时出现），因此建议尽早手术，同时部分学者推荐尽快使用 Halo 架，防止枕颈交界区移位。

由于枕颈分离存在垂直方向的不稳定，因此禁忌牵引。如果术中必须使用牵引进行复位，需要小心谨慎。

手术通常选择后路枕颈融合治疗，固定融合范围通常从枕骨髁到颈 2 或颈 3。由于手术复位难度较大，不强调解剖复位，但需要坚强固定，保证植骨床制备和植骨的质量，以达到理想的融合效果。

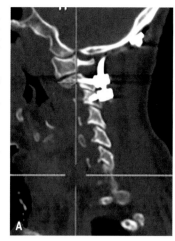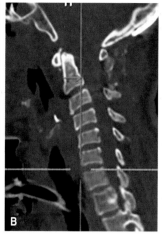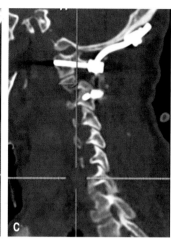

图 2-1-4 后路枕颈融合术后 CT 三维重建
A. 显示左侧颈 2、3 椎弓根螺钉固定，左侧寰枕关节面解剖复位；B. 显示枢椎后弓已切除，术后植骨满意；C. 显示右侧颈 1、颈 3 椎弓根螺钉固定，右侧寰枕关节面未达到解剖复位

（廖 晖　李 锋）

第二节
寰椎损伤

一、寰椎横韧带损伤——后路钉棒复位植骨融合术

<u>病例介绍</u>

76 岁男性患者，以"车祸致颈部疼痛、活动受限 7 小时"主诉入院。7 小时前发生车祸，头部撞击前排座椅后即感头颈部疼痛及颈部活动受限，无四肢麻木、乏力，无胸腹部束带感，无恶心、呕吐，无头痛、头晕，无呼吸困难。X 线侧位片（图 2-2-1）显示寰椎侧块及后弓连接皮质不连续。CT（图 2-2-2）冠状位显示双侧寰椎侧块均向外侧移位，侧块与齿突间距（LMD）明显增大，以右侧为著；轴位可

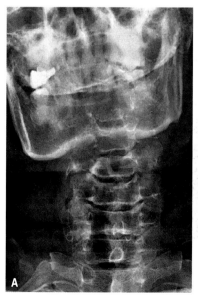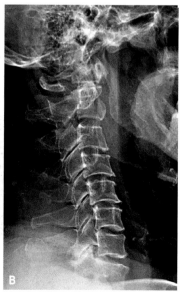

图 2-2-1 颈椎 X 线片
A. 正位；B. 侧位显示寰椎侧块及后弓连接处皮质不连续

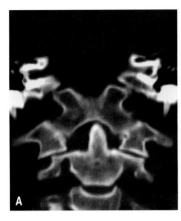
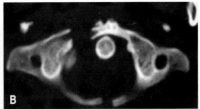
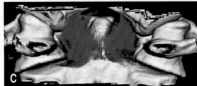

图 2-2-2 颈椎 CT 扫描及三维重建
A.冠状位显示双侧寰椎侧块均向外侧移位,侧块与齿突间距(LMD)明显增大,以右侧为著;B.轴位显示寰椎前后弓骨折,右侧骨折块向外侧移位;C. 64 排 CT 韧带三维重建显示横韧带断裂

见寰椎前后弓骨折,右侧骨折块向外侧移位;64 排 CT 韧带三维重建可见横韧带断裂。MRI(图 2-2-3)冠状位显示寰椎右侧侧块向外侧移位;轴位可见寰椎右侧侧块与横韧带的连续性中断。

治疗原理

根据影像资料可见,寰椎横韧带断裂,寰椎前后弓骨折,可明确诊断为 Jefferson 骨折。虽寰枢稳定性丧失,因椎管空间较大,脊髓暂无明显压迫,因此该患者仅有颈部局部疼痛症状,无神经损伤症状。

对于单纯寰椎横韧带断裂、无寰椎骨折的患者,若为横韧带连同侧块部分骨块撕脱,优先考虑保守治疗,牵引复位后头颈胸支具固定,可望获得重新愈合。若横韧带自身断裂,因愈合能力差,一般需要手术融合寰枢关节。若横韧带断裂或合并寰椎骨折患者,若复位良好,优先行颈椎后路寰枢椎钉棒复位内固定植骨融合术,使寰椎、枢椎恢复解剖对合关系,恢复寰枢椎稳定性,也不影响寰枕功能。若复位欠佳或因骨折寰椎植钉困难,可进行枕颈内固定植骨融合术。

手术治疗

此例手术在患者取俯卧位梅氏头架固定状态下完成。取枕颈后正中入路,选择后路枕颈固定,颈 2 双侧植入椎弓根螺钉,枕骨植入 Y 形枕骨钢板,随后使用连接棒进行固定,术中透视见内固定位置良好后即可锁紧螺帽,磨钻打磨枕骨鳞部、寰椎后弓和枢椎椎板制备植骨床,取自体髂骨行后方枕颈融合(颈 0~颈 2)(图 2-2-4)。

学习要点

寰椎横韧带是维持寰枢椎稳定性的重要结构,可限制寰椎向前过度活动,而横韧带损伤主要见于外伤。横韧带一旦损伤,即可导致寰枢椎稳定性丧失,出现寰枢椎脱位。受伤后可仅有颈部局部疼痛症状而无神经损伤症状,应注意完善颈椎动力位 X 线、CT 及 MRI 检查,避免漏诊。

单纯的寰椎横韧带损伤导致的寰枢椎脱位多为可复性脱位,结合术前 X 线动力位检查可以明确其临床分型。对于该类患者应行融合手术,术中应注意植骨充分。对于单纯横韧带断裂或合并

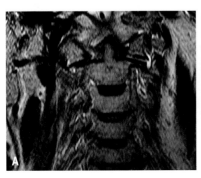
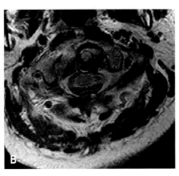

图 2-2-3 颈椎 MRI 扫描
A.冠状位显示寰椎右侧侧块向外侧移位;B.轴位显示寰椎右侧侧块与横韧带的连续性中断

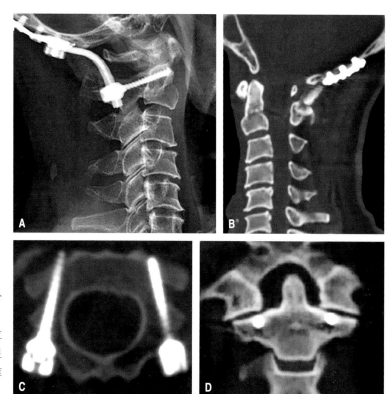

图 2-2-4　寰枢椎后路复位钉棒内固定植骨融合术后
A、B、C. 术后 X 线片、CT 检查显示各螺钉位置理想,后方可见充分植骨;D. CT 冠状位显示通过枕颈抬升,利用"张力带效应",寰椎右侧侧块同样可获得满意的复位

寰椎骨折患者,若寰椎仍具备植钉条件,优先行颈椎后路寰枢椎钉棒复位内固定植骨融合术,使寰椎、枢椎恢复解剖对合关系,恢复寰枢椎稳定性;若患者寰椎骨折极其不稳定,不具备植钉条件或复位欠佳,可考虑行后路枕颈内固定植骨融合术。此外,若为时间较长的陈旧性横韧带损伤导致的脱位,因寰枢椎长期处于不稳定状态,可刺激寰枢间组织,导致瘢痕、骨赘增生,严重者可发展成难复性甚至不可复性脱位,此类患者则应进行经口松解才能获得满意的复位效果。术前应仔细阅读患者影像资料,选择合适手术技术进行治疗。

(莫少东　艾福志)

二、寰椎骨折

(一)寰椎骨折——后路寰枢椎融合手术

病例介绍

71 岁男性患者,以"摔倒后颈部疼痛,活动受限 7 小时"主诉入院。7 小时前,患者于家门口蹲着吃饭,由蹲至起身时,不慎栽倒,头部着地,遂感枕颈部疼痛,颈部无法活动,当时无意识障碍,四肢活动可,入当地医院行颈椎 X 线正侧位片检查未发现明显异常(图 2-2-5),转入我院后行 CT 三维重建检查显示寰椎骨折。CT(图 2-2-6)显示寰椎前后弓及部分侧块骨折;寰椎侧块相对于枢椎向外明显移位(lateral mass displacement,LMD),并超过 6.9mm;寰椎前弓与枢椎齿突间隙尚正常。入院后行 MRI 检查(图 2-2-7)显示该部位脊髓无明显受压,横韧带断裂。

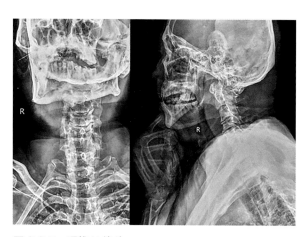

图 2-2-5　颈椎 X 线片
未见明显异常

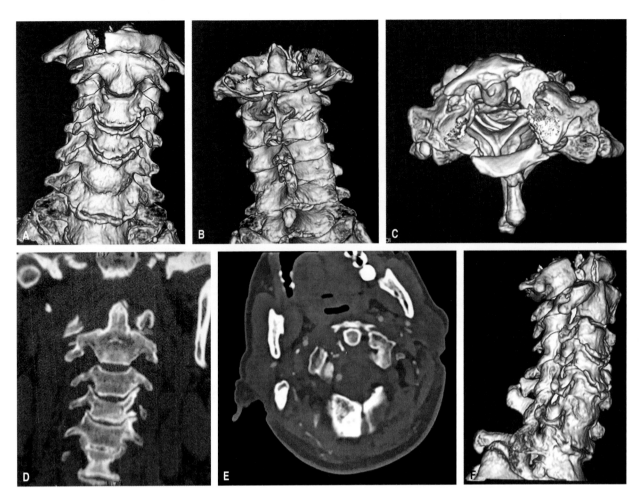

图 2-2-6　寰枢椎 CT 三维重建
A. 寰椎前弓两处骨折, 右侧侧块明显移位; B. 寰椎后弓两处骨折; C. 可见寰椎前后弓均两处骨折; D. 右侧侧块向外移位,
LMD 明显超过 6.9mm; E. 右侧侧块关节可见撕脱骨折影; F. 寰齿状间隙尚正常

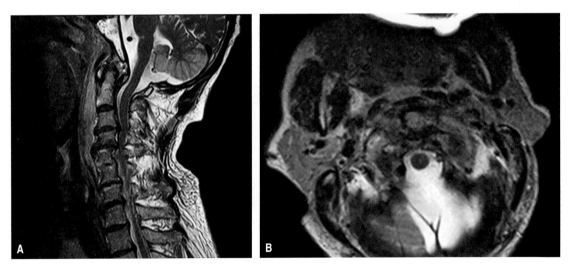

图 2-2-7　正中矢状位 MRI 及横断面 MRI
A. 矢状位显示上颈椎椎管内脊髓无明显受压; B. 横断面显示横韧带断裂

治疗原理

1822年,Cooper首次报告尸检时发现寰椎骨折;1920年,Jefferson在回顾了先前报告的42例寰椎骨折的基础上新增加了4例病例,并首次对此进行了详细描述。之后,其他学者使用了"Jefferson fracture"这个概念来指代寰椎爆裂骨折。

寰椎骨折的治疗应根据骨折的稳定性而定,稳定的骨折(包括后弓骨折及前弓单处骨折)可选择硬颈围或头颈胸支具固定10~12周。不稳定的骨折:若不伴有横韧带的断裂,可采用头颈胸支具或Halo支架对颈部制动10~12周;若伴有横韧带的断裂,且为横韧带撕脱骨折,建议Halo支架对颈部制动10~12周或手术治疗。其中评价横韧带断裂的依据为符合以下任意一条:①LMD>6.9mm;②寰齿间隙>5mm;③寰椎侧块内侧撕脱骨折;④MRI直接显示横断裂。同时对于年龄>70岁患者,不推荐Halo支架固定。

本例患者前后弓均骨折,为不稳定性骨质,合并横韧带断裂,即使寰椎骨性融合,仍存在寰枢椎脱位的风险,且年龄>70岁,对于颈部旋转功能的需求较年轻患者减少,因此选择了后路寰枢椎融合术。

手术治疗

此例手术在患者取俯卧位颅骨牵引状态下完成。颅骨牵引维持头颈部稳定,保持颈部中立位。颈后正中纵向切口,逐层切开皮下组织,骨膜下剥离显露枢椎棘突、椎板、侧块,此时由于寰椎后弓为游离状态,骨膜下剥离暴露寰椎后弓需小心。应用神经剥离子探查寰椎椎弓根内外侧壁和下壁,确定寰椎后弓的进钉点及方向,助手需协助维持寰椎稳定,高速磨钻去除进钉点骨皮质后手钻缓慢钻入椎弓根,以同样的方法植入寰椎对侧椎弓根螺钉以及枢椎椎弓根螺钉,适当双侧加压,以促进骨折块复位。用磨钻将寰椎后弓、枢椎椎板及棘突的骨皮质打磨粗糙,以制备植骨床,自体骨植于其间,冲洗,放置引流并缝合(图2-2-8)。

学习要点

寰椎骨折占脊柱骨折的1%~2%,X线为诊断的基本依据,但X线往往存在漏诊情况,对怀疑骨折可能者,应行CT检查,同时CT检查可作为确诊和分类的主要依据。

寰椎骨折的治疗应根据骨折的稳定性而定,严格按照适应证选择保守治疗或者手术治疗。手术方案有单纯寰椎复位内固定、寰枢椎复位融合内固定等方案可供选择。由于寰椎为骨折状态,术中需注意在暴露过程中避免损伤上方椎动脉。在植钉过程中,助手注意维持游离状态的寰椎后弓或侧块的稳定,以利于植钉。

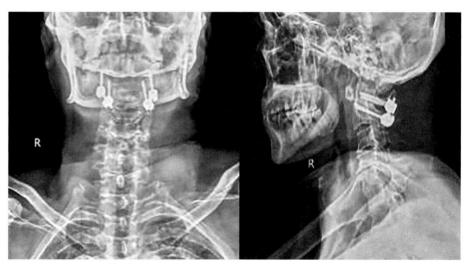

图2-2-8　寰椎骨折固定术后X线片
寰椎骨折固定术后X线片正侧位显示内固定物位置良好

（杨宝辉　李浩鹏）

（二）寰椎骨折——保守治疗

病例介绍

57 岁男性患者，以"外伤后头晕伴四肢无力 2 天"主诉入院。2 天前因被重物砸伤头部，晕倒片刻后清醒，无恶心、呕吐等伴随症状。出现头皮损伤出血、四肢无力，无大小便失禁。随即被家人送至当地医院，行头部清创缝合。后到其他医院检查示寰椎骨折。为求进一步诊治到我院。门诊以"寰椎骨折"收住院。专科检查：颈托固定头颈部，颈部未见肿胀。颈部屈伸活动疼痛。四肢活动正常、无畸形，下肢无静脉曲张，四肢感觉运动正常，肌张力可；生理反射正常，病理反射未引出。CT 重建（图 2-2-9）显示寰椎左侧前弓骨折，轻度分离，余寰椎结构未见异常。寰枢椎双侧侧块关节关系正常。

治疗原理

寰齿关节间隙正常，寰齿之间的解剖关系正常，未见齿突骨折，CT 平扫未见双侧侧块内侧横韧带止点异常。维持寰枢椎之间稳定性的结构存在，两者之间解剖关系及稳定性正常，无须手术干预。患者颈部疼痛主要来源于骨折及周围软组织损伤，仅需保守治疗即可。

治疗

颈托固定 2~3 周左右，服用镇痛药物治疗，待软组织肿胀减轻后即可正常活动。

学习要点

寰椎骨折多由头部遭受垂直暴力所致，寰枕关节向下分散应力。因寰椎侧块为外侧宽内侧窄的楔形结构，因此应力分解后会存在将寰椎向两侧分散的力，常出现寰椎前后弓骨折，严重者导致 Jefferson 骨折，即寰椎前后弓同时骨折，甚至导致寰椎横韧带断裂或撕脱，进而引起寰枢椎不稳定。一般情况下，将双侧寰椎侧块向外超过枢椎侧块外缘 6.9mm 作为寰枢椎失稳、寰椎横韧带损伤的标志，需要手术治疗。本例患者仅寰椎前弓骨折，稳定性存在，故不需要进行手术治疗。

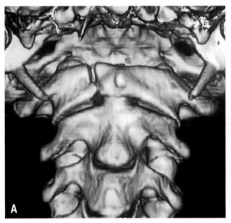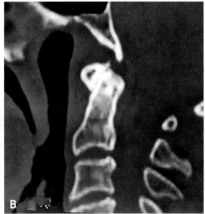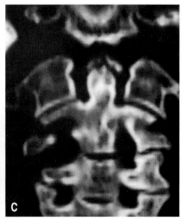

图 2-2-9　颈椎三维及矢状位、冠状位 CT 重建
A. 三维重建可见寰椎前弓骨折，寰枢椎关系正常；B. 矢状位重建可见寰齿关节间隙正常；C. 冠状位重建可见寰枢椎侧块间隙对称

（臧全金）

（三）寰椎骨折——后路钉棒系统固定融合术

病例介绍

46 岁女性患者，以"外伤后意识不清伴左侧肢体活动差 10 天"主诉入院。10 天前发生车祸，当时昏迷，呼之不应，头颈歪斜，无开放性伤口及活动性出血。120 急送至当地医院，出现呕吐、小便失禁，左侧肢体自发活动少。行头颅、颈、胸、腹CT 检查示头皮血肿、脑挫裂伤、寰椎骨折、创伤性湿肺。经保守治疗后可唤醒，嗜睡，对答切题，无言语模糊，未诉腹痛。进流食，有便意但无法控制。左侧肢体水肿，遵指令可行部分活动。为求进一步诊治来我院，骨科门诊以"寰椎骨折"收住院。查体：颈部颈托固定，颈椎活动受限。左侧肢体活动差，左侧肢体肌力 3 级，肌张力不高，无自主活动，左侧肢体共济失调。肢体感觉正常，反射正常。辅助检查：颈椎 CT 重建（图 2-2-10）显示寰椎前后弓骨折，双侧寰椎侧块向外侧移位，右侧

侧块内侧寰椎横韧带止点骨性撕脱，椎管内未见明显骨折块及占位。矢状位 MRI（图 2-2-11A）未见脊髓压迫，寰椎层面 MRI（图 2-2-11B）平扫显示寰椎向左侧旋转，寰椎横韧带松弛，右侧止点移位。

治疗原理

此例患者为外伤后导致的寰椎骨折，前后弓同时骨折，伴有右侧侧块向外侧移位。寰椎层面CT 及 MRI 检查可见寰椎横韧带右侧止点撕脱骨折，寰枢椎之间的稳定性破坏，因此需要重建寰枢椎稳定性，行寰枢椎固定融合术。

手术治疗

本例手术患者在全麻状态下取俯卧位，头颈保持中立位，Mayfield 头架固定下完成。后正中入路，逐层显露至寰椎后弓及枢椎棘突、椎板。术中行寰椎及枢椎椎弓根螺钉植入（图 2-2-12），透

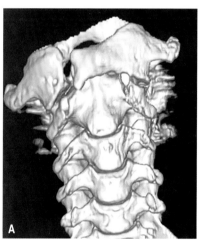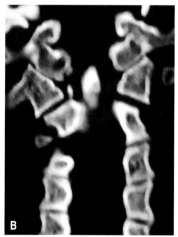

图 2-2-10　寰枢椎三维及冠状位重建
A. 显示前弓骨折；B. 右侧侧块内侧寰椎横韧带止点骨性撕脱

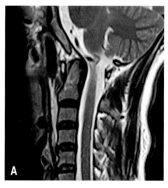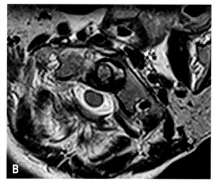

图 2-2-11　颈椎矢状位及轴位 MRI
A. 矢状位未见明显脊髓压迫；B. 轴位显示寰椎旋转，寰椎横韧带松弛，右侧止点移位

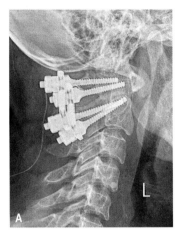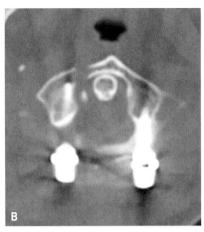

图 2-2-12　寰椎骨折行后路寰枢椎钉棒术后
A. 术后 X 线片显示寰枢椎位置满意，螺钉位置可；B. 寰椎平面 CT 平扫显示寰椎螺钉位置可，骨折对线良好，后弓处可见植骨颗粒

视位置满意后，使用钉板装置分别固定同侧螺钉钉尾，将寰椎后弓两枚螺钉向寰椎后结节方向推挤，闭合骨折线，锁紧螺钉尾端。处理寰椎后弓及枢椎棘突、椎板，取髂骨松质骨颗粒植骨。

学习要点

寰椎骨折占到整个颈椎损伤的 2%~13%，可能以单纯寰椎骨折或者合并有颈椎其他寰椎骨折部位损伤的形式出现。根据 Levine 和 Edewards 分型，寰椎骨折分为三类：①单纯寰椎前弓或后弓骨折；②单侧寰椎前后弓骨折，并伴有侧块的移位；③寰椎三分或四分骨折，为粉碎性骨折，又称为 Jefferson 骨折。Spence 提出，当寰椎侧块相对于枢椎侧块向外侧移位的总和大于 6.9mm 时，寰椎骨折属于不稳定骨折，需要行手术治疗。寰椎侧块形态为外侧高内侧低，冠状位呈类三角形或楔形，其上与枕骨髁形成寰枕关节，在受到暴力时，头枕部应力轴向负荷向下传导到达寰椎侧块，其受力方向为斜往下，引起寰椎侧块移位和椎弓骨折。两部分或三部分骨折通常由轴性负荷所致，通常不引起神经功能损伤。寰椎横韧带的功能完整性是寰椎骨折是否导致寰枢椎不稳定的关键因素。如果寰椎横韧带断裂，则寰椎骨折不稳定；寰枢椎稳定性丧失，需要行寰枢椎固定融合。

大部分寰椎骨折在创伤后通过 CT 检查可以诊断，但部分患者疼痛症状不明显，门诊就诊时仅行张口位 X 线检查，漏诊率约 25%，因此如果怀疑有寰椎骨折，应该行 CT 检查。如果依从性好，

建议行 MRI 检查明确有无寰椎横韧带的断裂。寰椎骨折的治疗目的是促进寰椎骨折断端获得骨性愈合，寰枢椎之间恢复稳定性，以防止骨不愈合或寰枢椎不稳定刺激脊髓，导致出现相应神经症状。

单纯寰椎骨折，寰椎侧块移位小于 6.9mm，寰椎横韧带无断裂，可选择行保守治疗，通过牵引或者坚强外固定或支具固定，大部分患者保守治疗效果较好。对于寰椎侧块移位较大或者合并寰椎横韧带断裂的情况，属于不稳定性寰椎骨折，可以通过多种固定融合的方式来治疗。目前经常采用的是寰椎侧块／椎弓根螺钉加枢椎椎弓根螺钉固定，结合后路植骨融合的方式达到治疗的目的。本例患者在治疗过程中需注意前后弓均骨折，寰椎一侧向外侧移位，在螺钉固定过程中需利用工具将其向中线推挤，以复位骨折，使骨折断端接触，利于骨折愈合。

（臧全金）

（四）寰椎骨折——后路双钉固定术

病例介绍

35 岁男性患者，以"跌倒后致伤颈部疼痛活动受限 3 天"主诉入院。3 天前不慎跌倒，头部着地，当即自觉颈部疼痛活动受限，一过性昏迷后，自觉四肢麻木。无恶心、呕吐。X 线片张口位（图 2-2-13）显示寰椎双侧侧块与齿突距离不等，关节面对合尚可。CT（图 2-2-14）显示寰椎 Jefferson 骨折，前弓与左侧侧块骨皮质连续性中断，右侧侧块

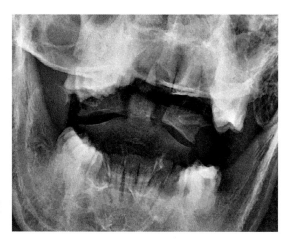

图 2-2-13 颈椎 X 线片
寰椎双侧侧块与齿突距
离不等,关节面对合尚可

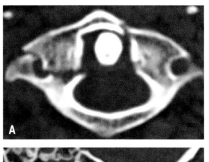

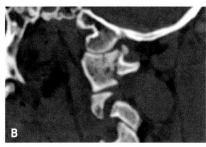

图 2-2-14 寰枢椎 CT 扫描
A. 前弓与左侧侧块骨皮质连续性中断,
右侧侧块可见骨折线,横突孔受累;B. 寰
椎右侧侧块可见冠状面骨折线,侧块骨
折块前后分离

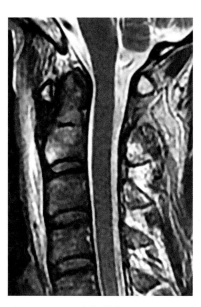

图 2-2-15 正中矢状位 MRI
显示寰枢平面脊髓空间可,未见明显
压迫及信号异常

可见冠状面骨折线,横突孔受累。MRI(图 2-2-15)显示寰枢节段脊髓空间可,未见明显压迫及信号异常。

治疗原理

寰椎前弓骨折,右侧侧块可见冠状面骨折线,横突孔受累,且前后骨折块分离,椎管空间未见明显缩窄,脊髓无明显受压及信号改变。症状主要有颈部疼痛及活动受限,伴四肢麻木,肌力、反射未见明显异常。骨折时间 3 天为新鲜骨折。

可行寰椎后路复位内固定术,使寰椎恢复解剖对合关系。此种手术可以选择前路手术或者后路手术。此例患者选用后路手术是因为该患者存在冠状面骨折线,前后骨折块分离,选择后路螺钉复位可使螺钉横穿骨折线,将前后骨折块同时固定,提供最佳复位融合条件。

手术治疗

此例手术患者在俯卧位梅氏头架固定状态下完成。取枕颈后正中入路,常规分离显露寰椎后弓，按寰椎椎弓根钉植钉方法植入 3.5mm 螺钉 2 枚，螺钉植入后使用与寰椎后弓弧度一致的连接棒将双侧螺钉进行连接后适当加压，通过螺钉间接对前弓骨折进行加压复位（图 2-2-16）。固定后使用颈围制动至 CT 证实骨性融合（图 2-2-17）。

非融合手术可以选择前路 JERP 钢板或者后路钉棒完成。该病例选用后路钉棒固定主要原因是右侧侧块存在冠状面骨折线，选择后路螺钉复位可使螺钉横穿骨折线，将前后骨折块同时固定；前弓骨折可通过连接棒加压进行复位。

术中应注意，在制备钉道过程中穿过骨折线时注意判断是否误入横突孔或椎管，植入螺钉时可采用拉力螺钉或全螺纹螺钉骨折线后方钉道扩大的方式，达到骨折线加压的目的。单纯使用全螺纹螺钉时，需注意避免螺钉推移前方骨折块，造成骨折分离。

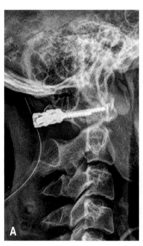
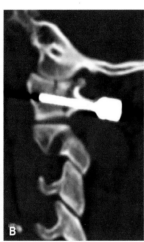
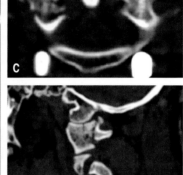

图 2-2-16　寰椎骨折行后路双钉固定术后
A. 术后 X 线片侧位；B. 术后 CT 显示寰枢椎右侧侧块骨折块对合良好；C. 寰椎前弓骨折对线，对位良好；D. 寰椎右侧侧块骨折对位可，横突孔空间较术前恢复

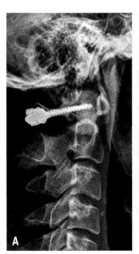
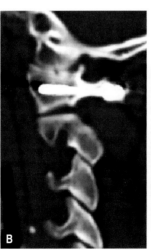
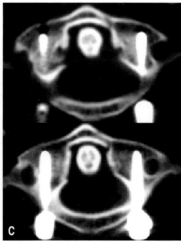

图 2-2-17　术后 3 个月复查螺钉固定在位，骨折愈合良好
A. 术后 X 线片侧位；B. 术后 CT 显示寰枢椎右侧侧块骨折愈合良好；C. 寰椎前弓骨折愈合，右侧侧块骨折愈合良好，横突孔内缘完整连续

（莫少东　艾福志）

（五）寰椎骨折——定向螺钉单节段固定后路复位固定术

病例介绍

30 岁男性患者，以"车祸伤后颈部疼痛、活动受限 10 小时"主诉入院。X 线片（图 2-2-18）显示颈椎椎前软组织水肿；CT（图 2-2-19）显示寰椎前弓骨折，侧块分离移位，后弓不连；MRI 示脊髓无水肿、压迫。

治疗原理

本例患者为寰椎前弓单处骨折，同时合并后弓不连续的先天发育畸形，因此对寰椎的稳定性有影响。该类骨折可以行外固定治疗，一般可以达到骨愈合，但是需要长期的外固定。且由于新鲜骨折时判断寰枢关节稳定性较困难，如果骨折愈合后存在寰枢关节不稳定，需要行寰枢关节固定融合手术。因此，也可行手术治疗，先使用两

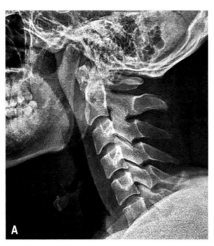
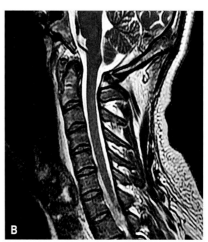

图 2-2-18　颈椎 X 线片侧位及矢状位 MRI
A. X 线片侧位显示颈椎椎前软组织水肿；B. MRI 显示脊髓无水肿、压迫

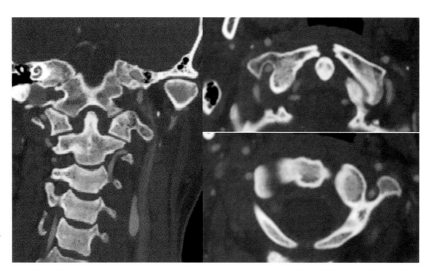

图 2-2-19　CT 冠状面及轴位
显示寰椎前弓骨折，侧块分离移位，后弓不连续

枚加长定向侧块螺钉及连接棒行寰椎单节段固定,术中提拉枢椎棘突,若无寰枢关节脱位可结束手术,若存在寰枢关节不稳定,则行寰枢关节融合术。

手术治疗

麻醉成功后,患者取牵引俯卧位。常规消毒、铺巾,贴无菌切口贴膜。取颅底至颈4后正中切口长约8cm,依次分层切开皮肤、皮下组织、项韧带。沿棘突两侧做骨膜下剥离,充分显露颅底、颈1后弓及颈2椎板,见寰椎后弓中部发育缺损分离约5mm,两部分寰椎互相之间活动度大,明显不稳定,硬膜受压明显。向颈1两侧打入两枚侧

块螺钉,裁剪合适长度的连接棒,折弯塑形,加压合拢安装螺钉固定,可见寰椎两部分之间断端接近,稳定性明显增强(图2-2-20)。术中提拉枢椎棘突,寰枢关节稳定性好。术后3个月复查颈椎X线片动力位(图2-2-21),寰枢关节稳定。

学习要点

寰椎骨折手术治疗不需要长期外固定,恢复快。

手术治疗先使用两枚加长定向侧块螺钉及连接棒行寰椎单节段固定,术中提拉枢椎棘突,若无寰枢关节脱位可结束手术,若存在寰枢关节不稳定,则行寰枢关节融合术。

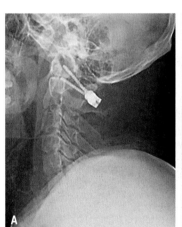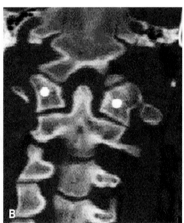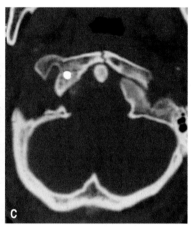

图2-2-20　术后X线片及CT
A.X线片侧位显示寰椎单节段定向螺钉固定;B、C.术后CT示骨折复位满意

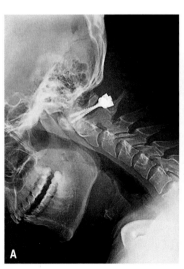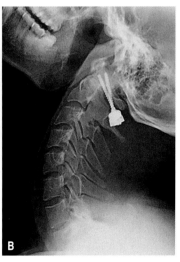

图2-2-21　颈椎X线片动力位显示寰枢关节稳定
A.过屈位;B.过伸位

（高　坤　高延征）

（六）寰椎骨折——后路寰枢固定复位术

病例介绍

51 岁女性患者，以"车祸外伤后颈部疼痛、活动受限 12 天"主诉入院。X 线及 CT（图 2-2-22）显示寰椎前弓单处、后弓两处骨折，左侧侧块分离移位；MRI（图 2-2-23）显示脊髓无水肿、压迫，横韧带断裂。

治疗原理

本例患者为寰椎爆裂性骨折，左侧侧块分离移位明显，MRI 示横韧带断裂，寰枢关节稳定性遭到破坏，因此需要手术治疗。横韧带破坏后，如果翼状韧带功能尚存，也可对寰枢关节起一定的稳定作用。因此，可以尝试先行寰椎单节段定向钉复位固定，如果提拉枢椎棘突见寰枢关节稳定，可结束手术；如果寰齿前间隙明显增大，则改行寰枢关节固定融合术。

手术治疗

麻醉成功后，患者取牵引俯卧位。常规消毒、铺巾，贴护皮膜。取颅底至颈 4 后正中切口长约 8cm，依次分层切开皮肤、皮下组织、项韧带。沿棘突两侧做骨膜下剥离，充分显露颅底、颈 1 后弓及颈 2 椎板，向颈 1 两侧打入两枚定向加长（36mm）侧块螺钉，裁剪合适长度的连接棒，折弯

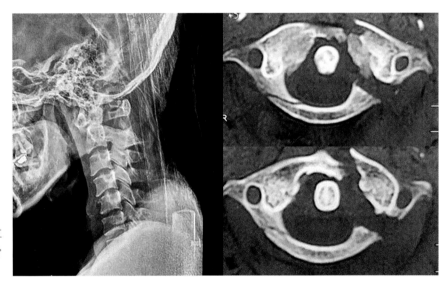

图 2-2-22　X 线片侧位及 CT 轴位显示寰椎前弓单处、后弓两处骨折，左侧侧块移位

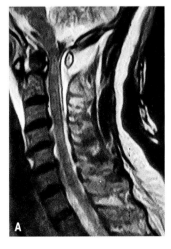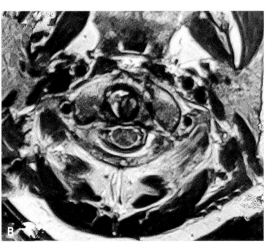

图 2-2-23　MRI
A. 矢状位显示脊髓无水肿、压迫；
B. 轴位显示横韧带断裂

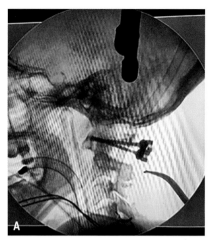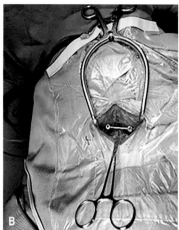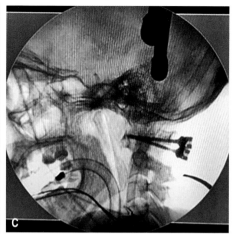

图 2-2-24 术中情况
A. 颈 1 两侧打入两枚定向加长（36mm）侧块螺钉；B. 安装连接棒加压合拢安装螺钉固定，提拉枢椎棘突；C. 见寰齿前间隙明显增大

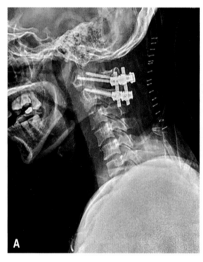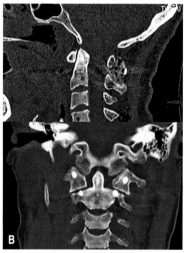

图 2-2-25 寰枢关节固定，后弓间植骨融合
A. 颈椎 X 线片侧位显示寰枢椎内固定位置良好；B. 寰枢椎 CT 矢状位及冠状位重建显示寰枢椎对位良好，内固定位于骨质内

塑形，加压合拢，安装螺钉固定，可见寰椎两部分之间断端接近。提拉枢椎棘突见寰齿前间隙明显增大（图 2-2-24），将寰椎螺钉更换为 30mm 长侧块螺钉，枢椎植入 28mm 椎弓根螺钉，安装连接棒后，寰椎尾帽安装横联见寰枢关节稳定（图 2-2-25）。磨钻将枢椎椎板和棘突磨粗糙。从左侧髂后上棘外侧处取自体松质骨 20g，剪成颗粒状，植于寰枢椎后弓表面，压实（图 2-2-25）。

学习要点

（1）寰椎骨折手术治疗不需要长期外固定，恢复快。

（2）手术治疗先使用两枚加长定向侧块螺钉及连接棒行寰椎单节段固定，术中提拉枢椎棘突，若无寰枢关节脱位可结束手术，若存在寰枢关节不稳定，则行寰枢关节融合术。

（高 坤 高延征）

第三节

枢椎损伤

一、齿突骨折

齿突骨折约占所有颈椎骨折的 18%,其发病年龄呈现"双峰"特性,即年轻人及老年人居多。年轻人致伤原因主要为高能量损伤、摩托车车祸、运动损伤及高坠伤,而老年人大多因行走时摔倒等轻微外伤引起。1974 年的 Anderson 分型是目前学术界最常用的齿突骨折分型方法,按照骨折线部位将新鲜齿突骨折分为以下 3 个类型:Ⅰ型,齿突尖部骨折;Ⅱ型,齿突基底部骨折;Ⅲ型,骨折线涉及枢椎椎体。Ⅰ型及Ⅲ型齿突骨折稳定性好,保守治疗融合率高,均可采用颈托、Halo-west 外固定或头颈胸支具外固定保守治疗;Ⅱ型齿突骨折保守治疗骨不连发生率高,多采用手术治疗。Anderson 分型方法无法准确指导Ⅱ型齿突骨折的治疗方案选择,于是 Grauer 等人于 2005 年对此分型系统进一步优化,他们将Ⅱ型齿突骨折又细分为以下 3 个亚型:ⅡA 型,骨折线横向,且位移小于 1mm,推荐外固定治疗;ⅡB 型,横向骨折线移位大于 1mm 者或骨折线沿矢状面前上向后下方向走行,推荐前路内固定手术治疗;ⅡC 型为粉碎性骨折或骨折线沿矢状面前下向后上方向走行,此类骨折前路螺钉难以跨越骨折线固定,故而推荐后路寰枢椎融合内固定术治疗。

(一)齿突骨折(ⅡA 型)——Halo-Vest 固定

病例介绍

17 岁男性患者,以"车祸后颈部疼痛,加重伴四肢逐渐活动受限 6 天"主诉入院。患者 6 天前车祸后导致颈部疼痛,当时未在意,6 天来,颈部疼痛加重并伴活动受限,遂来就诊。查体:颈椎棘突压痛、叩击痛阳性,颈椎活动度受限。四肢感觉、肌力、反射均正常,病理征阴性。颈椎 X 线片张口位及侧位(图 2-3-1)显示枢椎齿突与寰椎两侧块间距稍不等,无明显寰枢关节脱位表现,可见横向骨折线。颈椎 CT 三维重建(图 2-3-2)显示齿突基底部骨折,骨折线横向且位移小于 1mm,属ⅡA 型骨折。颈椎 MRI(图 2-3-3)显示椎管内无脊髓压迫及脊髓损伤表现。

治疗原理

本例患者为新鲜齿突ⅡA 型骨折,骨折线横向且无明显移位,根据 Grauer 分型治疗建议可考虑外固定治疗。外固定可选用颈托、头颈胸支具及 Halo-Vest。Halo-Vest 固定最为牢靠,是外固定治疗的金标准,但存在生活不便、钉道感染、脑脊液漏、肺炎、螺钉松动及骨折畸形愈合等潜在并发症,总体并发症发生率高达 35% 左右,其中最常

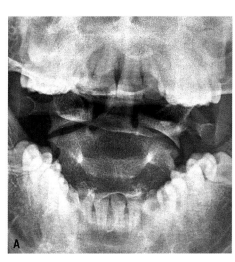
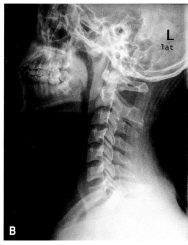

图 2-3-1　治疗前颈椎 X 线片
A. 张口位显示枢椎齿突与寰椎两侧块间距稍不等,可见横向骨折线;
B. 侧位未见明显寰枢关节脱位表现

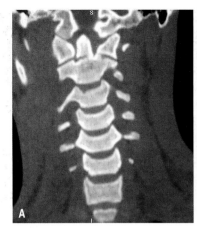
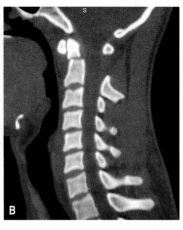

图 2-3-2　治疗前颈椎 CT 三维重建
A. 冠状位;B. 矢状位显示齿突基底部横向骨折线,无明显位移

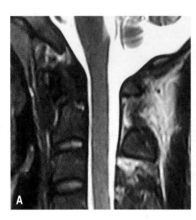
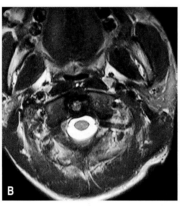

图 2-3-3　治疗前颈椎 MRI
A、B. 矢状位及轴位显示椎管内无脊髓压迫及脊髓损伤表现

见的并发症是钉道感染。

年龄也是治疗方案选择过程中需要考虑的重要因素,65 岁以上者需谨慎使用 Halo-Vest。有文献报道,65 岁以上患者采用 Halo-Vest 治疗齿突ⅡA 型骨折,继发性肺炎发生率较高,因此产生的死亡率高达 21%~40%。Halo-Vest 外固定时间多为 12 周左右,需复查 X 线片及 CT,根据骨折愈合情况决定最终的外固定时限。本例患者为 18 岁年轻男性,骨折无明显移位,综合考虑患者病情及治疗意愿,最终选用 Halo-Vest 外固定治疗。

手术治疗

常规消毒铺巾后,于双侧眉弓中外 1/3 上方 1cm 处及耳尖上方 1cm 向后 1cm 处定位,2% 利多卡因局麻下安装头环,保持头部中立位依次拧入螺钉,安装胸部支具并连接头环固定,透视并调整 Halo-Vest 外固定支架至理想位置(图 2-3-4)。术后 12 周复查颈椎 CT 三维重建显示骨折愈合

欠满意(图 2-3-5A、B)。延长佩戴时间至术后 20 周,复查颈椎三维 CT 显示骨折线消失,骨折已畸形愈合(图 2-3-5C、D),遂拆除外固定装置。

学习要点

综合考虑患者外伤史、症状、体征及影像学检查,齿突骨折诊断及分型并不困难。需要注意与陈旧性齿突骨折或游离齿突畸形加以鉴别。后者影像学上表现为齿突基底部及枢椎椎体上缘圆钝、硬化,与新鲜骨折完全不同。

Halo-Vest 外固定架安装时要注意调整好患者的颈椎位置,通过 C 臂透视确定骨折端复位良好后再依次拧紧螺钉。选好进钉点,避免从颅骨骨质薄弱区进钉,防止出现脑脊液漏并发症。安装外固定装置后的护理至关重要,须保持钉道清洁、干燥,定期理发,钉孔可每天滴酒精消毒。由于 Halo-Vest 会限制胸廓活动,所以患者可能会出现胸闷、呼吸困难等症状,甚至肺炎,需要嘱患者适时改变体位,做深呼吸,保持呼吸道通畅。实时

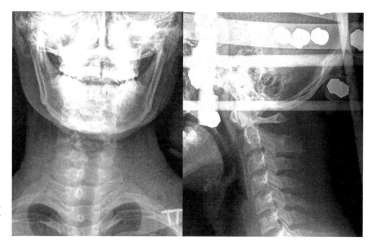

图 2-3-4　安装 Halo-Vest 外固定支架后复查 X 线片

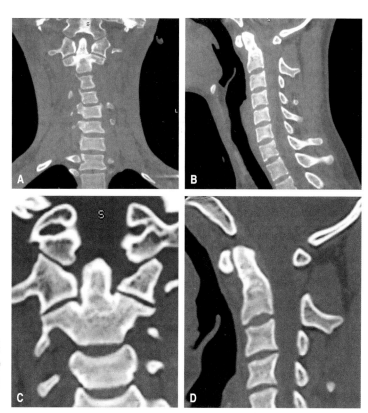

图 2-3-5　术后复查颈椎三维 CT
A、B. 术后 12 周复查颈椎三维 CT 显示骨折线模糊,愈合欠满意;C、D. 延长佩戴时间至术后 20 周,复查颈椎三维 CT 显示骨折线消失,骨折已畸形愈合

指导患者进行四肢功能锻炼,预防肌肉萎缩及关节僵硬。

　　针对本例患者,前路螺钉内固定手术也是可选择的治疗方案,其优势在于创伤小、恢复快,可避免 Halo-Vest 治疗带来的生活不便、畸形愈合等并发症。但前路螺钉内固定手术也存在技术要求高、手术风险大等问题。应结合患者病情、患者诉求及手术医生熟悉的技术综合考虑,选择最合适患者的治疗方案。

　　　　　　　　　　　　　　（陈宇飞　杜俊杰）

（二）齿突骨折（ⅡB 型）——前路空心螺钉固定手术

病例介绍

　　21 岁男性患者,以“外伤后颈部疼痛伴左上肢麻木 1 天”主诉入院。1 天前工地干活时不慎自高约 2m 处坠落,头部着地。当即感到头颈部疼痛,伴有左上肢麻木,无其他肢体感觉异常。无恶心、呕吐,无大小便失禁。急诊就诊于我院。行颈椎 CT 检查显示“寰椎后弓骨折、齿突骨折伴移位"。予以颈托固定,并急诊行糖皮质激素冲击治疗。发病以来未进饮食、睡眠差,精神差,未解大便,小便正常。既往史、家族史无特殊。专科检查:右侧头顶部可见硬币大小头皮缺损,未见活动性出血;颈部颈托固定,颈部以下躯干及四肢触觉减退。左上肢各肌群肌力约3~级;右上肢各肌群肌力4级;双侧肱二头肌、肱三头肌及桡骨膜反射减弱,病理反射未引出。双下肢感觉、肌力、肌张力正常。提睾反射存在,会阴区感觉减退。入院诊断:①齿突骨折(Ⅱ型);②颈部脊髓损伤;③寰椎骨折;④头部外伤。颈椎侧位X线片及矢状位重建CT显示齿突与枢椎椎体之间骨折,并可见齿突稍向后下方移位;矢状位CT显示骨折线为前上至后下方走行;轴位CT显示寰齿关节间隙正常,未见增大及移位。颈椎MRI显示脊髓未见明显信号异常,颈2水平脊髓有效空间缩小(图2-3-6)。

治疗原理

本例患者为Ⅱ型齿突骨折,骨折未涉及枢椎椎体,虽有寰椎后弓骨折,但寰椎整体稳定性未受影响,且寰齿关节稳定性存在。寰枢椎之间的稳定性因为齿突骨折发生改变,要恢复寰枢椎之间的稳定性,仅需将齿突骨折复位固定即可。而患者齿突骨折线走行为前上至后下走行,为ⅡB型骨折,可行前路空心螺钉固定:通过体位复位骨折后使用螺钉将齿突骨折的两断端固定即可。

手术治疗

此手术在患者取仰卧位牵引下进行,采用全麻手术。首先使用头颅牵引使骨折断端复位。平甲状软骨水平颈部右侧行纵向手术切口,长约4cm,依次切开皮肤、皮下组织及颈阔肌,在内脏鞘及血管鞘之间进入椎体前方,定位颈2椎体。在颈2椎体前下缘正中位置开口,使用导针沿齿突尖方向进入,边透视边进入,至导针尖端到达齿突尖位置,使用空心钻沿导针扩大钉道,测深后选择空心加压螺钉拧入固定。再次透视螺钉位置及骨折复位情况(图2-3-7)。

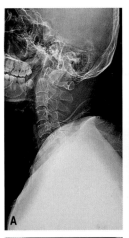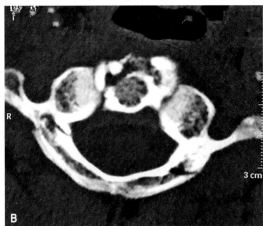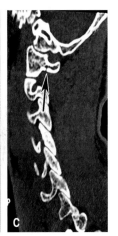

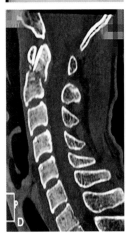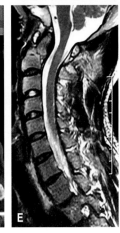

图2-3-6 颈椎X线片侧位、CT矢状位重建及颈椎MRI
A.颈椎X线片侧位显示枢椎齿突后缘与枢椎椎体后缘不在同一连线上,齿突后缘向后移位;
B、C.寰椎CT平扫+颈椎矢状位重建显示寰椎右侧后弓近侧块处骨折(箭头指示处),未见明显移位;D.CT矢状位重建显示齿突基底部骨折,齿突向后下方移位;E.MRI矢状位显示脊髓未见明显信号异常,颈2水平脊髓有效空间缩小

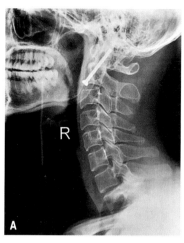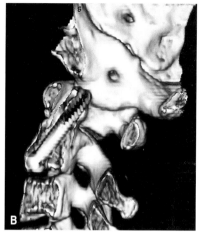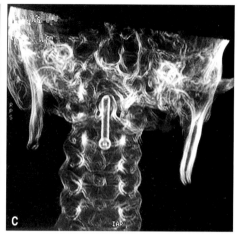

图 2-3-7　齿突骨折行前路空心螺钉固定术后

A. 术后 X 线片侧位显示齿突螺钉位置由椎体前下缘指向齿突尖部,螺钉尾端位于椎体前下缘附近齿突后缘与枢椎椎体在同一连线上;B. 术后 CT 矢状位重建显示骨折复位满意,螺钉长度刚突破齿突尖部;C. 术后 CT 冠状位重建可见螺钉位于正中

学习要点

Ⅱ型齿突骨折为齿突根部骨折,此处血运较差,难以自行愈合,多需要手术治疗。ⅡA 型及ⅡB 型骨折可使用前路中空螺钉固定;而ⅡC 型骨折因骨折线与螺钉走行方向基本一致,为前路中空螺钉固定的禁忌证,需选用后路固定。前路中空螺钉固定的关键是在固定前需复位骨折线,多可采用牵引后体位复位;导针方向必须从椎体前下缘到齿突尖方向,且以突破齿突尖为最佳;选择加压螺钉时螺纹应该全部位于骨折线近端,即螺纹全部位于齿突内,而不能跨越骨折线,否则不仅难以起到加压固定的作用,反而会出现分离骨折线的反作用。同时螺纹突破齿突尖端,螺钉加压作用更强。螺钉尾端不能残留太长,以拧入颈 2 椎体下缘部分骨质内为佳;否则起不到骨折断端加压的作用,且颈部屈伸活动时尾端会刺激颈 2/3 椎间盘,导致椎间盘退变加速,甚至引起异位骨化。关于前路使用一枚螺钉还是两枚螺钉存在争议,文献统计报道,两者无明显差异。

老年患者Ⅱ型齿突骨折不建议采用前路中空螺钉固定,因骨质疏松容易发生退钉及骨折切割内固定失败的可能,建议采用后路寰枢椎钉棒或钉板系统固定。

（臧全金）

（三）Ⅱ型齿突骨折——前路手术

病例介绍

病例一:25 岁女性患者,以"车祸后颈部疼痛活动受限 26 小时"主诉入院。患者 26 小时前车祸后导致颈部疼痛、活动受限,遂急诊入院。查体:颈椎棘突压痛、叩击痛阳性,颈椎活动度受限,四肢感觉、肌力、反射均正常,病理征阴性。颈椎 X 线片张口位及侧位(图 2-3-8A、B)显示枢椎齿突与寰椎两侧块间距相等,无明显寰枢关节脱位表现,可见横向骨折线。CT 三维重建(图 2-3-8C、D)显示齿突基底部骨折,骨折线横向且位移小于 1mm,属ⅡA 型骨折。MRI(图 2-3-8E、F)显示椎管内无脊髓压迫及脊髓损伤表现。

病例二:28 岁男性患者,以"高处坠落后颈胸背部疼痛、双上肢疼痛、麻木、无力 3 天"主诉入院。患者 3 天前自 30m 高处坠落,伤后即感颈胸背部持续性疼痛,伴双上肢疼痛、麻木、无力,颈部活动受限,当地医院诊断"齿突骨折并不全瘫""多发肋骨骨折并血胸",转入我院治疗。专科查体:颈部疼痛,活动受限,颈椎棘突压痛、叩击痛阳性。左上肢肌力约 3 级,右上肢肌力 4 级,双下肢肌力 5 级。左上肢皮肤感觉减退,肱二头肌腱反射、肱三头肌腱反射、桡骨膜反射减弱,双下肢腱反射正常,病理征阴性。颈椎 X 线片张口位

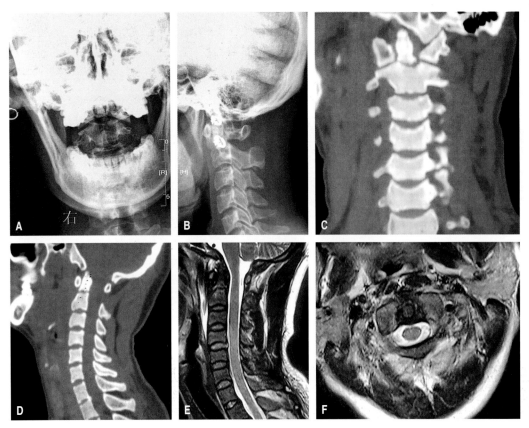

图 2-3-8　术前影像学资料

A、B. 颈椎 X 线片张口位及侧位显示枢椎齿突与寰椎两侧块间距相等,可见横向骨折线,无明显寰枢关节脱位表现;C、D. 颈椎 CT 三维重建显示齿突基底部骨折,骨折线横向且位移小于 1mm;E、F. 颈椎 MRI 显示椎管内无脊髓压迫及脊髓损伤表现

及侧位(图 2-3-9A、B)显示枢椎齿突与寰椎两侧块间距相等,无明显寰枢关节脱位表现,可见横向骨折线。CT 三维重建(图 2-3-9C、D)显示齿突基底部骨折,骨折线前上向后下走行,移位大于 1mm,属ⅡB 型骨折。MRI(图 2-3-9E)显示椎管内无脊髓压迫及脊髓损伤表现。

治疗原理

骨折的形态是首要考虑的因素。新鲜齿突ⅡA 型骨折及位移不严重的新鲜齿突ⅡB 型骨折,骨折线为横向或前上向后下方向走行,总体移位不严重,在牵引复位后,前路齿突空心螺钉可有效跨越骨折端并加压固定,因此可考虑前路手术治疗。

年龄及骨质条件也是治疗方案选择中需要考虑的重要因素。年轻及无明显骨质疏松患者,前路手术可以有效加压固定,多建议采用前路手术治疗。理论上使用两枚螺钉抗旋转稳定性更好,

笔者根据自身经验判断,一枚螺钉固定强度已足够,尤其亚洲人齿突本身更为细小,通常难以容纳两枚螺钉植入。

手术治疗

患者以仰卧位,行颅骨中立位持续牵引以保持齿突骨折复位,牵引质量 3kg。常规消毒铺巾,气管插管下全麻,于甲状软骨上缘处取横切口,分离暴露直至椎体前。咬除颈 3 椎体上缘中点少量骨皮质,以枢椎椎体下缘中心为进针点,将导针沿齿突轴线方向穿过骨折端进入齿突,C 臂 X 线机透视下见导针位置良好,测量进针长度并在导针引导下拧入空心螺钉,退出导针并再次透视确认螺钉位置良好,撤除牵引。术后复查颈椎 X 线显示内固定位置良好、复位满意(图 2-3-10A、B 及图 2-3-11A、B),术后 12 周复查颈椎三维 CT 显示骨折愈合良好(图 2-3-10C、D 及图 2-3-11C、D)。

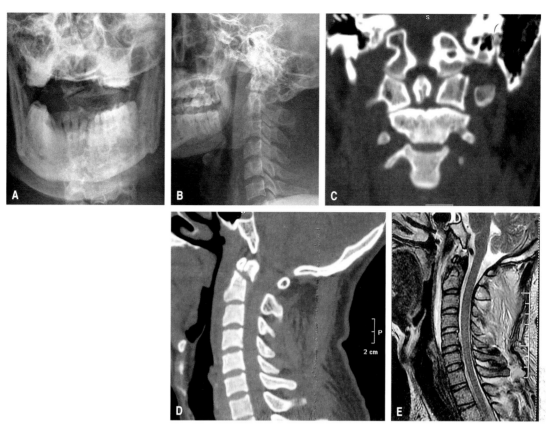

图 2-3-9　术前影像学资料

A、B. 颈椎 X 线片张口位及侧位显示枢椎齿突与寰椎两侧块间距相等,可见横向骨折线,无明显寰枢关节脱位表现;C、D. 颈椎 CT 三维重建显示齿突基底部骨折,骨折线前上向后下走行,移位大于 1mm;E. 颈椎 MRI 显示椎管内无脊髓压迫及脊髓损伤表现

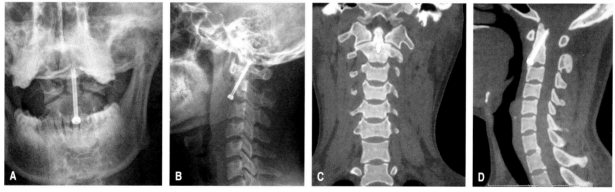

图 2-3-10　病例一行前路齿突螺钉内固定术后

A、B. 术后 1 周复查颈椎 X 线片张口位及侧位显示内固定位置良好、复位满意;C、D. 术后 12 周复查颈椎三维 CT 见骨折愈合良好

学习要点

　　综合考虑患者外伤史、症状、体征及影像学检查,齿突骨折诊断及分型并不困难。需要注意与陈旧性齿突骨折或游离齿突畸形加以鉴别。后者影像学表现为齿突基底部及枢椎椎体上缘圆钝、硬化,与新鲜骨折完全不同。陈旧性齿突骨折或游离齿突畸形不建议行前路手术治疗。

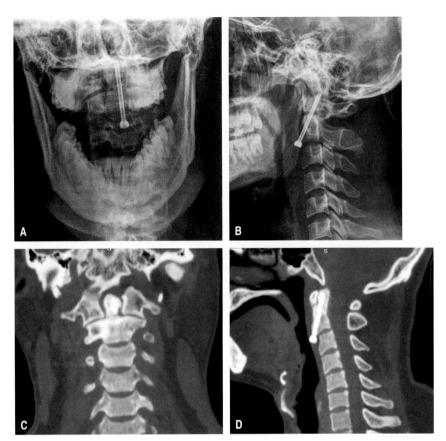

图 2-3-11　病例二行前路齿突螺钉内固定术后
A、B.术后1周复查颈椎X线片张口位及侧位显示内固定位置良好、复位满意；C、D.术
后 12 周复查颈椎三维 CT 见骨折愈合良好

前路齿突螺钉内固定术治疗新鲜齿突骨折的优势在于微创、出血少、恢复快、保留颈椎活动度。但是也存在技术难度大、灾难性的手术并发症，需术中透视监测，大量透视对患者及术者造成损伤等缺点。此外，前路手术不太适合于颈部短粗、颈椎后凸、桶状胸或胸椎后凸患者。因为此类患者无法获得满意的植钉角度。高龄患者及骨质疏松患者骨折端骨质把持力较差，无法加压固定，也不适合前路手术。

针对前路齿突螺钉内固定术，笔者的经验：①患者体位摆放要使枢椎得到足够的后倾角度，后倾角度不足可能导致齿突螺钉难以植入或钉道位置不佳。②进钉点应位于枢椎椎体前下缘、终板前缘中点部位，进钉点偏上会导致把持力度不足、钉道位置不良及复位不好，最终导致骨不连。③应做到双皮质固定，因为单皮质固定无法提供足够的机械强度，容易发生骨不连。

（陈宇飞　杜俊杰）

（四）Ⅱ型齿突骨折——后路手术

病例介绍

47 岁女性患者，因"外伤后颈部疼痛僵硬、不能平卧 4 天"主诉入院。患者入院 4 天前摔倒后出现颈部疼痛及僵硬，无明显四肢感觉、肌力及腱反射异常。颈椎 X 线片（图 2-3-12A）显示齿突基底部骨折，可见横向骨折线，寰椎相对于枢椎后脱位严重。患者受伤后只能后持续坐位，不能平卧，平卧后立刻出现呼吸困难。尝试强行使患者卧倒，其自述呼吸困难。检测血氧饱和度明显下降。遂于心电血氧监护下，轴向徒手牵引，使患者能平卧后予以 CT 三维重建及颈椎 MRI 检查。CT 三维重建（图 2-3-12B、C）显示齿突基底部骨折，骨折线横向，位移大于 1mm，为 Grauer 分型ⅡB 型骨折。MRI（图 2-3-12D、E）显示脱位平面脊髓轻度高信号，无明显压迫表现，横韧带完整。

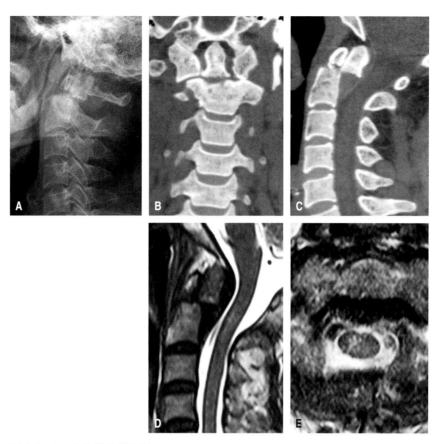

图 2-3-12　术前影像学资料

A. 颈椎 X 线片侧位显示齿突基底部骨折,可见横向骨折线,寰椎相对于枢椎后脱位严重;B、C. 颈椎 CT 三维重建显示齿突基底部骨折,骨折线横向且移位大于 1mm;D、E. 颈椎 MRI 显示脱位平面脊髓轻度高信号,无明显压迫表现,横韧带完整

治疗原理

齿突基底部由于外伤而骨折,枢椎椎体因解剖连续性破坏而向后移位,寰椎关节稳定性丧失。移位严重的新鲜齿突ⅡB 型骨折,前路齿突空心螺钉难以维持枢椎椎体和齿突之间的稳定关系;新鲜齿突ⅡC 型骨折,骨折线为前下向后上方向走行,这与前路齿突空心螺钉走行方向平行,无法跨越骨折线并且有效加压固定,甚至可能由于剪切力使移位更加严重。故而笔者建议对于新鲜齿突ⅡC 型骨折及移位严重的新鲜齿突ⅡB 型骨折,行后路寰枢椎固定融合术为宜。

此外,年龄及骨质条件也是治疗方案选择中需要考虑的重要因素。高龄且伴随严重骨质疏松的患者,前路手术可能难以加压固定,多建议采用后路手术治疗。

手术治疗

患者在监护下小心行颅骨牵引复位,牵引重量从 3kg 逐渐增加至 6kg,经过 48 小时牵引后,患者骨折基本复位(图 2-3-13A)。遂行枢椎椎弓根螺钉+寰椎侧块螺钉内固定术(即 Harms 技术):常规消毒铺巾,取枕骨粗隆至颈 4 棘突后正中切口,充分显露寰椎后弓至椎动脉沟处枢椎棘突、椎板及侧块。常规行寰椎侧块+枢椎椎弓根螺钉内固定术,透视位置良好后安装螺钉及固定棒。充分制备植骨床后,取自体髂骨修剪成 H 形,于寰枢椎之间植骨。术后颈托固定 3 个月,术后 1 周行颈椎 X 线片检查(图 2-3-13B、C)显示齿骨折复位满意,内固定位置良好,寰枢椎钉棒后方可见植骨组织。颈椎 CT 三维重建(图 2-3-13D、E)提示:寰枢椎双侧侧块关节对称,螺钉位置满意,固定牢固可靠,仍可见横向骨折线。术后 3 年随访时复

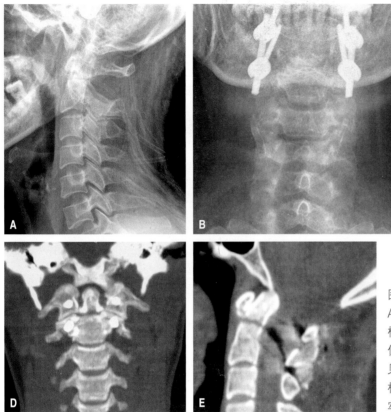

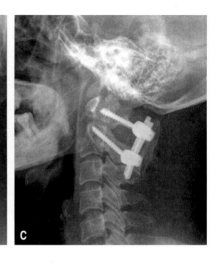

图 2-3-13　手术影像学资料

A. 经过 48 小时牵引,骨折复位成功,仍可见横向骨折线;B、C. 颈椎 X 线片显示齿骨折复位满意,内固定位置良好,寰枢椎钉棒后方可见植骨组织;D、E. 颈椎 CT 三维重建显示寰枢椎双侧侧块关节对称,螺钉位置满意,固定牢固可靠,仍可见横向骨折线

查颈椎 X 线片动力位显示:寰枢椎融合成功,稳定性好。颈椎 CT 三维重建提示齿突骨折线消失,融合满意,内固定位置良好。颈椎 MRI 显示椎管内无脊髓压迫(图 2-3-14)。

学习要点

寰枢椎之间的活动功能至关重要,可以提供颈椎 23.3°~38.9° 的旋转及 10°~22.4° 的屈伸功能。寰枢椎融合手术会使对颈椎活动功能丧失约 50%,势必会对患者日常生活造成影响。因此,能通过前路齿突空心螺钉内固定术治疗的患者尽量不采用后路寰枢椎融合内固定术。

后路寰枢椎融合内固定术最大的优势在于适应证广泛,它适用于绝大部分不适合前路手术的齿突骨折,还可用于前路手术失败病例的翻修。此外,它还具有稳定性强、固定可靠、融合率高、固定前不苛求寰枢椎解剖复位、植钉后可提拉复位等优势。

目前枢椎椎弓根螺钉+寰椎侧块螺钉内固定(即 Harms 技术)已经成为后路寰枢椎融合内固定术的"金标准"。其难点主要在于寰椎侧块螺钉及枢椎椎弓根螺钉的植入。要重视术前 CTA 检查,明确有无椎动脉血管变异,通常而言,后弓上缘中线外 8mm 内及后弓下缘中线外 12mm 内为椎动脉安全区域。寰椎侧块螺钉的植入多经寰椎后弓及峡部直至侧块内,进钉点位于寰椎后弓表面,约距后弓上缘 3mm 处,进钉角度注意内倾 10°~15°,避免损伤椎动脉。若寰椎植钉困难,也可采用寰椎后弓下缘与侧块后缘移行处直视下进钉,但此进钉点有椎静脉及颈 2 神经根走行,术中易损伤,造成大量出血及术后枕颈部不适。枢椎椎弓根进钉点约位于椎弓根的中上 1/3 处,侧块中点内上方 2mm;进钉角度约为:内倾 30°~40°,尾倾 20°;进钉深度约为 26mm。

针对Ⅱ型齿突骨折,应当熟悉掌握各亚型手术的适应证、禁忌证及优缺点,结合患者个体情况、自身专长,选择最适合患者的手术方案,以达到最佳的疗效。

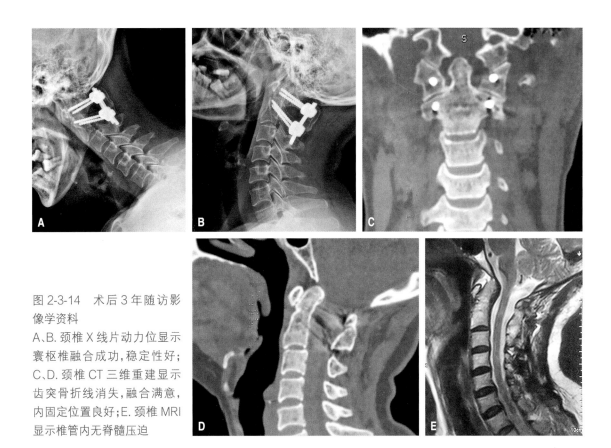

图 2-3-14　术后 3 年随访影像学资料

A、B. 颈椎 X 线片动力位显示寰枢椎融合成功，稳定性好；C、D. 颈椎 CT 三维重建显示齿突骨折线消失，融合满意，内固定位置良好；E. 颈椎 MRI 显示椎管内无脊髓压迫

（陈宇飞　杜俊杰）

（五）陈旧性齿突骨折（Ⅱ型）寰枢椎脱位——TARP 手术

病例介绍

50 岁女性患者，以"枕颈部疼痛、活动受限 1 年余"主诉入院。患者 1 年前出现枕颈部疼痛，以左侧为主，颈部左右旋转受限，伴夜间睡眠时偶发左侧肢体麻木，于外院就诊。行颈椎 MRI 检查提示：陈旧性齿突骨折、寰枢椎脱位。行保守治疗后枕颈部疼痛无明显好转。近 1 年来上述症状逐渐加重。X 线（图 2-3-15A、B、C）片侧位显示寰椎前弓后缘与枢椎椎体之间间隙增大；动力位显示寰椎前弓后缘与枢椎椎体之间间隙无明显改变。CT 三维重建（图 2-3-16）显示齿突陈旧性骨折，齿突基底部与枢椎椎体不连，且可见齿突基底部及枢椎椎体上缘硬化，寰椎相对于枢椎椎体向前滑移，寰椎前弓与枢椎椎体之间见骨痂形成。正中矢状位 MRI（图 2-3-17）显示齿突与枢椎椎体分离，枢椎椎体与寰椎前弓间距离增大并向后上方移位压迫脊髓，对应节段脊髓信号异常。

治疗原理

X 线片显示寰椎相对于枢椎椎体向前移位，且过伸过屈位中提示寰枢椎间位置关系相对固定，CT 检查结果证实了寰椎前弓与枢椎椎体之间间隙存在骨痂，左侧寰枢侧块关节骨性融合，导致寰枢椎脱位持续存在，脱位状态下相应节段脊髓受压、变性，出现神经症状。治疗原则为恢复寰枢椎正常解剖关系，解除脊髓压迫。

因长期脱位，骨痂增生及侧块关节骨融合，故需要切除增生的骨痂及切断骨融合，彻底松解后，使不可复性寰枢椎脱位变为可复，再通过手术完成复位及内固定，使寰椎及枢椎恢复正常解剖关系。本病例可以选择经口咽前路松解+后路寰枢椎椎弓根螺钉复位内固定术或者 TARP 手术。本例患者选用 TARP 手术是因为该术式可一期完成前方骨痂及瘢痕组织切除，解除脊髓压迫，恢复寰枢椎正常对合关系及植骨融合内固定，手术效率有效提升。

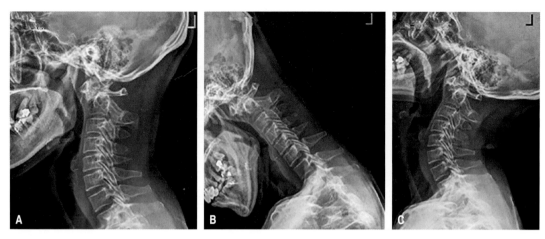

图 2-3-15 颈椎 X 线片
A. 侧位显示寰椎前弓后缘与枢椎椎体前缘距离增宽；B、C. 寰椎前弓后缘与枢椎椎体前缘距离未见明显变化

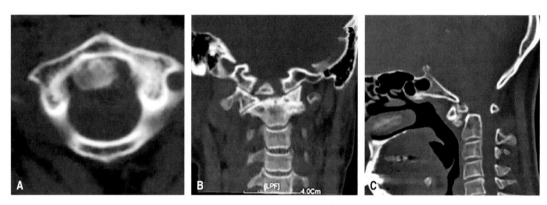

图 2-3-16 寰枢椎 CT 三维重建
A. 轴位：寰椎与齿突对应关系正常，齿突周围可见骨痂增生；B. 冠状位：齿突与枢椎椎体不连，右侧寰枢椎侧块关节间隙稍变窄，左侧侧块关节骨性融合；C. 矢状位：齿突基底部与枢椎椎体分离，寰齿关节前间隙正常，寰椎前弓后缘与枢椎椎体间距离增大，寰椎前弓与枢椎椎体之间可见骨痂形成

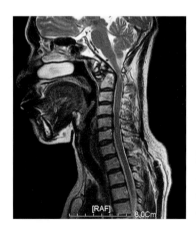

图 2-3-17 正中矢状位 MRI
显示寰椎前弓与枢椎齿突间隙正常，齿突与枢椎椎体分离，枢椎椎体与寰椎前结节间距离增大并向后上方移位压迫脊髓，对应节段脊髓信号异常

手术治疗

此例手术在患者取仰卧位颅骨牵引状态下完成，咽后壁正中入路，显露寰椎前弓、枢椎椎体及双侧侧块关节，使用高速磨钻对寰椎前结节进行打磨，彻底清除寰椎前弓与枢椎椎体间形成的瘢痕组织及骨痂，同时切断融合并松解双侧侧块关节达到理想松解效果，于髂骨取三面皮质骨修整后回植于寰枢椎双侧侧块关节间隙，选择 TARP 钢板配合经口寰枢椎复位器进行复位、内固定，术后 MRI 可见寰枢椎位置满意（图 2-3-18A、B），寰枢椎侧块间植骨贴合良好（图 2-3-18C），脊髓减压充分（图 2-3-18D）。固定后使用高速磨钻将枢椎齿突、枢椎椎体前缘打磨粗糙，制备植骨床，取髂骨松质骨颗粒植于其间，术后 3 个月复查 CT 可见骨性融合（图 2-3-19）。

学习要点

枢椎齿突骨折是一种由外伤后导致的枢椎齿突断裂的上颈椎创伤性疾病。通常患者会出现枕部及颈后部疼痛，部分患者可出现神经症状，如神经痛或四肢不完全性瘫痪，在少数严重外伤的齿突骨折案例中可出现呼吸骤停而危及生命。临床上 X 线、CT 及 MRI 等影像学检查可以辅助确诊。

齿突骨折应与先天性游离齿突小骨进行鉴别。齿突骨折常有明确的外伤史。从 CT 影像资

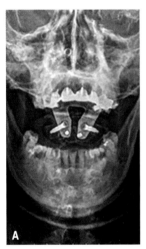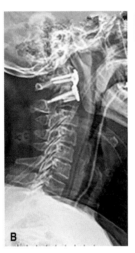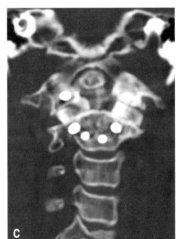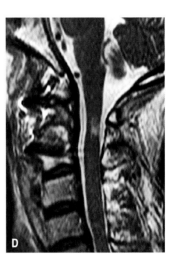

图 2-3-18　陈旧性齿突骨折（Ⅱ型）、寰枢椎脱位行 TARP 术后
A、B. 术后 X 线片张口位、侧位显示钢板固定在位，寰椎前弓与枢椎椎体间对应关系恢复；C. 术后 CT 显示寰枢椎双侧侧块关节对称，双侧侧块关节间隙内见植骨块，枢椎双侧采用了逆向椎弓根螺钉的固定方式；D. MRI 显示脊髓减压充分

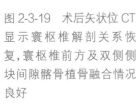

图 2-3-19　术后矢状位 CT 显示寰枢椎解剖关系恢复，寰枢椎前方及双侧侧块间隙髂骨植骨融合情况良好

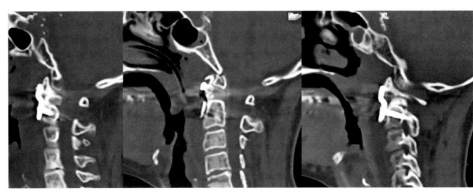

料来看,齿突骨折病例齿突发育正常,可见骨折线、骨皮质不连续、游离骨块边缘欠光滑并且可与枢椎椎体较好地匹配,而先天性游离齿突小骨通常齿突发育短小,游离骨块与枢椎椎体边缘可见圆钝及硬化。

齿突骨折根据具体分型选择不同的治疗方式。本案例中,寰枢椎间已有骨痂及瘢痕形成,需完成前路松解后方可达到理想复位。因此,可选择前后路联合手术(经口咽前路松解减压+后路寰枢椎椎弓根螺钉复位内固定术)或选择单纯经口咽前路寰枢椎复位植骨融合内固定术(TARP)。术中需要注意对骨痂及瘢痕彻底清除松解,行TARP手术制备植骨床应打磨充分,以确保植骨融合效果。

(莫少东 艾福志)

(六)齿突骨折(Ⅲ型)——寰枢椎后路复位内固定术

病例介绍

50岁女性患者,以"外伤致四肢麻木、乏力及颈部活动受限半月余"主诉入院。患者半月前意外跌倒,头部着地,伤后当时出现四肢麻木、乏力,伴颈部疼痛及活动受限。自行保守治疗后症状无明显缓解,伤后5天患者行按摩治疗后出现双手持物不稳、双下肢踩棉花感、走路不稳等不适。

X线片(图2-3-20A)张口位显示寰枢椎双侧侧块关节大致对称;侧位(图2-3-20B)显示寰椎前结节相对于枢椎向前移位,枢椎椎体前缘和齿突前缘骨皮质不连续;牵引后显示复位(图2-3-20C)。CT(图2-3-21)显示齿突基底部存在一横向骨折线;矢状面显示骨折线累及齿突基底部及枢椎椎体,骨折线自前下到后上,齿突相对枢椎椎体向前移位。MRI(图2-3-22)显示寰枢椎水平脊髓未受到压迫,但该节段脊髓信号改变。

治疗原理

枢椎齿突骨折累及枢椎椎体。本案例为Ⅲ型齿突骨折,齿突因整体向前移位,寰椎亦相对枢椎椎体向前移位,若不进行相应的处理,寰枢椎脱位、不稳持续存在,则存在脊髓受压、神经症状持续甚至加重的风险。手术治疗原则为恢复寰枢椎正常解剖位置关系,同时对寰枢椎进行可靠的内固定或外固定,因本例患者骨折线为前下至后上,稳定性差,故行后路寰枢椎固定更为合适。因Ⅲ型齿突骨折,骨愈合容易,故行非融合手术,远期骨折愈合后拆除内固定。

手术治疗

此例手术患者取俯卧位,行颅骨牵引,取颈后正中入路。充分显露颈1后弓及颈2椎板、侧块,于寰椎双侧、枢椎右侧置入椎弓根螺钉,枢椎左侧

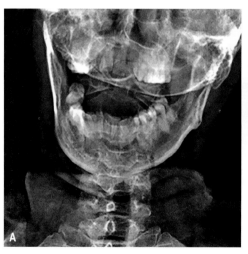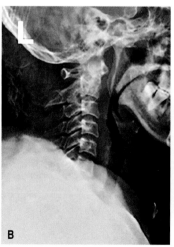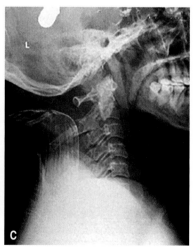

图2-3-20 颈椎X线片

A. 张口位显示寰枢椎双侧侧块关节大致对称;B. 侧位显示寰椎前结节相对于枢椎向前移位,枢椎椎体前缘和齿突前缘骨皮质不连续;C. 牵引位显示骨折复位

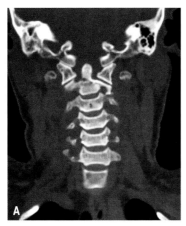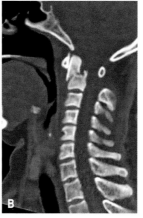

图 2-3-21 寰枢椎 CT 三维重建
A. 冠状面显示齿突基底部存在一横向骨折线；B. 矢状面显示骨折线累及齿突基底部及枢椎椎体，骨折线自前下到后上，齿突相对枢椎椎体向前移位

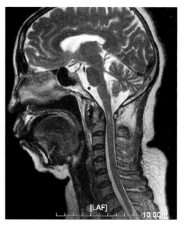

图 2-3-22 正中矢状位 MRI
寰枢椎水平脊髓未受到压迫，该节段脊髓信号改变

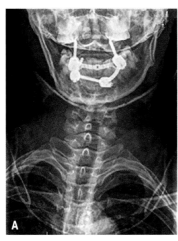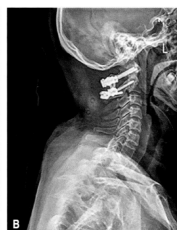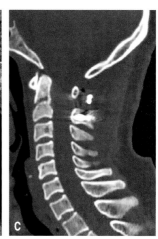

图 2-3-23 后路寰枢椎复位植骨融合内固定术后
A、B、C. 术后 X 线片正、侧位及 CT 矢状位扫描显示骨折复位良好，内固定位置理想

因椎动脉高跨植入椎板螺钉；选择合适的、预弯的连接棒连接后进行提拉复位并锁紧（图 2-3-23）。

学习要点

患者为新鲜枢椎齿突骨折，无明显阻碍复位因素，牵引后可解剖复位，且椎管空间未见明显缩小，可选择后路手术。

术前需要认真阅片，在本案例中，颈 2 椎体左侧椎动脉高跨，使用椎弓根螺钉的风险较大，可选择植入椎板螺钉。手术显露时需注意手术操作，避免伤及静脉丛、椎动脉等重要解剖结构。若静脉丛出血，可使用流体明胶、明胶海绵等止血材料压迫止血即可控制。

（莫少东　艾福志）

（七）齿突骨折（Ⅲ型）——齿突拉力螺钉内固定术

病例介绍

64 岁男性患者，以"外伤导致颈部疼痛、活动受限 2 天余"主诉入院。患者 2 天前不慎跌倒，头部着地，伤后出现颈部疼痛、活动受限，可独立站起并行走，无昏迷、头痛、头晕、恶心、呕吐、四肢乏力、麻木等不适。于外院就诊并行颈椎 CT 检查后考虑为"枢椎齿突骨折",现为求进一步治疗来我院就诊。X线片(图2-3-24)张口位显示枢椎齿突基底部、枢椎椎体与右侧侧块之间存在一条累及枢椎椎体的骨折线;侧位显示寰枢椎相对位置关系正常,枢椎椎体前方骨皮质不连续。CT(图2-3-25)轴位显示枢椎齿突基底部、枢椎椎体与枢椎侧块关节交界处见矢状面骨折线,未见明显分离移位;冠状位显示枢椎椎体与右侧侧块关节间的骨折线,枢椎齿突与枢椎椎体对位良好,双侧侧块关节对称,寰枢椎相对位置关系良好;矢状位可见枢椎齿突与枢椎椎体间一横向骨折线。MRI(图2-3-26)显示寰枢椎水平脑脊液信号连续,脊髓形态正常,未见对脊髓、神经的压迫;枢椎齿突基底部与枢椎椎体间可见线性高信号影。

治疗原理

枢椎齿突骨折,若骨折累及枢椎椎体,则可诊断为Ⅲ型齿突骨折。Ⅲ型齿突骨折对合面大,可选择保守治疗或手术治疗。手术治疗可选择寰枢椎后路植骨融合椎弓根螺钉内固定术或颈前路枢椎空心拉力螺钉内固定术。考虑到骨折对位对线好,该患者选择颈前路枢椎空心拉力螺钉内固定术,其优点为骨折愈合后对颈部功能无任何影响。

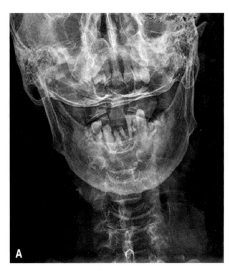
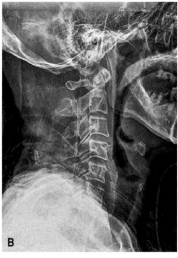

图 2-3-24　颈椎 X 线片
A. 张口位显示枢椎齿突基底部、枢椎椎体与右侧侧块之间存在一条累及枢椎椎体的骨折线;B. 侧位显示颈椎生理曲度变直,寰枢椎相对位置关系正常,枢椎椎体前方骨皮质不连续

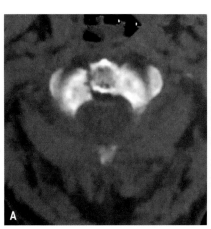
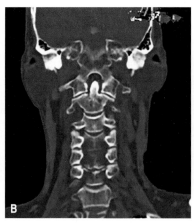
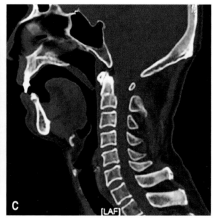

图 2-3-25　寰枢椎 CT 三维重建
A. 轴位显示枢椎齿突基底部、枢椎椎体与枢椎侧块关节交界处见矢状面骨折线,枢椎体与右侧侧块未见明显分离移位;B. 冠状位显示枢椎椎体与右侧侧块关节间可见骨折线,枢椎齿突与枢椎椎体对位良好,双侧侧块关节对称,寰枢椎相对位置关系良好;C. 矢状位显示枢椎齿突与枢椎椎体间可见一横向骨折线

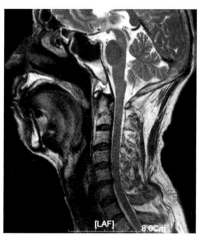

图 2-3-26　正中矢状位 MRI
寰枢椎水平脑脊液信号连续,脊髓形态正常,未见对脊髓、神经的压迫;枢椎齿突基底部与枢椎椎体间可见线性高信号影

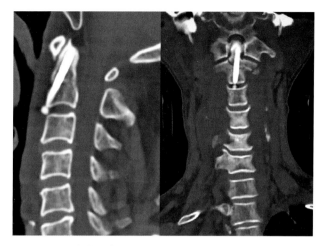

图 2-3-27　齿突骨折(Ⅲ型)行颈前路枢椎空心拉力螺钉内固定术后
X 线片侧位及正位显示骨质复位满意,螺钉位置良好

手术治疗

此例手术取仰卧位颅骨牵引固定,右颈前下颌下入路,经胸锁乳突肌内侧缘显露颈 2、3 椎间隙,使用高速磨钻于颈 3 椎体前缘磨出一骨槽,使用克氏针及骨钻于颈 2 椎体前下方向齿突方向钻入齿突,取长度 34mm 空心拉力螺钉用细长导针引导拧入,术后 CT 见螺钉位置良好(图 2-3-27)。

学习要点

Ⅲ型齿突骨折因骨折对合面大,骨松质丰富,对位对线良好的情况下多选择保守治疗。手术治疗的优点是可确保骨折愈合率,缩短恢复时间,而且避免长时间 Halo 外固定对患者造成的痛苦。该患者术前 X 线及 CT 显示枢椎椎体的骨折线仅位于枢椎椎体与枢椎右侧侧块之间,并且该骨折线并未贯穿枢椎椎体,枢椎齿突基底部与枢椎椎体间存在一横向骨折线,可以选择后路寰枢椎椎弓根螺钉内固定术或颈椎前路枢椎齿突空心拉力螺钉内固定术。

在本案例中,我们选择了颈椎前路齿突空心拉力螺钉内固定术。但应注意,若为陈旧性骨折,需行寰枢椎植骨融合内固定术。

(莫少东　艾福志)

(八)齿突骨折(Ⅲ型)——后路手术

病例介绍

37 岁女性患者,以"外伤后颈部、胸部疼痛伴颈部活动受限 2 天"主诉入院。2 天前患者不慎被重物砸伤,受伤后颈背部及前胸部出现明显疼痛,伴颈部屈伸及旋转活动受限。患者四肢活动可,躯干及四肢感觉无明显异常。急诊平车推入我院。X 线片(图 2-3-28)显示患者枢椎骨折,枢椎椎体前半部分连同寰椎向前移位,断端成角并嵌顿,寰齿关节间隙正常。CT(图 2-3-29)显示枢椎椎体斜向骨折,骨折线从齿突左侧基底部波及枢椎右侧椎体骨松质。椎体向前移位成角并嵌顿,寰椎前结节与枢椎椎体后壁间隙增大。枢椎椎弓未见骨折征象。MRI(图 2-3-30)显示枢椎椎体骨质不连续,椎体成角移位,椎前软组织明显肿胀,脊髓信号未见异常。

治疗原理

齿突骨折造成寰枢关节不稳,如果处理不当或者未经治疗,易导致脊髓压迫,出现神经损害表现,甚至可造成死亡。通过外科手术可以很好地治疗。其中,寰枢椎后路固定融合术为最经典的术式。颈 1~2 经关节螺钉固定术有几乎 100% 成

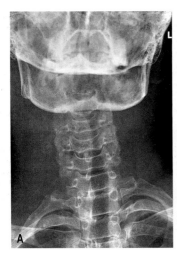
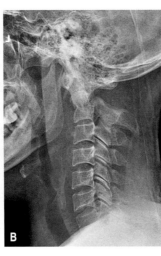

图 2-3-28 颈椎 X 线片
A. 可见颈部歪斜;B. 枢椎椎体骨折,枢椎椎体前半部分及齿突连同寰椎向前移位,断端成角并嵌顿

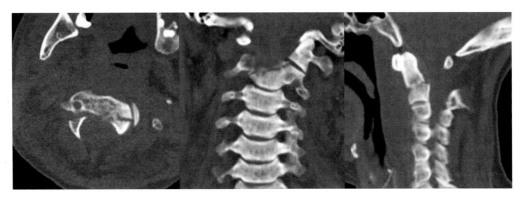

图 2-3-29 寰枢椎 CT 三维重建
枢椎椎体斜向骨折,骨折线从齿突左侧基底部波及枢椎右侧椎体骨松质;骨折近端向前移位,断端成角并嵌顿,双侧椎弓未见骨折征象

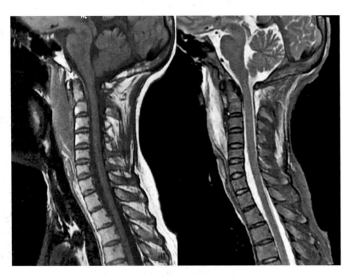

图 2-3-30 正中矢状位 MRI
MRI T₁加权像和 T₂加权像可见枢椎椎体骨质不连续,椎体成角移位,椎前软组织明显肿胀,脊髓信号未见异常

功的融合率,但某些情况能造成该术式螺钉植入困难,包括枢椎峡部螺钉植入空间不充分、椎动脉走行异常,以及本病例中的寰椎侧块过细(右侧2.7mm)导致难以植入螺钉(3.5mm)(图2-3-31)。此外,对本例患者,经关节螺钉的植入可能引起骨折断端整体向前移位,从而导致手术内固定的失败。

因此,此例患者选用了 U 形棒结合悬臂梁支撑线缆牵拉复位,并采用颈 2、颈 3 双侧侧块螺钉进行固定。并提前采用颈椎牵引,在避免患者出现新的或额外的压迫的同时,调整脊椎的位置,扩大枕寰椎间距,以允许钢丝或钛缆安全通过。

手术治疗

患者麻醉后取俯卧位,Mayfield 头架固定患者头部,C 臂 X 线机透视下通过头架调整寰枢角度。取寰枢椎后正中入路,显露寰椎后弓(不超过中线外 1.5cm)、颈 2、颈 3 椎板及侧块。神经剥离子分离寰椎后弓两侧上下缘,钩型剥离子经后弓前缘穿通,并自后弓结节两侧穿两根钛缆。于颈 2、颈 3 椎双侧块安置悬臂梁支撑内固定,收紧器收紧钛缆,以实现寰枢椎复位。最后,在寰椎后弓及颈 2、颈 3 椎板、关节突后外侧处植入自体髂骨,以期获得牢固的骨性融合(图 2-3-32)。

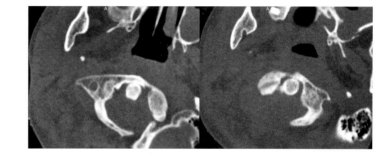

图 2-3-31　寰椎侧块关节轴位 CT 可显示侧块大小

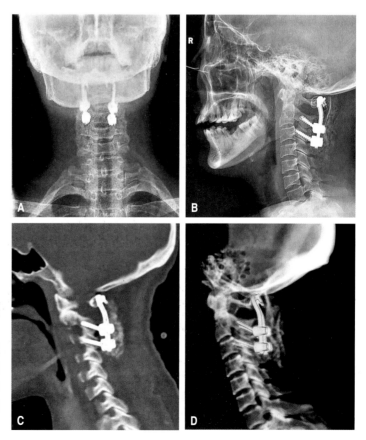

图 2-3-32　Ⅲ型齿突骨折悬臂梁支撑线缆牵拉复位固定融合术
A. 术后 X 线片正位;B、C、D. 术后 X 线片侧位及矢状位 CT 显示枢椎齿突复位良好,寰枢椎位置良好,寰枢椎钉棒后方可见植骨组织

齿突骨折是常见的颈椎损伤,其评估从 X 线片检查开始,CT 三维重建可进一步评定骨折类型,MRI 也可被用来检测寰椎横韧带的完整性。在诊断时应注意与游离齿突畸形及 Hangman 骨折区别。

对于Ⅲ型齿突骨折的患者,若颈椎牵引可恢复解剖结构,坚强颈领固定大多可取得很好的效果。若外固定不适用或失败时,寰枢椎后路固定融合术是当下经典有效的手术治疗方案,但应该注意评估患者的骨质及手术通路。对于术前或全麻后寰椎完全或绝大部分复位的病例,若有足够脊髓有效空间允许寰椎椎板下线缆通过,悬臂梁支撑线缆牵拉复位固定融合术可作为有效的替代治疗方式。

（王贝宇　刘　浩）

二、枢椎峡部骨折（Hangman 骨折）

Hangman 骨折是指枢椎峡部、枢椎上下关节突之间的骨质连接区的骨折,伴有或不伴有枢椎前脱位,又称创伤性枢椎滑脱（traumatic spondylolisthesis of the axis,TSA）。在所有枢椎骨折中,Hangman 骨折发生率仅次于齿突骨折,位居第二。Effendi 等人于 1981 年提出的分型系统将 Hangman 骨折分为 3 型,Ⅰ型骨折无移位或移位很轻微,颈 2~3 椎间盘通常无破坏。其发生机制为过伸及轴向负荷,约占所有 Hangman 骨折的 65%。Ⅱ型骨折移位明显,颈 2~3 椎间盘破坏,其发生机制为过伸轴向负荷的基础上,继发过屈性损伤,约占所有 Hangman 骨折的 28%。Ⅲ型骨折移位伴小关节绞锁,其发生机制为在屈曲压缩性损伤的基础上,继发过伸性损伤,导致颈 2~3 小关节脱位绞锁,约占所有 Hangman 骨折的 7%。Levine 与 Edwards 于 1985 年进一步改良了 Effendi 分型系统,是目前学术界应用最为广泛的分型系统。他们将 Effendi 分型系统进一步具体化并提出了Ⅱa 型骨折。具体如下:Ⅰ型为无成角畸形,移位小于 3mm;Ⅱ型为成角明显,位移大于 3mm;Ⅱa 型为成角更为明显,而移位不明显的 Hangman 骨折,其受伤机制为屈曲-牵拉性损伤;Ⅲ型为骨折伴随一侧或双侧小关节绞锁。Levine 与 Edwards 分析

系统为 Hangman 骨折的治疗提出了指导策略。Ⅰ型 Hangman 骨折及稳定性较强的Ⅱ型 Hangman 骨折多采用保守治疗,不稳定的Ⅱ型、Ⅱa 型及Ⅲ型 Hangman 骨折多采用手术治疗。Ⅲ型 Hangman 骨折由于合并小关节绞锁,单纯前路手术治疗常难以复位,多需要后路手术或前后路联合手术治疗。而不稳定的Ⅱ型及Ⅱa 型 Hangman 骨折的手术治疗方案选择较多,目前学术界争议较大。

（一）Hangman 骨折——前路固定融合术

18 岁男性患者,以"外伤后颈部疼痛、活动受限 4 天"主诉入院。患者 4 天前颈部受到牵拉性外伤后出现颈部疼痛、活动受限。查体:颈椎棘突压痛、叩击痛阳性,颈椎活动度受限,四肢感觉、肌力、反射均正常,病理征阴性。颈椎 X 线（图 2-3-33A）显示枢椎椎体相对于颈 3 椎体向前移位,枢椎双侧峡部似不连续。颈椎 CT 三维重建（图 2-3-33B、C、D）显示枢椎双侧峡部断裂,枢椎椎体相对于颈 3 椎体向前移位大于 3mm,为 Levine 分型Ⅱ型 Hangman 骨折。颈椎 MRI（图 2-3-33E）显示椎管内无脊髓压迫及脊髓损伤表现。

文献报道,保守治疗 Hangman 骨折融合率对于 Levine 分型Ⅰ型 Hangman 骨折接近 100%,Ⅱ型约 60%,Ⅱa 型约 45%,Ⅲ型约 35%。保守治疗还存在复位不理想、治疗周期长、骨不连或畸形愈合风险高、并发症多、颈部顽固性疼痛等问题,患者长时间佩戴外固定对生活也带来诸多不便。目前保守治疗主要用于稳定型 Hangman 骨折（Levine 分型Ⅰ型及部分Ⅱ型）或有手术禁忌证的患者。本例患者枢椎双侧峡部断裂,枢椎相对颈 3 向前滑脱超过 3mm,为 Levine 分型Ⅱ型 Hangman 骨折,无明显手术禁忌,予以手术治疗。

前路颈 2~3 行颈椎前路椎间盘切除固定术（anterior cervical discectomy and fixation,ACDF）手术有创伤小、出血少、恢复快,有效恢复颈椎前凸、同时解决颈椎脊髓前方压迫,融合率高等优点,此外,大多数Ⅱ型及Ⅱa 型 Hangman 骨折由于移位或

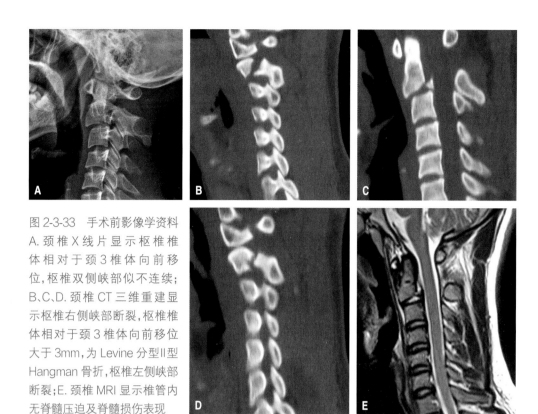

图 2-3-33　手术前影像学资料
A. 颈椎 X 线片显示枢椎椎体相对于颈 3 椎体向前移位，枢椎双侧峡部似不连续；
B、C、D. 颈椎 CT 三维重建显示枢椎右侧峡部断裂，枢椎椎体相对于颈 3 椎体向前移位大于 3mm，为 Levine 分型 II 型 Hangman 骨折，枢椎左侧峡部断裂；E. 颈椎 MRI 显示椎管内无脊髓压迫及脊髓损伤表现

成角较严重，势必伴随颈 2~3 椎间盘的破坏，前路手术可以一期处理损伤的椎间盘，恢复颈椎前中柱的稳定，避免远期由于颈椎间盘退变、失稳引起的颈部疼痛。

手术治疗

患者术前根据骨折移位及成角方向进行常规颅骨牵引 3 天，重量为 5kg，以利于颈部固定直至手术。常规全身麻醉后患者取仰卧位，右侧下颌骨下方约 1.5cm 处，沿胸锁乳突肌内缘向甲状软骨方向做一长 4~5cm 与下颌骨平行切口，逐层分离直至椎体前方，分离暴露过程中小心保护下颌下腺及喉上神经。定位确认手术节段无误后，彻底摘除颈 2~3 椎间盘组织，刮匙彻底刮除颈 2~3 软骨终板以制备植骨床，保留颈 2~3 后纵韧带。将手术减压时的自体骨咬碎后混合含 BMP 的人工骨填充入椎间融合器，植入颈 2~3 椎间隙，并加用短节段钛板进行固定。正侧位透视确定内固定位置及骨折复位满意，常规冲洗手术切口并放置负压引流管 1 根，逐层关闭切口。术后 24 小时拔除引流管，同时下床活动，术后佩戴颈围 12 周（图 2-3-34，图 2-3-35）。

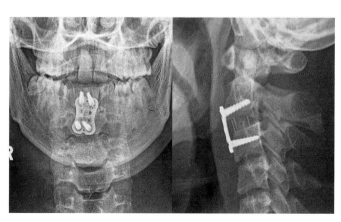

图 2-3-34　术后 1 周复查颈椎 X 线片
术后正、侧位 X 线片可见骨折复位满意，内固定位置良好

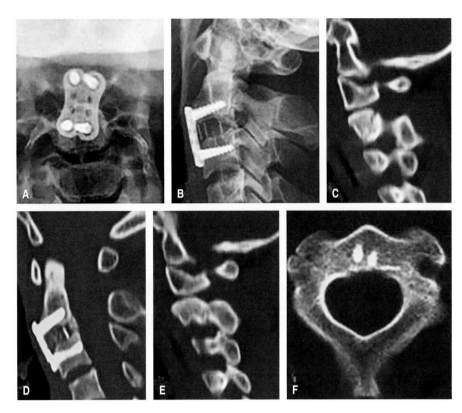

图 2-3-35　术后 4 个月复查颈椎 X 线片及三维 CT

A、B. 术后 4 个月复查颈椎 X 线片正、侧位显示内固定位置良好，固定牢固可靠；C、D、E、F. 术后 4 个月复查颈椎三维 CT 显示枢椎右侧峡部骨折线模糊；颈 2~3 椎间融合满意，已达到骨性融合；枢椎左侧峡部骨折线模糊；枢椎双侧骨折线模糊，有骨痂形成

学习要点

综合考虑患者外伤史、症状、体征及影像学检查，Hangman 骨折诊断及分型并不困难。随着脊柱外科手术技术的提高及内固定系统的发展，越来越多的学者更倾向于手术治疗不稳定型 Hangman 骨折（Levine 和 Edwards 分型 Ⅱ 型、Ⅱa 型及 Ⅲ 型）。Ⅱ 型及 Ⅱa 型 Hangman 骨折的手术治疗方案选择较多，目前学术界争议较大。前路最常用的手术是颈 2~3 行 ACDF，具有创伤小、出血少、恢复快，有效恢复颈椎前凸、同时解决颈椎脊髓前方压迫、融合率高等优点，但显露困难，存在损伤喉上神经、舌下神经、下颌下腺可能性。笔者经验是在前路显露上颈椎时只需暴露颈 2 椎体前下角尖部，可以容许放置钢板即可，避免过度显露及长时间牵拉组织，可以有效降低损伤风险。此外，前路手术还有抗扭转及侧屈稳定性差、无法直接闭合分离的骨折端等缺点。

目前常见的后路手术方式包括颈 2 椎弓根拉力螺钉内固定术以及颈 2~3 融合内固定术。颈 2 椎弓根拉力螺钉内固定术被誉为"生理性重建"技术，具有骨折端解剖复位、最大限度保留颈椎活动功能、创伤小、恢复快、三柱稳定等优点，针对符合适应证的患者取得满意疗效。然而，此类手术适应证较窄，不适用于颈 2 椎弓根畸形、颈 2 椎弓根粉碎性骨折、骨折线延伸至颈 2 椎体等情况；此外，单纯颈 2 椎弓根拉力螺钉复位能力有限，苛求术前获得满意复位；生物力学研究表明，在颈 2~3 椎间盘破坏的情况下，单纯颈 2 椎弓根螺钉固定后的屈伸稳定性不足，所以此类手术仅适用于主要用于无椎间盘破坏的 Ⅰ 型骨折及相对稳定的 Ⅱ 型骨折，学术界质疑此类患者通常通过保守治疗也能取得满意疗效。后路颈 2~3 融合内固定术是后路治疗 Hangman 骨折最常用的术式，比起前路手术，其最大的优势在于三柱固定，生物力学强度大，同时颈 2 椎弓根螺钉可以直接复位骨折端，达到解剖复位，一期可处理关节绞锁。但是后路颈 2~3 融合内固定术相比前路手术，也存在创伤大、术后轴性症状、纠正移位和成角能力差、无法用于颈 2 椎弓根畸形及粉碎性骨折、无法处理颈 2~3 椎间盘损伤、颈 2 椎弓根螺钉植钉风险、摆体位时容易继发脊髓损伤等问题。

无论前路手术还是后路手术，目的都是解除神经压迫、重建颈 2~3 稳定性。应结合患者病情及术者的专长,选择最合适的手术方案。

(陈宇飞　杜俊杰)

(二) Hangman 骨折——后路手术

病例介绍

27 岁男性患者,以"外伤后颈部疼痛 5 小时"主诉入院。5 小时前因外伤致颈部屈曲,随即出现颈部疼痛,颈部活动时疼痛加重,静息时疼痛减轻,无肢体疼痛及麻木,无大小便异常。就诊于当地医院行颈部 CT 示"颈 2 椎体骨折",当地予以颈托固定处理,因疼痛持续不缓解就诊。查体:脊柱四肢无畸形,颈 2 棘突压痛阳性,颈部活动受限,颈部屈伸、旋转角度明显降低,颈椎间接叩击痛阳性。四肢感觉、肌力、肌张力正常,双侧 Hoffmann 征、Babinski 征阴性;双侧膝反射、踝反射、肱二头肌反射、肱三头肌反射、桡骨膜反射正常。会阴区感觉正常。辅助检查:颈椎 X 线片(图 2-3-36A)显示颈 2 椎弓根部位骨皮质不连续,可见透亮影。CT 三维重建(图 2-3-36B)显示颈 2 左侧椎弓根骨折,右侧关节突及椎板骨折,骨折线分离,关节突关节未见绞锁。颈椎 MRI(图 2-3-36C)显示颈 2~3 椎间隙信号正常,颈 2~3 后方 T_2WI 高信号表现。入院诊断:颈 2 左侧椎弓峡部骨折(Hangmann 骨折)、右侧椎板骨折。

治疗原理

此例患者为创伤导致的颈 2 椎弓峡部骨折(Hangman 骨折),左侧为椎弓峡部骨折,右侧为下关节突及椎板骨折,无关节绞锁及颈 2~3 不稳。

属于 Levine 和 Edwards 分型的 I 型骨折,可采用枕颌带牵引、颅骨牵引、头颈胸石膏/支具、Halo-vest 架或者其他固定方法,大部分可以愈合,但也存在不愈合或者畸形愈合的可能。非手术治疗外固定一般需要不少于 12 周。

手术治疗能够减少住院时间,提高骨折愈合率,降低畸形率,护理难度降低。因此也可行手术治疗。一般情况下,单纯 I 型骨折可选择颈 2 椎弓根螺钉固定即可,能够最大限度地保留颈 2~3 之间的活动度,但因本例患者右侧下关节突及椎板骨折,颈 2、3 右侧关节突关节固定存在困难,因此可选用颈 2 椎弓根螺钉和颈 3 侧块/椎弓根螺钉固定。

手术治疗

该例手术患者在全麻状态下取俯卧位,头颈保持中立位,Mayfield 支架固定头部。后正中入路显露颈 2、3 后方结构,术中见颈 2 左侧椎弓峡部断裂、右侧椎板断裂,予以清除瘀血组织,复位骨折,选择颈 2、3 侧块相应位置行颈椎椎弓根螺钉植入,将 2、3 椎板及棘突皮质打磨后,髂骨颗粒植骨(图 2-3-37)。

学习要点

Hangman 骨折多由明确的外伤史,尤其是前额、面部及下颌部伤痕,多见于高处坠落、重物砸伤和交通事故等,患者可出现颈枕部疼痛、颈部活动受限等,部分患者可出现枕大神经刺激症状,部分骨折移位患者可出现脊髓刺激症状,甚至出现不全瘫、全瘫、危及生命的可能。遇到颌面部

图2-3-36　颈椎X线片侧位、CT 三维重建及 MRI
A. 颈椎 X 线片侧位显示颈 2 椎弓根部位骨皮质不连续,可见透亮影;B. CT 三维重建可见颈 2 左侧椎弓根骨折,右侧关节突及椎板骨折,骨折线分离;C. 颈 2、3 椎间隙信号正常,颈 2、3 后方 T_2WI 高信号表现

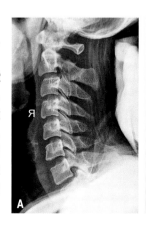
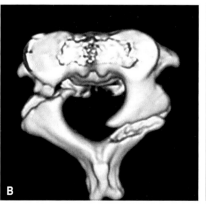
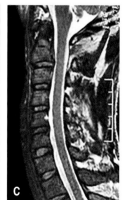

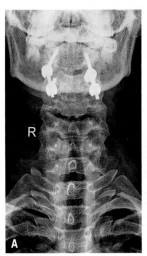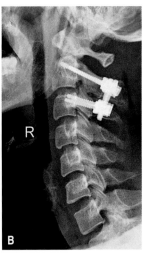

图 2-3-37 枢椎椎弓峡部及椎板骨折术后
A. 术后正位；B. 术后侧位显示骨折已复位，椎弓根螺钉位置满意

外伤合并颈部疼痛、活动受限的患者应考虑存在 Hangman 骨折可能，了解其受伤机制，行颈椎 X 线、CT 检查明确诊断。建议 CT 检查时行平扫、冠状位、矢状位重建，明确骨折线的部位、方向、与颈 3 椎体之间的关系，同时对后期手术的植钉具有一定的指导意义。

Hangman 骨折根据 Levine 和 Edwards 分型，分为三型，I 型骨折多可采用保守治疗，但随着生活水平和对生活质量的要求提高，手术治疗被越来越多的学者接受。选择颈 2 椎弓根螺钉固定技术还是颈 2、3 融合技术，需要根据骨折的具体情况，同时还需要行 MRI 检查明确有无颈 2、3 椎间盘的损伤，颈 2、3 之间的移位关系和程度决定具体的治疗方案，分别可采用前路、后路等固定方法来治疗。

（臧全金 曹凯）

（三）枢椎峡部骨折——前后路联合手术

病例介绍

67 岁女性患者。以"外伤后头颈肩胸部疼痛伴活动受限 5 小时"主诉入院。5 小时前下楼梯时不慎摔倒，额部撞击于墙面，当即出现颈肩部疼痛伴颈部活动受限，无肢体抽搐及麻木等不适，无大小便异常；无意识障碍，无恶心、呕吐，无头痛

等不适。急诊前往当地医院行 X 线片及 CT 检查示"枢椎骨折、左侧肩胛骨、左侧多发肋骨骨折"，予以行颈托固定。为求进一步诊治来我院，门诊以"多发创伤：枢椎骨折、左侧肩胛骨骨折、多发肋骨骨折"诊断收入院。发病以来，精神差、未进饮食，小便正常，未解大便。查体：颈椎生理弯曲存在，颈部颈托固定，活动度明显受限，颈椎棘突及椎旁肌肉压痛阳性。左侧肩胛区、左侧肋区压痛阳性，左上肢活动受限；余肢体正常、无畸形，肌力、肌张力正常，生理反射正常，病理反射未引出。颈椎 X 线片侧位（图 2-3-38）显示枢椎峡部骨折，部分移位；动力位显示明显枢椎不稳，枢椎椎体与椎弓根椎板之间距离增大。CT 三维重建（图 2-3-39A、B）及 MRI 矢状位（图 2-3-39C）显示枢椎椎弓峡部骨折，枢椎椎体后下方骨折，骨折线之间可见髓核组织嵌入。

治疗原理

Hangman 骨折为椎弓峡部骨折，可分为 I 型、II 型及 III 型。大部分可通过后路手术治疗，若未合并关节突绞锁，存在前方关节间隙损伤，则需要行前路手术；若存在后方关节突关节绞锁，移位较大时，需要行后路手术。本例患者右侧骨折移位较大，椎弓骨折块与枢椎椎体相连，前两者之间存在椎间盘组织，单纯后路手术能够达到复位的可能性大，但因骨折线之间存在椎间盘，骨折难以愈合，因此建议行前后路联合手术，取出骨折线之间椎间盘组织，并复位固定。

手术治疗

此例手术患者在全麻状态下采用前后路联合完成。首先取仰卧位，颈部轻度过伸。在右侧下颌下 2cm 处平舌骨水平行右侧横切口，长约 3cm。逐层切开皮肤、皮下组织及颈阔肌。在内脏鞘及血管鞘之间进入，显露椎体前方。定位后切开浅筋膜，向双侧剥离颈前肌，显露颈 2 及颈 3 椎体，术中见颈 2、3 椎间盘缘可，深面减压见颈椎间盘破损，终板劈裂，颈 2 椎体后方劈裂，偏右侧。探查骨折间隙内见椎间盘组织嵌入，使用神经钩将其取出。冲洗伤口，选择合适椎间融合器植骨固定。翻身，Mayfield 支架固定头部于轻度屈曲

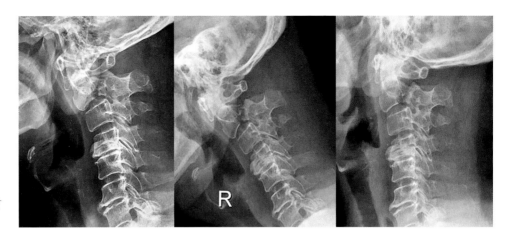

图 2-3-38　颈椎 X 线片可见枢椎峡部骨折

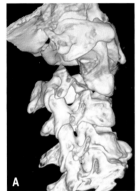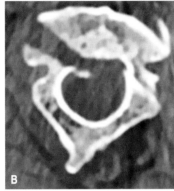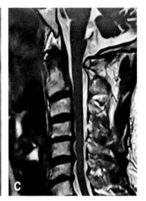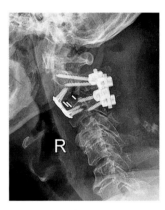

图 2-3-39　寰枢椎 CT 三维重建及 MRI
A、B. 可见左侧椎弓峡部骨折合并右侧椎体骨折并颈 2、3 关节绞锁；C. MRI 未见神经压迫，枢椎椎体骨折，骨折线之间可见髓核组织嵌入

图 2-3-40　前后路联合术后

位。消毒、铺巾后行后正中手术切口，逐层切开，显露颈 2、3 椎板及关节突，见关节突关节轻度绞锁，予以松解后分别行颈 2 双侧椎弓根螺钉固定及颈 3 双侧侧块螺钉固定，透视内固定位置满意，骨折复位满意。颈 2、3 椎板及棘突之间高速磨钻打磨皮质后同种异体骨植骨（图 2-3-40）。

学习要点

　　Hangman 骨折的诊断需要结合病史、体征及影像学表现综合诊断。Hangman 骨折多由颈部过度后伸导致枢椎椎弓峡部应力集中而发生骨折，严重者出现颈 2、3 椎间不稳，移位。诊断需要行颈椎侧位、过屈过伸侧位及颈椎 CT 冠状位及矢状位检查，必要时行 CT 三维重建，明确枢椎椎体骨折的具体形态及颈 2、3 之间的相对关系。需要完成颈椎 MRI 检查，明确是否合并有颈髓的损伤。

因枢椎椎体发生移位，颈 2、3 之间发生位移，需与肿瘤破坏及感染所致的椎弓破坏而造成移位相鉴别。治疗方案需要根据颈 2、3 之间的稳定关系及移位情况决定。存在颈 2、3 之间移位、不稳，动力位检查成角时需要行前路手术行颈 2、3 之间的固定融合；如果合并后路关节突关节之间的绞锁，或者两者之间的移位较大时，需行后路固定融合。必须注意的是无论是前路固定还是后路固定，必须以植骨融合为最终目的，同时应分析是否合并有其他节段的损伤以确定最终的手术方案。手术难点是切口，因颈 2、3 前方多因下颌骨阻挡，显露存在困难，因此术前必须行相应影像检查，预先判断是否能从下颌下入路；同时术前必须注意观察存在枢椎椎体骨折时是否合并有椎间盘的嵌入，若发现嵌入，必须取出，否则骨折无法愈合。

（臧全金）

三、枢椎椎体骨折——后路手术

病例介绍

62 岁男性患者，以"外伤后头颈部疼痛 6 小时"主诉入院。6 小时前不慎自高约 4m 处坠落，头部碰撞于硬物，出现头颈部疼痛，伴右上肢抽痛无力、呕吐，无大小便失禁及其他肢体感觉异常、疼痛麻木，急诊就诊于当地医院，行头颅及颈椎 CT，显示"头颅 CT 未见明显异常，颈 2 椎体及右侧横突骨折"，予以行颈托固定，并建议转院治疗。为求诊治，急诊来我院，门诊以"第 2 颈椎骨折"收住院。发病以来未进饮食，未睡眠，未解大小便，精神差。既往体健，无家族病史及特殊病史。查体：平车推入病房，颈托固定颈部。痛苦表情，枕后方可见少量渗出，右上肢触觉敏感，四肢肌力肌张力正常；深反射正常，病理反射未引出。X 线片张口位（图 2-3-41A）显示齿突偏斜向右侧

侧块；侧位（图 2-3-41B）显示寰椎侧块明显向前移位。MRI（图 2-3-41C）显示枢椎椎体骨折，脊髓信号未见异常。

治疗原理

齿突骨折后，齿突与枢椎椎体之间的连接中断，寰椎横韧带限制齿突前后活动的功能无法发挥，在屈伸活动时寰枢椎之间存在不稳定因素，因此需要行相关治疗将骨折后的齿突与枢椎椎体连接起来。本例患者的齿突骨折属于Ⅱ型，可以使用前路空心螺钉固定或者后路椎弓根螺钉固定。但此例患者为老年患者，行前路中空螺钉固定后患者未严格按照医嘱行颈椎固定，术后复查时发现齿突中空螺钉从枢椎椎体前方脱出，因此只能行前路螺钉取出及后路寰枢椎螺钉固定（图 2-3-42）。

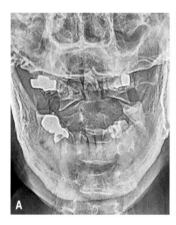
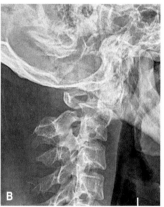
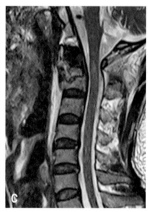

图 2-3-41　寰枢椎 X 线片及 MRI
A. X 线片张口正位显示齿突向右偏斜；B. X 线片侧位显示寰椎侧块向前移位；C. MRI 显示枢椎椎体骨折线，脊髓信号未见异常

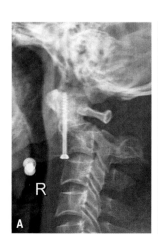
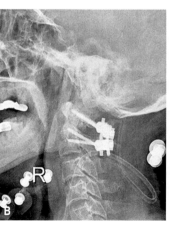
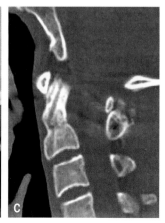

图 2-3-42　X 线片及 CT
A. 第 1 次术后 3 天复查 X 线可见内固定脱出；B. 第 2 次术后行后路固定融合；C. 第 2 次术后复查，枢椎椎体及齿突内可见第 1 次手术固定钉道

手术治疗

齿突中空螺钉固定同前述中空螺钉固定方案,二次手术患者首先采取仰卧位,原手术切口进入,取出中空螺钉。更换手术体位为俯卧位,使用颅骨牵引维持颈椎中立位。取寰枢椎后正中入路,C 臂透视齿突骨折复位满意。选择后路钉棒系统固定,选择寰椎侧块及枢椎椎弓根植入椎弓根螺钉,固定。选择髂后上棘处取自体髂骨松质骨颗粒。使用高速磨钻将枕骨及枢椎棘突、椎板打磨毛糙。选择颗粒髂骨状松质骨植骨。

学习要点

枢椎骨折根据骨折部位分为齿突骨折和枢椎椎体骨折。齿突骨折根据骨折部位,按照 Anderson-D'Alonzo 分型分为Ⅰ型、Ⅱ型、Ⅲ型。Ⅰ型为齿突尖部骨折,大部分为撕脱骨折,骨折部位位于寰椎横韧带内,骨折后寰枢椎稳定性不受影响。Ⅱ型齿突骨折位于齿突根部,此处血液运行相对较差,骨折后难以愈合,建议手术治疗。Ⅱ型骨折根据骨折线方向又分为ⅡA 型、ⅡB 型和ⅡC 型。ⅡA 型为横向骨折,ⅡB 型骨折线为前上到后下走行,ⅡC 型骨折为前下到后上走行。ⅡA 型骨折及ⅡB 型骨折在骨折复位后可行前路中空螺钉固定。中空螺钉时,需要注意螺钉近端为无螺纹结构,螺纹结构必须完全位于骨折线近端,不能跨过骨折线,这需要术前对齿突骨折结构进行分析,并测量,选择合适整体长度及螺纹长度的螺钉;同时术中应注意透视,避免导针进入过深,损伤延髓等结构。ⅡC 型骨折因为骨折线与螺钉方向平行,所以为中空螺钉固定的禁忌证。Ⅱ型骨折时需要注意老年患者及骨质疏松患者为相对禁忌证,因为骨质疏松患者颈椎活动时可能导致螺钉脱出,本例患者即为此种情况。Ⅲ型骨折位于椎体内,血运较好,绝大多数患者可以采取保守治疗的方案获得骨性愈合。但本案例为老年患者,且移位较大,因此采取手术治疗。

(臧全金)

第四节

寰枢椎混合性骨折

寰枢椎混合性骨折——后路钉棒复位植骨融合术

病例介绍

42 岁男性患者,以"车祸致颈部疼痛、活动受限 3 天"主诉入院。3 天前不慎与小汽车发生碰撞,一过性昏迷苏醒后即感头颈部疼痛及颈部活动受限,无四肢麻木、乏力,无胸腹部束带感,无恶心、呕吐,无头痛、头晕,无呼吸困难。X 线片张口位(图 2-4-1A)显示寰椎侧块与枢椎侧块上关节面失去正常对合关系,向外侧移位;侧位(图 2-4-1B)显示寰椎 Jefferson 骨折、枢椎 Hangman 骨折、颈 3 椎体骨折压缩。CT(图 2-4-2)显示寰椎可见 Jefferson 骨折、Hangman 骨折、颈 3 椎体爆裂骨折、颈 4 椎体右侧可见矢状面骨折线。

治疗原理

影像资料显示:寰椎 Jefferson 骨折、枢椎 Hangman 骨折、颈 3 椎体爆裂骨折、颈 4 椎体右侧可见矢状面骨折线,颈 3 椎体后方骨折块稍向后移位,椎管空间稍变窄;症状仅有颈部疼痛及活动受限,无神经损伤症状。骨折时间 3 天,为新鲜骨折。

可行颈椎后路钉棒复位内固定术(颈 1~4),使各椎体骨折恢复解剖对合关系。通过单一后路手术可同时复位固定颈 1~4 混合骨折,获得满意的临床效果。

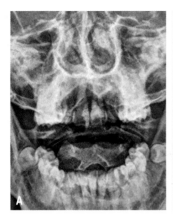
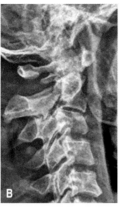

图 2-4-1　颈椎 X 线片

A. 张口位显示寰椎侧块与枢椎侧块上关节面失去正常对合关系,向外侧移位;B. 侧位显示寰椎 Jefferson 骨折、枢椎 Hangman 骨折、颈 3 椎体骨折压缩

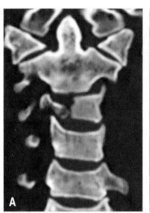
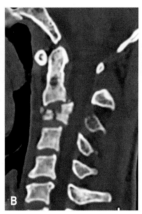
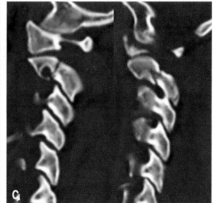
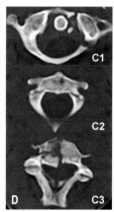

图 2-4-2　颈椎 CT

A. 寰椎侧块与枢椎侧块上关节面失去正常对合关系,向外侧移位,颈 3 椎体骨折伴椎体压缩,颈 4 椎体右侧可见矢状面骨折线;B. 寰齿间隙未见明显分离,颈 3 椎体骨折,椎体前部压缩,椎体后方部分骨折块进入椎管;C. 枢椎双侧椎弓峡部骨折;D. 可见寰椎前后弓骨折并左侧侧块内缘撕脱、Hangman 骨折、颈 3 椎体爆裂骨折

手术治疗

　　此例手术在患者取俯卧位梅氏头架固定状态下完成。取枕颈后正中入路,选择颈 1~4 后路钉棒固定复位,颈 1、颈 2 均植入椎弓根螺钉,保证近端固定稳定性同时可有效复位 Hangman 骨折;颈 3 植入侧块螺钉,便于连接棒植入;颈 4 植入椎弓根螺钉或侧块螺钉均可:椎弓根螺钉可获得最佳力学稳定性,侧块螺钉同样可获得足够稳定性,且植入安全、快速(图 2-4-3)。固定后使用颈围制动至 CT 证实骨性融合(图 2-4-4)。

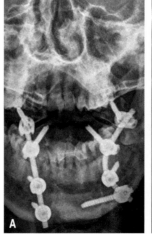
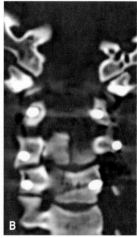

图 2-4-3　寰枢椎复合骨折后路钉棒固定术后

A. 术后 X 线片正位;B. 术后 CT 显示螺钉均位于骨质内

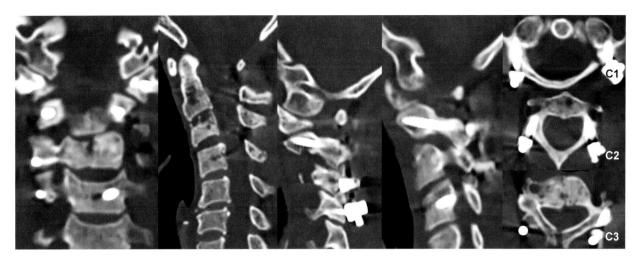

图 2-4-4　术后 3 个月 CT 显示各骨折复位、骨愈合良好

学习要点

寰枢椎混合性骨折主要见于外伤，受伤机制多较为复杂，应全面排除其他节段及其他部位损伤的可能性，避免漏诊。

全面评估各骨折椎体情况并尽可能选用单术式进行复位固定，减少手术创伤。后路手术暴露时应留意棘突损伤情况，避免剥离过程损伤脊髓。寰枢椎应尽可能使用椎弓根螺钉固定，保证其稳定性，下颈椎选用椎弓根或侧块螺钉均可，颈 3 推荐植入侧块螺钉，便于连接棒植入。

此外，各节段椎间盘损伤情况同样值得关注。当存在明显椎间盘损伤突出或前方存在骨折块等因素压迫脊髓时，应进行椎间盘切除或椎体次全切减压固定，即前后路联合手术。如果预期骨折愈合后不影响稳定性，可考虑非融合手术，远期骨愈合后拆除内固定。

（莫少东　艾福志）

第五节

寰枢椎创伤性脱位

一、不可复性寰枢椎脱位——经口前路寰椎前弓及齿突切除减压术

病例介绍

44 岁女性患者，以"外伤致颈项部疼痛伴四肢麻木、乏力 1 天"主诉入院。患者入院前 1 天走路时不慎被摩托车撞伤，伤后颈项部疼痛，伴四肢麻木、乏力感，活动受限。X 线片侧位（图 2-5-1A）显示寰椎相对于枢椎向前脱位，牵引后（图 2-5-1B）寰枢椎未见明显复位。CT 轴位（图 2-5-2A）显示寰齿前间隙增宽，寰枢椎水平椎管容积明显缩小；冠状位（图 2-5-2B）显示寰枢椎侧块关节融合；矢状位（图 2-5-2C）显示寰椎向枢椎椎体前下方脱位，寰椎前结节与枢椎椎体间可见骨性融合，颈 2、3 分节不全。MRI（图 2-5-3）显示寰枢椎水平脊髓明显受压，该节段脊髓信号改变。

治疗原理

寰枢椎脱位的手术治疗重点在于进行复位、减压，解除患者的神经症状。根据影像资料可推

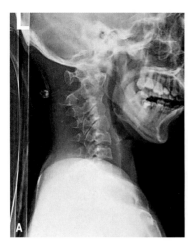
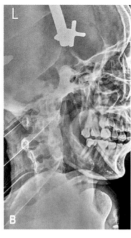

图 2-5-1　颈椎 X 线片

A. 侧位显示寰椎相对于枢椎向前脱位；B. 牵引后显示寰枢椎相对关系未见明显变化

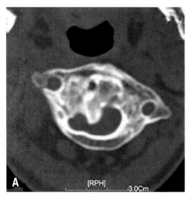
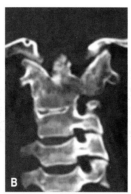
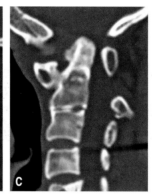
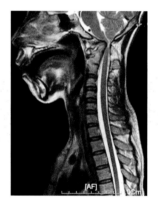

图 2-5-2　寰枢椎 CT 三维重建

A. 轴位显示齿齿前间隙增宽，寰枢椎水平椎管容积明显缩小；B. 冠状位显示寰枢椎侧块关节融合；C. 矢状位显示寰椎向枢椎椎体前下方脱位，寰椎前结节与枢椎椎体间可见骨性融合

图 2-5-3　正中矢状位 MRI 显示寰枢椎水平脊髓明显受压，该节段脊髓信号改变

测，患者寰枢椎脱位时间较长，寰椎前结节与枢椎齿突、椎体及双侧侧块关节已骨性融合，但因寰枢椎节段椎管容积较大，具有较大的代偿空间，因而未出现明显临床症状，但已到达临界值，因此本次外伤导致头颈部过度活动后即出现神经损伤症状。该患者寰枢椎为稳定状态，可行经口咽寰椎前弓及齿突切除，完成充分的减压并且不影响寰枢之间的稳定性，可降低手术风险，提高手术效率，并达到较为理想的手术效果。

手术治疗

此例手术患者取仰卧位，行颅骨牵引，取咽后壁正中切口。充分显露寰椎前弓及寰枢侧块关节，切除寰枢椎周围瘢痕，磨除寰椎前弓，磨钻打磨切除齿突至剩余后方薄皮质骨后，使用枪钳将剩余骨皮质切除，应注意紧贴骨皮质锐性咬除，避免操作过程中造成脊髓压迫及硬膜撕裂。注意在压迫最严重的齿突后上缘，应使用刮匙将最后一层菲薄的皮质骨刮除，避免使用枪钳的直接减压，以免损伤脊髓。术前可根据 CT 及 MRI 预判齿突下方需要骨性减压的范围，以免减压不够，影响临床效果（图 2-5-4）。

学习要点

在本案例中，患者虽然有明确的外伤史，但其影像学资料显示寰枢椎之间已形成骨性融合，可以推测患者寰枢椎脱位、脊髓受压时间较长，但未出现明显神经症状，本次受伤为出现神经症状的重要诱发因素。

根据影像学资料我们发现，患者颈部脊髓已

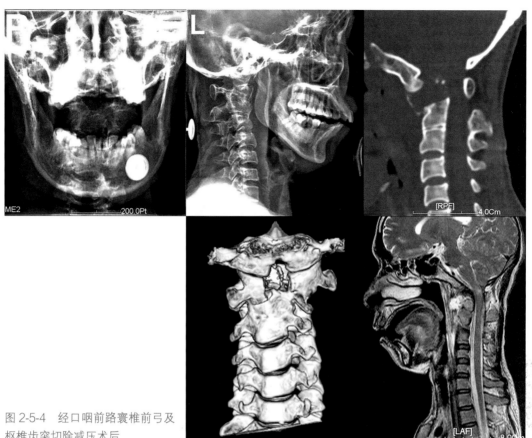

图 2-5-4　经口咽前路寰椎前弓及
枢椎齿突切除减压术后

明显受压并出现信号改变,保守治疗无法获得良
好的治疗效果,因此首选手术治疗。在制订手术
方案时需明确手术的根本目的是对颈脊髓进行彻
底减压,以缓解神经症状。因患者寰枢椎已达到
骨性融合,无须额外进行固定。

（莫少东　艾福志）

二、可复性寰枢椎脱位——后路寰枢椎复位植骨融合内固定术

病例介绍

65 岁女性患者,以"摔伤后头晕伴枕颈部疼
痛 1 年,双足麻木半年"主诉入院。患者 1 年前
摔伤后出现头晕伴枕颈部疼痛,半年前出现双足
麻木,2 个月前出现胸腹部束带感。X 线片侧位(图
2-5-5A)显示寰齿间隙增大;动力位(图 2-5-5B、C)
显示在过伸位时寰椎可复位,过屈位时寰椎向前
移位程度加重。CT 轴位(图 2-5-6A)显示寰齿前
间隙增宽,提示寰椎向前脱位;冠状位(图 2-5-6B)

显示寰枢椎侧块关节对称;矢状位(图 2-5-6C)显
示寰椎向前方脱位,该节段椎管变窄。MRI(图
2-5-7)显示寰枢节段椎管容积略缩小,枢椎齿突
后方可见瘢痕组织增生,脊髓稍有压迫。

治疗原理

根据临床分型,寰枢椎脱位分为可复型、难复
型和不可复型。该患者过伸位可复位,属于可复
型寰枢椎脱位。对于可复型寰枢椎脱位,可采取
后路复位固定。本例齿突完整,考虑寰枢椎脱位
原因为外伤后横韧带松弛所致,故手术需要植骨
融合。

手术治疗

此例手术患者取俯卧位,行梅式头架固定,取
颈后正中入路。充分显露颈 1 后弓、颈 2 棘突与
椎板,于颈 1 双侧、颈 2 左侧植入椎弓根螺钉,因
椎动脉高跨于颈 2 右侧植入椎板螺钉,使用预弯
的连接棒连接双侧寰枢椎螺钉并锁死螺帽。使用

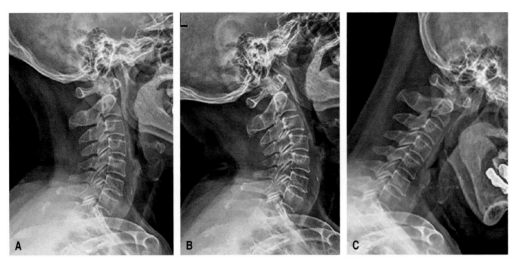

图 2-5-5　颈椎 X 线片
A.侧位显示寰椎相对于枢椎向前移位;B.过伸位显示寰椎可复位;C.过屈位显示寰椎向前移位程度
加重

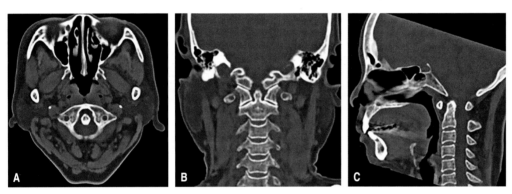

图 2-5-6　寰枢椎 CT 三维重建
A.轴位显示寰齿前间隙增宽;B.冠状位显示寰枢椎双侧侧块关节对称;C.矢状位显示寰椎向前方脱
位,该节段椎管变窄

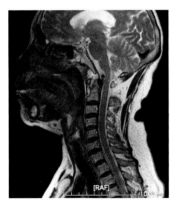

图 2-5-7　正中矢状位 MRI
显示寰枢节段椎管容积略缩小,
枢椎齿突后方可见瘢痕组织增
生,脊髓稍有压迫

高速磨钻于寰椎后弓、枢椎椎板进行打磨,形成植骨床,铺上自体髂后骨粒,放置引流管,逐层缝合,术毕(图 2-5-8)。

　　学习要点

　　对于侧位脱位不明显的患者,应注意完善动力位 X 线检查,避免漏诊寰枢椎脱位或不稳。对于可复型寰枢椎脱位,可直接选择后路进行复位植骨融合内固定,术前应仔细阅读患者术前相关影像资料,当枢椎椎弓根发育较为细小时,可选择椎板螺钉进行固定,后方植骨床打磨确切,取自体松质骨行充分植骨。

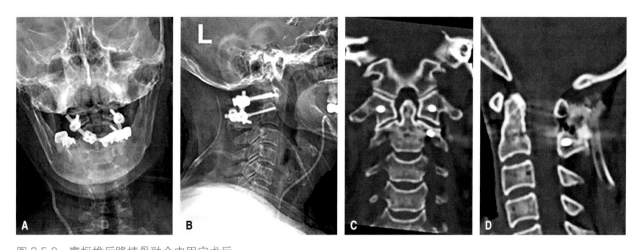

图 2-5-8　寰枢椎后路植骨融合内固定术后
A、B. 术后 X 线正侧位可见内固定位置良好,寰齿间隙消失;C. CT 冠状位见螺钉位置满意;D. CT 矢状位见寰枢椎复位良好

（莫少东　艾福志）

第六节
寰枢椎旋转脱位

一、寰枢椎旋转脱位——后路手术

病例介绍

19 岁女性患者,以"车祸外伤后头颈部疼痛伴四肢麻木、无力 4 天"主诉入院。4 天前患者乘坐轿车时发生车祸追尾,头部撞击前排座椅,当时感头颈部疼痛不适,伴四肢麻木、无力,不能活动,无意识障碍,无头痛、头晕,无恶心、呕吐等不适,随即至当地医院就诊,行头颅及颈椎 CT 检查显示左侧枕骨骨折、齿突骨折、寰枢椎旋转脱位,予以输液(具体不详)、颈托保护、制动等治疗后,四肢麻木、无力稍缓解,肌力恢复至 4 级。为求进一步诊治来我院治疗。X 线显示寰齿关节间隙增宽,约 4mm,齿突与寰椎双侧侧块间距欠对称,寰齿关节间隙增宽,咽喉壁软组织稍肿胀(图 2-6-1)。MRI 显示寰椎前弓与枢椎齿突间隙增宽,齿突与枢椎椎体分离,脊髓呈 T_2 像高信号,椎前及后方软组织肿胀(图 2-6-2)。入院后即行持续颅骨牵引,牵引重量为 4kg,牵引时间为 1 周,复查 CT 平

扫+三维重建显示齿突尖部及基底部骨皮质不连续,寰齿关节间隙增宽,寰枢椎旋转脱位,齿突尖部及基底部骨折,骨折对位对线尚可,左侧枕骨骨折(图 2-6-3)。

治疗原理

患者有明确外伤史,目前表现为颈项部疼痛伴四肢麻木、无力,影像学显示寰椎前弓与枢椎齿突间隙增宽,约 4mm,提示横韧带损伤;寰枢椎旋转脱位;齿突尖部斜向骨折及基底部横向骨折;左侧枕骨骨折;脊髓呈 T_2 像高信号。结合患者当时的受伤机制及症状的转归,考虑患者受伤时可能出现寰枢椎矢状位上前后脱位,同时伴有冠状位上旋转脱位,寰椎右侧侧块向前移位,左侧侧块向后移位,但横韧带没有完全断裂,故脱位是寰椎连带齿突的断端与枢椎椎体之间发生位移,导致脊髓的挫伤,出现神经症状。入院时患者矢状位上的前后脱位已自行复位。经过 1 周的持续颅骨牵引后,冠状位上的旋转脱位仍未恢复。可选择全

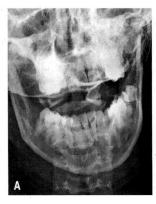
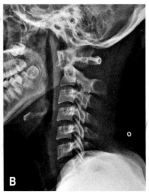

图 2-6-1　X 线片
A. 开口位显示枢椎齿突骨质断裂,齿突与寰椎双侧侧块间距欠对称;B. 侧位显示寰齿关节间隙增宽,约 4mm,咽喉壁软组织稍肿胀

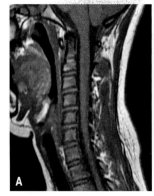
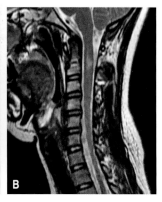

图 2-6-2　正中矢状位 MRI
A. T_1 像正中矢状位 MRI 显示寰椎前弓与枢椎齿突间隙增宽,齿突与枢椎椎体分离;B. 脊髓呈 T_2 像高信号,椎前及后方软组织肿胀

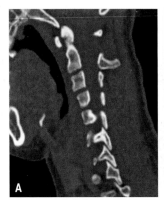
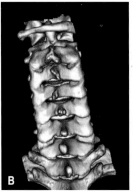
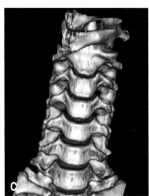
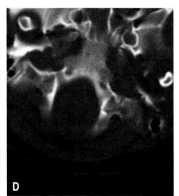

图 2-6-3　寰枢椎 CT 三维重建
A. 齿突尖部及基底部骨皮质不连续,寰齿关节间隙增宽;B、C. 寰枢椎旋转脱位,齿突基底部骨折;D. 左侧枕骨骨折

麻下后路复位寰枢椎融合固定术。术前可在全麻条件下尝试继续牵引复位,若仍不能复位,则切开后通过钉棒系统进行复位,该术式可恢复寰枢椎之间的解剖关系,提供有效的固定,促进后方寰枢椎及植骨块之间的融合。

手术治疗

此例手术患者取俯卧位。持续颅骨牵引,牵引重量为 4kg,透视见寰枢椎旋转脱位仍未复位,取后正中切口,常规显露寰椎和枢椎,植入双侧枢椎椎弓根螺钉及寰椎椎弓根螺钉,将神经剥离子置于右侧侧块关节处进行松解及撬拨,钛棒连接后,先锁定枢椎椎弓根螺钉,通过提拉手柄提拉寰椎椎弓根螺钉,然后全部锁定,再次透视见寰枢椎

旋转脱位复位满意(图 2-6-4)。将寰椎后弓及枢椎椎板充分去皮质,取合适大小的髂骨,卡压在寰椎后弓与枢椎椎板之间,一枚螺钉将髂骨固定在寰椎后结节上,剩余少量自体碎骨植入髂骨两侧(图 2-6-5,图 2-6-6)。

学习要点

寰枢椎旋转脱位的发病机制有多种学说,目前多数学者倾向于感染学说和创伤学说。临床上表现为特发性斜颈、颈部僵硬、颈部疼痛及活动受限,急性外伤时可伴有脊髓和神经根压迫情况,其中斜颈的特征是向一侧倾斜 20° 并呈轻度屈曲,为"雄性知更鸟"姿势,长期的斜颈致头面部发育不对称。

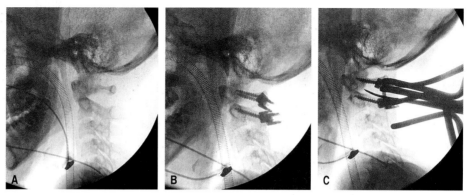

图 2-6-4　后路钉棒系统治疗寰枢椎旋转脱位

A. 全麻后持续牵引下透视,寰枢椎旋转脱位复位不满意;B. 术中侧位片显示寰枢椎椎弓根螺钉位置;C. 术中侧位片显示神经剥离子置于右侧侧块关节处进行松解及撬拨

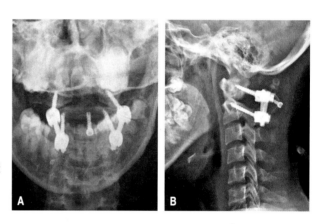

图 2-6-5　术后 X 线片显示寰枢椎椎弓根螺钉位置良好

A. 开口位;B. 侧位

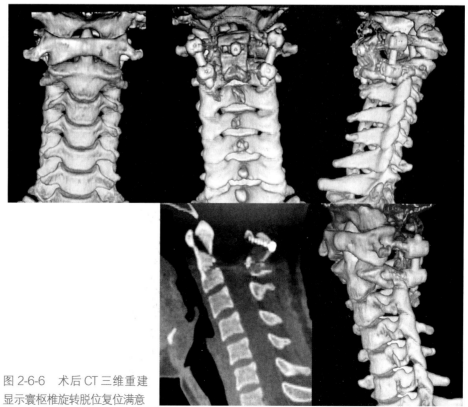

图 2-6-6　术后 CT 三维重建显示寰枢椎旋转脱位复位满意

对于疑似寰枢椎旋转脱位的患者,需行 X 线、CT 三维重建及 MRI 检查。颈椎 X 线片侧位可明确寰齿间距是否增宽,开口位可显示寰椎双侧侧块不对称,若与枢椎上关节突发生重叠,可呈"眨眼征",同时棘突偏向一侧。CT 可明确旋转的程度,同时有助于鉴别隐匿性骨折。MRI 则可明确是否存在脊髓、韧带复合体等软组织损伤。

Fielding 将寰枢椎旋转脱位分为四型:

Ⅰ型:不伴有寰椎前脱位的旋转与固定(寰齿间距不超过 3mm),表示寰椎横韧带无损伤,以齿突为旋转中心,一侧寰椎侧块向前旋转,对侧向后旋转。

Ⅱ型:旋转固定移位在 3~5mm,可能合并横韧带损伤。一侧的侧块有移位,而对应的侧块无变化。寰枢运动超出正常范围。

Ⅲ型:严重移位,寰椎向前移位超过 5mm,寰齿间距超过正常范围。

Ⅳ型:寰椎后移位,为一侧侧块向后旋转移位,可伴有齿突骨折,临床少见。

治疗方法的选择应依据病变情况而定,急性期宜采用牵引复位及头颈胸支具或石膏固定。枕颌带牵引足以达到复位目的,只有失败者方考虑颅骨牵引,经牵引复位而又稳定者施行寰枢椎融合术。该患者除寰枢椎旋转脱位以外,还伴有齿突骨折,且合并四肢麻木、无力等神经症状,结合 MRI 上脊髓高信号表现,患者存在不完全性脊髓损伤,考虑患者受伤时因寰枢椎之间不稳定出现了一过性的脊髓压迫。此外,该患者通过颅骨牵引 1 周后,寰枢椎仍未复位。因此,该患者的治疗目的应为复位、稳定,避免寰枢椎不稳而造成新的脊髓压迫。

该患者选择的手术方式为后路寰枢椎融合固定术,该术式可通过钉棒系统进行复位、稳定,同时通过后方植骨块的连接使寰枢椎融合,达到永久稳定。术中植入的双侧寰枢椎椎弓根螺钉可提供强大的把持力,为复位提供条件。但该患者寰椎椎弓根螺钉的植入难度较大,主要由于寰椎旋转脱位,植钉点与植钉角度异于正常。若出现植钉困难,亦可选择寰椎侧块螺钉,但把持力弱于椎弓根螺钉,提拉复位时可能出现螺钉拔出的情况。复位技巧主要是通过寰椎和枢椎螺钉之间存在的

落差,先锁定枢椎螺钉,使用提拉手柄提拉向前脱位侧的螺钉。术中出现复位困难时,可尝试将神经剥离子置于前脱位侧的侧块关节内进行松解,同时适当撬拨,有助于提拉复位。操作时应当注意避免损伤静脉丛及颈 2 神经根。

(陈 宇　王新伟)

二、寰枢椎旋转脱位——牵引复位

病例介绍

7 岁男性患者,以"颈部及双肩部疼痛伴颈部偏斜 20 天"主诉入院。20 天前行"扁桃体摘除术"后出现颈部及双侧肩部疼痛,并伴有颈部偏斜,前屈后伸及左右弯曲活动时疼痛加重,且活动度明显降低,伴有右下肢麻木,疼痛难忍。快步行走时伴有头痛,休息后头痛可缓解,双上肢无麻木及疼痛无力。无头晕、恶心、呕吐,无寒战、高热。门诊行颈椎 MRI 检查显示颈椎形态异常,颈部多发淋巴结,寰枢椎 X 线片张口正位及颈椎侧位显示寰枢椎关节间隙不对称,右侧显示不清。门诊以"寰枢椎脱位"收住院。发病以来精神差,饮食可,夜休差,大小便未见异常。查体:头部向右偏斜 20°左右,面部向左旋转约 30°,活动明显受限:屈曲 15°,后伸 0°,左侧屈受限为 0°,左旋 15°,右旋 10°,双上肢肱二头肌及肱三头肌反射正常,桡骨膜反射正常,双上肢肌力、肌张力正常,感觉正常,病理反射未引出。右下肢触觉轻度减退,双下肢肌力、肌张力正常,生理反射正常,病理反射未引出。颈椎 X 线片张口位(图 2-6-7A)显示头部向右偏斜,下颌骨偏向左侧,寰枢椎侧块关节间隙显示不清;侧位(图 2-6-7B)显示寰椎侧块向前方移位。CT 三维重建(图 2-6-7C)显示寰椎向左侧旋转。颈椎 MRI 寰枢椎平扫显示寰椎向左侧旋转,与中矢状位角度为 21.33°(图 2-6-8A),枢椎向右侧旋转,与中矢状位角度为 20.10°(图 2-6-8B),寰枢椎之间成角共 41.43°。患者外观照可见患者明显斜颈畸形(图 2-6-9)。

治疗原理

此例患者为寰枢椎旋转脱位,因行"扁桃体摘除术"后出现颈项部疼痛伴活动受限,影像学

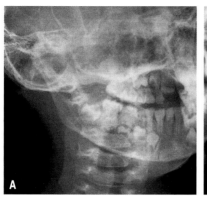
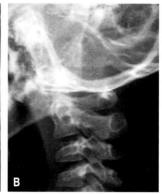
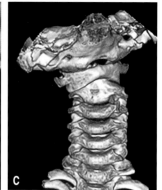

图 2-6-7　寰枢椎 X 线片及 CT 三维重建
A. X 线片张口正位显示寰头部偏斜,枢椎侧块间隙显示不清;B. X 线片侧位显示寰椎侧块向前方移位;
C. CT 三维重建可见寰椎向左侧旋转

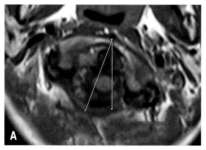
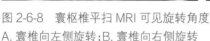
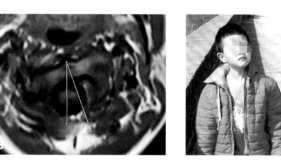

图 2-6-8　寰枢椎平扫 MRI 可见旋转角度
A. 寰椎向左侧旋转;B. 寰椎向右侧旋转

图 2-6-9　患者外观照

并未见到寰枢椎关节绞锁,可在应用消炎镇痛药的基础上使用头颅牵引,恢复寰枢椎之间的解剖关系。若寰枢椎复位不理想或存在不稳,需考虑行手术治疗。

治疗过程

入院后对患者采用消炎镇痛药治疗,并实行枕颌带床头颅骨牵引;牵引重量 3kg,持续 24 小时牵引。通过持续牵引 1 天,患者头部偏斜明显纠正。持续牵引 1 周后复查寰枢椎张口正位、颈椎侧位及颈椎过屈过伸侧位 X 线片示双侧侧块关节基本对称。寰椎前结节可见,寰枢椎之间无明显不稳。X 线片张口正位(图 2-6-10A)显示寰齿关节稍不对称。寰枢椎 CT 轴位(图 2-6-10B)显示寰齿关节间隙正常,齿突与双侧侧块间隙稍不等。颈椎 MRI(图 2-6-11)显示寰枢椎之间解剖关系基本恢复,寰椎与正中矢状位向右侧旋转 0.54°,枢椎与正中矢状位向右侧旋转 4.03°,寰枢

椎之间角度为 3.49°,同时颈部活动度恢复正常。头颈胸支具持续中立位固定 3 周。

学习要点

正常情况下,寰椎相对于枢椎在一定范围内进行旋转,以达到颈部旋转活动的生理状态。寰枢椎旋转活动约占整个颈椎旋转活动的一半。起始状态为枢椎处于静止状态,寰椎进行单方向旋转,在达到约 23° 时寰枢椎同时旋转,但寰椎旋转活动度较枢椎旋转度大,最终寰枢椎固定。外伤、炎症、手术等原因可导致寰枢椎旋转脱位,根据发病时间可分为急性和慢性,大部分急性脱位可通过牵引完成复位,在亚急性或者慢性脱位,通过牵引无法完成复位的情况下需要进行手术治疗。影像学检查可以判断寰枢椎之间的解剖关系,观察寰枢椎侧块关节是否存在绞锁。

诊断的重点在于判断寰枢椎旋转脱位的原因,以及持续时间,寰枢椎之间是否存在不稳因

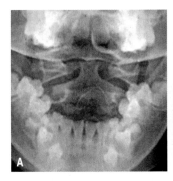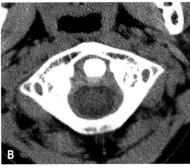

图 2-6-10　寰枢椎旋转脱位牵引术后 X 线片及 CT

A、B. X 线片张口正位及寰枢椎 CT 轴位显示寰齿间隙稍不对称,右侧间隙大于左侧间隙

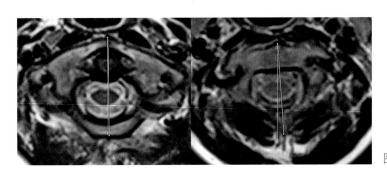

图 2-6-11　牵引术后 MRI 测量

素。如果是单纯脱位,急性期可通过牵引复位,采用硬质颈托固定后达到寰枢椎之间的解剖复位及功能;但如果同时合并寰枢椎之间的稳定结构破坏,需考虑结合手术治疗。

（臧全金）

三、寰枢椎旋转脱位——牵引复位

病例介绍

8 岁男性患儿,以"颈部疼痛伴活动障碍 2 个月"主诉入院。2 个月前无明显诱因出现颈项部疼痛,持续性,向右活动头部疼痛加重,影响睡眠,伴头颈活动受限。X 线片张口位(图 2-6-12A)显示寰椎双侧侧块不对称,左侧侧块到齿突距离较右侧近,结构欠清晰;侧位(图 2-6-12B)显示寰齿间隙无明显异常。CT 三维重建显示寰椎向左旋转脱位(图 2-6-13)。MRI 显示椎管空间可,脊髓未见明显受压(图 2-6-14)。

治疗原理

寰枢椎旋转脱位多见于儿童,大部分可选择保守治疗,包括枕颌带牵引、颅骨牵引、头颈胸石膏、头颈胸支具和 Halo 架等。牵引重量需根据

患者的体重决定。在患儿可以耐受的前提下,牵引重量逐渐增大至最大达体重的 1/6~1/5,以保证牵引效果。影像学证实,复位后减轻牵引重量至 3~4kg,维持牵引 1 周左右,佩戴颈部支具 3~4 周,可防止再脱位。

牵引治疗

该患者存在头部歪斜及旋转受限,无神经

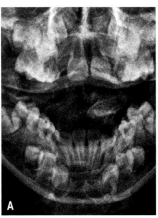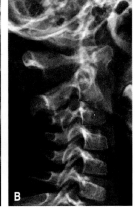

图 2-6-12　颈椎 X 线片

A. 张口位显示寰椎双侧侧块不对称,左侧侧块到齿突距离较右侧近,结构欠清晰;B. 侧位显示寰齿间隙无明显异常

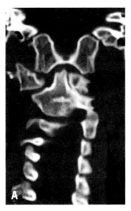
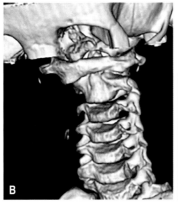
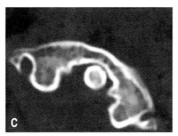
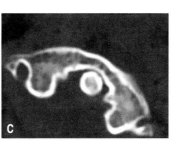

图 2-6-13　寰枢椎 CT 三维重建
A. 寰椎双侧侧块不对称，左侧侧块关节间隙消失；B. 三维重建可见寰椎向左旋转；C. 寰椎向左旋转，寰齿间隙未见明显异常

图 2-6-14　正中矢状位 MRI
显示寰椎前弓与枢椎齿突间隙未见明显异常，椎管空间可，脊髓未见明显受压

损伤症状。已脱位 2 个月，但 CT 显示寰枢椎间未见明显阻碍复位因素，可尝试牵引复位。初始牵引重量为 3kg，逐渐加至 8kg，至患儿原有的一侧头部旋转受限解除后，减轻牵引重量至 4kg，牵引维持 1 周后复查 X 线片（图 2-6-15A）及 CT（图 2-6-15B、C、D），影像学证实复位，出院后 24 小时佩戴颈围保护，间歇休息期避免向原健侧转头，锻炼向患侧转头，1 个月后复诊正常，去除颈围。3 个月后复诊旋转脱位完全纠正，寰枢稳定（图 2-6-16）。

学习要点

寰枢椎旋转脱位指寰椎相对枢椎发生旋转移位，多见于儿童，临床表现主要为斜颈，头部向一侧倾斜，下颌旋向另一侧，颈椎旋转活动受限。急性寰枢椎旋转脱位早期诊断早期治疗预后良好，若处理不及时，可发展为陈旧性旋转脱位，即旋转脱位固定。X 线片张口位显示寰椎侧块与齿突间距不对称；侧位随脱位的加重，常可见寰齿间隙增大，寰椎后弓不重叠；动力位有助于判断稳定性及复位情况。CT 扫描有助于准确判断旋转方向及是否存在绞锁。并根据 X 线和 CT 的检查结果进行 Fielding 和 Hawkins 分型。

对于寰枢椎旋转脱位患儿，优先考虑保守治疗，住院期间牵引复位后应警惕患儿因依从性差，

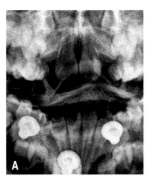
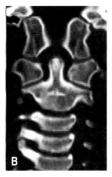
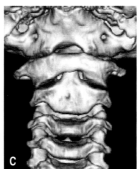
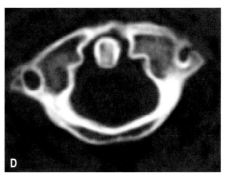

图 2-6-15　颅骨牵引后证实复位
A. X 线片张口位显示侧块对称；B、C. CT 冠状位重建及三维重建示寰枢椎关系正常；D. CT 平扫显示寰枢椎位置正常

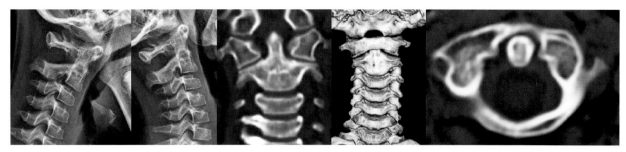

图 2-6-16　3 个月后随访未见再脱位

X 线片动力位显示无明显不稳, CT 扫描显示寰枢椎关节对合良好

在家无法配合制动及坚持持续牵引导致再脱位, 牵引重量过大可能出现头痛、头晕及呕吐等不适, 应根据实际情况选择牵引重量, 且应从小重量逐渐添加。牵引方法首选枕颌带牵引, 无效时改为骨牵引。影像学及临床证实, 牵引复位后, 需颈围外固定保护至少 3~4 周, 可防止再脱位的发生。反复发生的习惯性脱位, 考虑牵引复位后延长牵引和外固定时间或手术治疗; 若脱位无法通过骨牵引纠正, 需要进行手术治疗。

（莫少东　艾福志）

四、寰枢椎旋转脱位——TARP 手术

病例介绍

　　10 岁女性患儿, 以"颈部歪斜、活动受限 4 个月, 左侧肢体乏力 2 个月"主诉入院。4 个月前患者无明显诱因出现头颈偏斜伴向左旋转活动受限, 余无异常。上述症状时轻时重, 慢性迁延, 患者及家属未予重视, 2 个月前患者诉出现左侧肢体乏力, 行走不稳, 伴脚踩棉花感, 无胸腹束带感。X 线片张口位（图 2-6-17A）显示寰椎双侧侧块不对称, 结构欠清晰, 左侧侧块关节间隙消失; 侧位（图 2-6-17B）显示寰枢椎脱位, 寰齿间隙增大; 过伸过屈位（图 2-6-17C、D）寰齿间隙未见明显变化, 寰椎与枢椎解剖关系变化小; 颅骨牵引后（图 2-6-17E）未见明显复位。CT 三维重建（图 2-6-18）显示寰椎向右旋转脱位, 寰椎左侧侧块向前下脱位绞锁, 并可见关节间隙骨连结。MRI（图 2-6-19）显示寰椎前弓与枢椎齿突间隙增大, 相应节段椎管明显变小, 对应节段脊髓受压明显, 信号异常。

治疗原理

　　该患者存在头部歪斜及旋转受限, 且存在神经损伤症状。已脱位 4 个月, 属于陈旧性脱位, 即旋转脱位固定, 单纯牵引已无法得到有效复位, 需进行手术治疗。

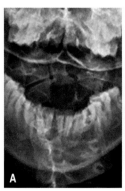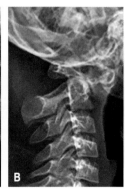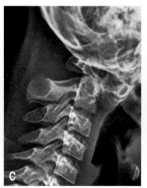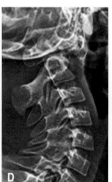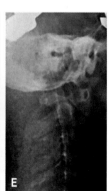

图 2-6-17　颈椎 X 线片

A. 张口位显示寰椎双侧侧块不对称, 结构欠清晰, 左侧侧块关节间隙消失; B. 侧位显示寰枢椎脱位, 寰齿间隙增大; C、D. 过伸过屈位寰齿间隙未见明显变化, 寰椎与枢椎解剖关系变化小; E. 颅骨牵引后未见明显复位

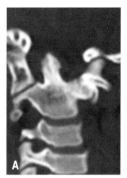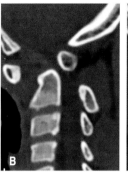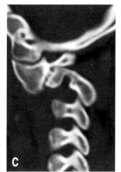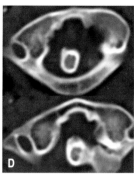

图 2-6-18 寰枢椎 CT 三维重建
A. 寰椎双侧侧块不对称,左侧侧块关节间隙消失;B. 寰椎向前下脱位,椎管空间减小;C. 寰椎左侧侧块向前下脱位绞锁,间隙可见骨连结;D. 轴位可见寰椎向右前方旋转脱位

手术治疗主要是恢复寰枢椎的正常解剖关系,并进行固定融合。此种手术可以选择前路手术或后路手术。此例患者选用前路手术是因为寰椎左侧侧块已脱位至枢椎侧块关节前方,存在绞锁且关节间隙存在骨连结,受骨融合位置的进入角度限制,后方侧块关节松解技术无法完成,故需行前路松解才能复位,因此选择前路 TARP 手术。

手术治疗

此例手术患者在仰卧位颅骨牵引状态下完成。取咽后壁后正中入路,常规暴露寰枢椎前方骨性结构,将左侧绞锁融合的侧块关节进行充分松解后按 TARP 技术进行侧块关节面处理制备植骨床后使用 TARP 系统复位固定并进行植骨融合(图 2-6-20)。

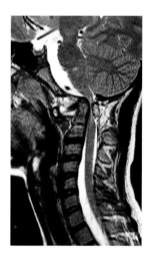

图 2-6-19 正中矢状位 MRI 显示寰椎前弓与枢椎齿突间隙增大,寰椎向前移位,脱位的齿突压迫脊髓,对应节段脊髓信号异常

学习要点

寰枢椎旋转脱位若脱位程度较严重,相应节

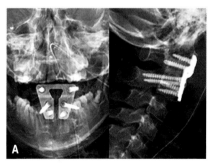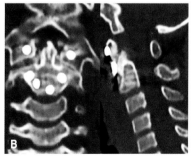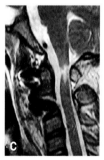

图 2-6-20 TARP 术后
A.术后 X 线正侧位,寰枢椎复位满意;B.术后 CT 显示双侧侧块关节对称,寰枢椎恢复正常对合关系,椎管空间较术前明显改善;C.术后 MRI 可见寰枢椎节段脊髓压迫解除

段椎管空间可明显减小,导致脊髓受压,从而出现神经损伤症状。早期病例主要通过枕颌带、颅骨牵引进行治疗。若脱位时间较长牵引无法复位,或 CT 扫描见关节绞锁甚至出现骨融合,则需行手术治疗。

（莫少东 艾福志）

五、寰枢椎旋转脱位——后路手术

病例介绍

12 岁女性患者,以"肩颈疼痛伴颈左斜 9 个月"主诉入院。9 个月前,患者晨起后出现左侧颈痛伴颈部向左侧倾斜,可转正,无头痛、头晕、双手麻木、四肢无力、跛行等症,于外院行热敷、手法等物理治疗,效果不佳;上述症状反复发作,颈部左侧倾斜逐渐加重,转正较困难。3 个月前,患者就诊于外院,行相关辅助检查示枢椎向上脱位,行牵引、手法等物理治疗,自觉颈痛及颈斜症状未减轻,为求进一步诊治,故来我院就诊,门诊以"寰枢椎脱位"收入我科。颈椎 X 线片侧位(图 2-6-21)显示颅底凹陷,寰齿前间隙显示不清;功能位活动受限,颈 2~7 椎未见明显椎体滑脱征象。CT 三维重建(图 2-6-22)显示颈 2 齿突越过张伯伦线,提示颅底凹陷可能;寰枢关节旋转,相应关节对合欠佳,关节间隙不规则。各颈椎未见骨质破坏,椎旁软组织未见肿胀。MRI(图 2-6-23)显示枢椎齿突越过张伯伦线上约 5mm。枢椎齿突后移,压迫颈延髓交界处。脊髓信号未见明显异常。各颈椎骨

质骨髓信号未见异常,椎旁软组织未见肿胀。

治疗原理

寰枢椎旋转脱位是指寰枢椎在水平方向上的旋转脱位,寰枢椎的旋转运动范围正常或可超出正常范围。寰齿关节间隙增大,相应的侧块关节对合欠佳,导致椎管狭窄,相应节段脊髓受压,长期反复压迫刺激脊髓,导致脊髓变性,出现神经症状。

术前通过持续颅骨牵引,使患者寰枢椎的旋转脱位得到一定程度的复位(图 2-6-24),在矫正脱位的同时解除了神经的压迫。当复位满意后,通过后路的悬臂梁手术使寰枢椎实现固定融合,重建颈椎的稳定性。悬臂梁支撑线缆牵引复位固定技术的特点在于其操作简单,降低了损伤椎动脉的风险,并且固定稳定性良好。

手术治疗

此例手术患者取俯卧位,用 Mayfield 头架固定头部并调整寰枢角度后透视见寰齿间距较术前缩小。采取寰枢椎后正中入路显露寰椎后弓及颈 2、3 椎板、侧块,松解寰枢双侧关节突关节,同时向后牵拉寰椎后弓复位,可见寰枢椎旋转脱位部分复位。于寰椎后弓穿线缆,于颈 2、3 双侧块安置悬臂梁支撑内固定,收紧器收紧钛缆,进一步复位并牢固固定(图 2-6-25)。最后,在寰椎后弓及颈 2、3 椎板和关节突后外侧处植骨,以期获得牢固的骨性融合(图 2-6-26)。

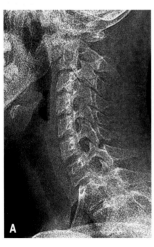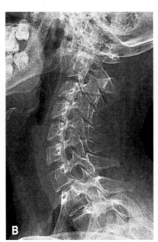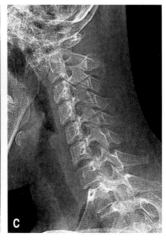

图 2-6-21 颈椎 X 线片
A. 侧位提示寰齿前间隙显示不清;B、C. 功能位活动受限,颈 2~7 椎未见明显椎体滑脱征象

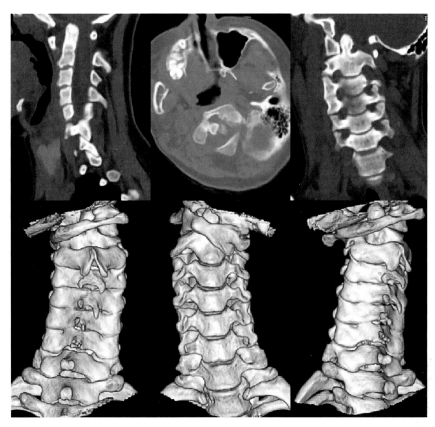

图 2-6-22　寰枢椎 CT 三维重建
显示寰枢关节旋转,相应关节对合欠佳,关节间隙不规则

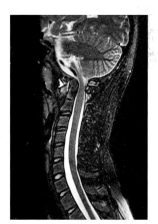

图 2-6-23　正中矢状位 MRI
显示枢椎齿突越过张伯伦线上约 5mm,枢椎齿突后移,压迫颈延髓交界处

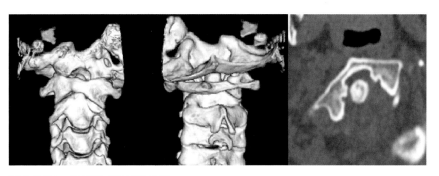

图 2-6-24　寰枢椎 CT 三维重建
显示颅骨牵引后寰枢关节旋转脱位部分复位

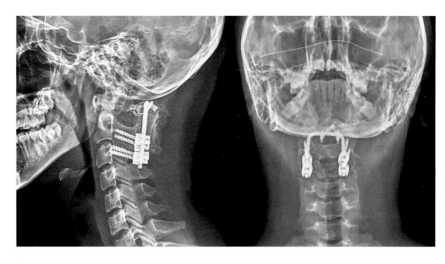

图 2-6-25　寰枢椎旋转脱位颈 2、3 双侧侧块安置悬臂梁支撑内固定术后显示寰椎前弓与枢椎椎体间对应关系部分恢复,寰枢椎钉棒后方可见植骨组织;螺钉均位于骨质内

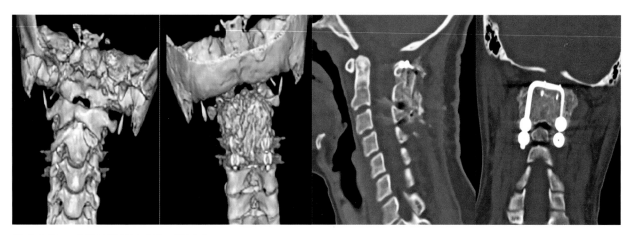

图 2-6-26　术后 X 线片及 CT 三维重建
寰枢椎解剖关系部分恢复,寰枢椎间髂骨植骨组织融合良好

学习要点

　　寰枢旋转脱位是由感染或者创伤引起的寰椎和枢椎在水平方向的旋转脱位,可伴有脊髓或神经的压迫情况。影像学上最常见的表现为在颈椎 CT 三维重建上观察到寰椎和枢椎之间的旋转移位,也可能会伴有寰椎与齿突之间的距离增大。注意与寰枢椎前后脱位相鉴别。

　　通常寰枢椎旋转脱位通过颅骨牵引复位,复位后是否行内固定尚存在争议,而后路寰枢椎固定植骨融合术是目前较常用的手术治疗方案。悬臂梁手术创新性地用于治疗寰枢椎旋转脱位,既简单又安全。但应该注意植骨床的制备及植骨的质量。

（王贝宇　刘　浩）

六、寰枢椎旋转固定——后路手术

病例介绍

　　57 岁男性患者,以"外伤后颈部疼痛伴活动受限 3 天"主诉入院。3 天前骑车时不慎摔倒,左侧头部撞墙,当即出现颈部疼痛,伴活动受限,无法向左侧转头,向右侧转头受限。颈部疼痛,活动时加重,伴有头痛、头晕、行走不稳。无肢体麻木及无力,无大小便障碍。无意识丧失、视物模糊、恶心、呕吐等伴随症状。急诊就诊于当地医院,予以输液治疗(具体不详),症状无缓解,行头颅 CT 未见明显异常,颈椎 CT 示寰枢椎旋转。建议转至我院治疗。查体:颈部向右旋转畸形,旋转约 20°,旋转活动受限明显,向右可轻度旋转,向左旋转活动明显减少。四肢感觉、肌力、肌张力正常,

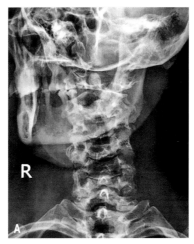
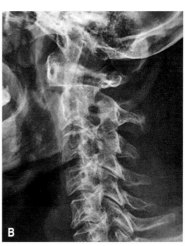

图 2-6-27　颈椎 X 线片
A. 正位显示头部偏斜畸形;B. 侧位显示寰椎前结节与寰椎侧块重叠

生理反射正常,病理反射未引出。影像学检查:颈椎 X 线片正位(图 2-6-27A)显示头部明显向右偏斜;侧位(图 2-6-27B)显示寰椎前结节与寰椎侧块重叠,侧块影像位于枢椎椎体前缘线腹侧。颈椎三维重建 CT(图 2-6-28A、B、C)显示左侧寰椎侧块位于枢椎侧块前上方,并伴有绞锁、局部可见骨折块,右侧寰椎侧块向后方移动,但两者之间无绞锁;寰椎横韧带左侧止点处撕脱骨折,寰齿间隙未见明显增大。MRI(图 2-6-28D)显示寰枢椎对应椎管容积可,未见明显脊髓压迫及脊髓信号改变。

治疗原理

外伤后寰枢椎旋转脱位,且寰椎左侧侧块位于枢椎侧块前方,伴有骨折,患者头部固定于向右旋转位,可适度向右旋转,但无法向左旋转,寰枢椎之间绞锁,形成旋转固定;寰椎横韧带左侧止点撕脱骨折。寰枢椎之间的解剖关系丧失,且寰椎横韧带止点撕脱,寰枢椎之间的稳定性破坏。治疗上首先应通过牵引或者手术复位绞锁的寰枢椎侧块关节,第二步是通过坚强的外固定稳定寰枢椎,使寰椎横韧带止点撕脱骨折块愈合,或通过固定融合的方式达到寰枢椎之间的稳定。但寰椎横韧带止点撕脱骨折愈合率低,通过牵引等方式复位后仍存在撕脱骨折不愈合而导致寰枢椎不稳定的可能性。

手术治疗

本例患者在术前病房内采用 5kg 颅骨牵引未能解除寰枢椎之间的绞锁,增大牵引重量患者可

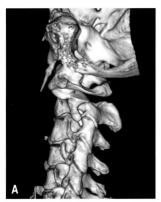
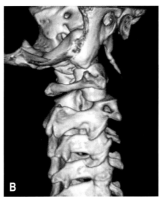
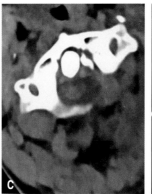
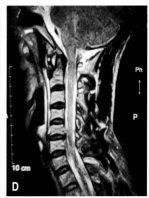

图 2-6-28　颈椎 CT 三维重建及 MRI
A. 左侧寰椎侧块位于枢椎侧块前上方,并伴有绞锁,局部可见骨折块;B. 右侧寰椎侧块向后方移动,但两者之间无绞锁;
C. 寰椎横韧带左侧止点处撕脱骨折;D. 颈椎 MRI 未见椎管狭窄及脊髓信号异常

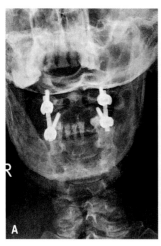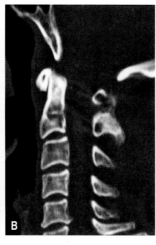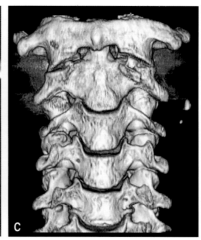

图 2-6-29　游离齿突畸形行后路寰枢椎钉棒术后
A. 术后正位旋转畸形已纠正,齿突与寰椎双侧侧块间隙等宽;B. 矢状位 CT 三维重建示寰齿间隙正常,
后方植骨术后;C. CT 三维重建示寰枢椎解剖关系恢复,左侧侧块前方可见原骨折块

能会出现不适,因此选择在全麻下复位固定。

气管插管麻醉完成后,纵向牵引颅骨牵引弓可感触到颈部"弹响",并伴有头部偏斜矫正,考虑为绞锁的左侧侧块关节恢复解剖位置。C 臂透视证实寰枢椎解剖关系恢复。翻身俯卧位,在牵引状态下手术。取寰枢椎后正中入路,选择寰椎、枢椎椎弓根螺钉固定,可以选择钉板系统或钉棒系统固定,本例患者采用的是钉棒系统固定(图2-6-29)。固定后使用高速磨钻将寰椎后弓、后结节及枢椎棘突、椎板打磨毛糙。选择髂后取松质骨颗粒植骨,将寰椎后弓、枢椎椎板及棘突使用高速磨钻打磨后,将松质骨颗粒植入其间,可获得牢固骨性融合。

学习要点

寰枢椎旋转固定是旋转脱位的一种。正常情况下,寰椎相对于枢椎在一定范围内进行旋转,以达到颈部旋转活动的生理状态。起始状态为枢椎处于静止状态,寰椎进行单方向旋转,在达到约23°时寰枢椎同时旋转,但寰椎旋转活动度较枢椎旋转活动度大,最终寰枢椎固定。外伤、炎症、手

术等原因可导致寰枢椎旋转脱位,根据发病时间可分为急性脱位和慢性脱位。大部分的急性脱位可通过牵引完成复位,在亚急性或者慢性脱位通过牵引无法完成复位的情况下,需要进行手术治疗。

在检查时,如果条件允许,行中立位、左旋及右旋 CT 检查,判断寰枢椎之间是否存在活动度,以及两者之间的角度。

诊断的重点在于正确判断寰枢椎旋转脱位的程度及原因,是否为旋转固定,寰枢椎之间是否存在不稳因素,如果单纯脱位,急性期可通过牵引复位,采用硬质颈托固定后达到寰枢椎之间的解剖结构复位及功能复位;但如果同时合并寰枢椎之间的稳定结构破坏,如本例患者,需考虑结合手术治疗。

手术方式应根据具体的解剖结构制订,一般情况下,恢复寰枢椎解剖状态下可根据术者掌握的熟练程度及内固定器械使用情况选择前路固定或后路固定,钉棒或钉板固定。

(臧全金)

参 考 文 献

［1］ 王怀铿,裴新红,黄少敏,等.儿童寰枢椎旋转性半脱位的临床特征分析［J］.临床小儿外科杂志,2019,18（10）:868-873.

［2］ CARVALHO AD,FIGUEIREDO J,SCHROEDER GD,et al. Odontoid fractures:a critical review of current management and future directions［J］. Clin Spine Surg,2019,32（8）:313-323.

［3］ GRASSO G,LEONE F,TORREGROSSA F. Management of Odontoid Cervical Fracture［J］. World Neurosurg,2019,123:246-247.

［4］ GARCÍA-PALLERO MA,TORRES CV,DELGADO-FERNÁNDEZ J,et al. Traumatic atlantoaxial rotatory fixation in an adult patient［J］. Eur Spine J,2019,28（2）:284-289.

［5］ MURPHY H,SCHROEDER GD,SHI WJ,et al. Management of Hangman's Fractures:A Systematic Review［J］. J Orthop Trauma,2017,31 Suppl 4:S90-S95.

［6］ NOWELL M,NELSON R. Traumatic posterior atlantoaxial dislocation with associated C1 Jefferson fracture and bilateral vertebral artery occlusion without odontoid process fracture or neurological deficit［J］. Eur Spine J,2019,28（Suppl 2）:9-12.

［7］ PETERSON R,BURKHARDT E,SIN A. Traumatic Atlantoaxial Dislocation without Neurologic Deficit［J］. World Neurosurg,2020,140:188-190.

第三章

上颈椎畸形

上颈椎畸形是指枕骨基底、寰椎、枢椎的骨性结构、附属结构和周围的神经血管组织的先天发育异常。主要包括颅底凹陷症、Chiari 畸形、寰枢椎发育畸形、扁平颅底、寰枢关节不稳/脱位等。由于上颈椎位于活动较大的颅颈交接区域,因此该部位的结构畸形可以直接压迫周围的延髓、颈髓和血管组织,也能够不同程度地影响椎间关节的稳定性和活动范围,引起椎间关节脱位或者不稳定。上颈椎畸形临床上并不少见,神经外科和脊柱外科均有涉及,但由于对畸形至今缺乏良好的分类体系及其神经损伤风险的预估方法,因此其治疗尚无成熟的策略。随着国内外学者对上颈椎畸形认识的不断深入及医疗设备技术的不断进步,上颈椎畸形的治疗向个性化、精准化、微创化方向发展。需要明确的是,上颈椎畸形并非某些畸形的简单叠加,应以全局观认识该疾病,在明确原发病因和继发病变的基础上,根据患者病情制订个性化的治疗方案,选择正确的手术方式。

第一节

颅底凹陷症

一、颅底凹陷症——TARP 手术

病例介绍

23 岁男性患者,以"四肢无力、双上肢麻木 6 个月,加重 2 周"主诉入院。患者于 6 个月前轻外伤后出现颈部疼痛、双上肢麻木,未予重视,后上述症状逐渐加重,2 周前上述症状明显加重,伴脚踩棉花感,上肢精细活动灵活性明显下降。颈椎 X 线片侧位(图 3-1-1)显示枢椎齿突疝入枕骨大孔,齿突尖位于 Chamberlain 线及 McRae 线以上,寰椎前结节与枢椎齿突间隙增大;动力位(图 3-1-1B、C)寰齿间隙未见明显变化。CT 三维重建显示寰椎与齿突失去正常对合关系,寰枕融合,齿突疝入枕骨大孔(图 3-1-2A),寰椎双侧侧块向前下滑

移,以左侧为重(图 3-1-2B、C),椎管空间明显缩小(图 3-1-2D)。MRI(图 3-1-3)显示寰椎前弓与枢椎齿突间隙增大,寰齿间可见瘢痕样组织增生,寰枢椎节段脊髓受压明显,对应节段脊髓信号异常。

治疗原理

寰齿关节间隙增大,寰齿之间失去正常解剖关系,寰椎与枕骨存在骨性融合,寰椎双侧侧块向前下滑移,左侧存在绞锁,过伸位无法复位。脱位状态下,相应节段脊髓受压,长期反复不稳刺激脊髓发生脊髓变性,出现神经症状。

手术需将绞锁侧块关节松解,并将寰齿间隙增生瘢痕组织切除,松解完全后进行复位,恢复寰枢椎正常解剖关系同时将疝入枕骨大孔的齿突下

图 3-1-1 颈椎 X 线片
A. 侧位显示枢椎齿突疝入枕骨大孔,齿突尖位于 Chamberlain 线及 McRae 线以上,寰椎前结节与枢椎齿突间隙增大;B、C. 动力位寰齿间隙未见明显变化

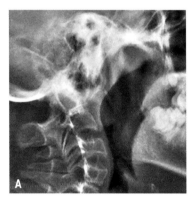
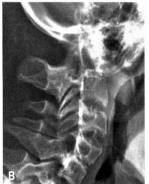
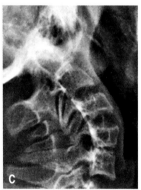

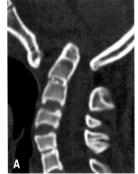
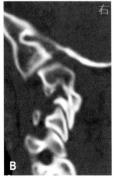
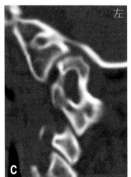
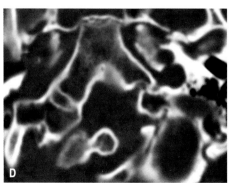

图 3-1-2 寰枢椎 CT 三维重建
A. 寰椎与齿突失去正常对合关系,寰枕融合,齿突疝入枕骨大孔,椎管空间明显缩小;B、C. 寰椎双侧侧块向前下滑移,以左侧为重;D. 寰椎与齿突失去正常对合关系

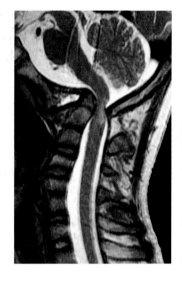

图 3-1-3　正中矢状位 MRI

显示寰椎前弓与枢椎齿突间隙增大，寰齿间可见瘢痕样组织增生，寰枢椎节段脊髓受压明显，对应节段脊髓信号异常

拉，恢复椎管空间，解除脊髓压迫。此种手术可以选择一期前路 TARP 手术或者前路松解后一期翻身后路固定手术。此例患者选用前路 TARP 手术是因为可行单一切口进行复位植骨融合内固定，

避免术中翻身，缩减手术时间。

手术治疗

此例手术患者在仰卧位颅骨牵引状态下完成。取咽后壁正中入路，常规显露寰枢椎骨性结构后，对寰齿间隙及侧块关节进行充分松解，并将侧块关节软骨面切除制备植骨床后，于双侧侧块关节植入三面皮质髂骨块。将寰椎前结节及枢椎椎体骨性突起磨平使钢板贴服，随后寰椎侧块植入螺钉 2 枚将 TARP 钢板固定于寰椎，枢椎体中部植入临时复位钉后配合经口复位器进行复位，术中透视证实复位完全后，枢椎植入逆向椎弓根钉 2 枚进行固定（图 3-1-4A）；固定后选择髂前取松质骨颗粒于寰枢椎椎体前方进一步植骨（图 3-1-4B、C），术后椎管空间恢复，脊髓减压充分（图 3-1-4D）。术后 6 个月随访可见寰枢间获得牢固骨性融合（图 3-1-5A、B、C），脊髓变性范围较前明显减小（图 3-1-5D）。

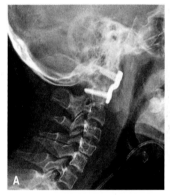
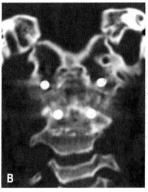
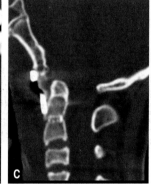
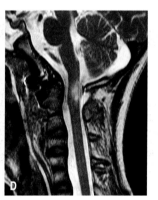

图 3-1-4　颅底凹陷症 TARP 术后

A. 术后 X 线片侧位；B、C. 术后 CT 显示枢椎齿突下移充分，椎管空间明显增大，侧块可见可靠髂骨植骨块；D. 术后可见脊髓减压充分

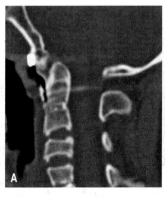
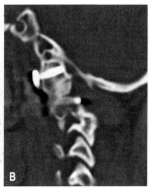
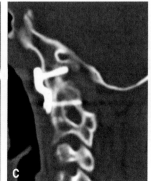
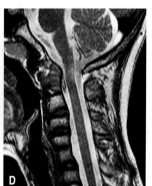

图 3-1-5　术后 6 个月 CT 及 MRI

A、B、C. 术后 6 个月 CT 可见寰枢间获得牢固骨性融合；D. 术后 MRI 显示脊髓变性范围较前明显缩小

颅底凹陷症是一种先天性畸形,根据 Goel 分型可分为不稳定型(A 型)及稳定型(B 型)。不稳定型通常可合并寰枢椎脱位、寰枕融合、Klippel-Feil 综合征和 Chiari 畸形(小脑扁桃体下疝和脊髓空洞)等,椎管空间明显减少,脊髓受压明显。恢复寰枢正常解剖对合关系,将上移齿突下拉复位,恢复椎管空间,解除脊髓压迫是手术治疗的关键。

手术可以选择前路或者后路完成,应根据患者实际情况进行选择,充分可靠的植骨融合必不可少。

(莫少东 艾福志)

二、颅底凹陷症合并 Chiari 畸形——前后路联合手术

病例介绍

25 岁女性患者,以"四肢麻木无力 10 年"主诉入院。患者 10 年前开始出现四肢麻木无力症状,症状进行性加重。行后路小脑扁桃体下疝切除+小骨窗减压+内固定融合术,术后患者四肢麻木无力明显改善。术后 6 个月开始,患者出现行走不稳,双下肢无力,上下坡时明显。再次入院行前路内镜下行枢椎齿突及寰椎前弓磨除术,术后患者症状明显改善,下床活动良好。CT 三维重建(图 3-1-6)显示枢椎上移,斜坡短而扁平,形成颅

底凹陷,延髓脊髓腹侧受压,寰枢关节位置良好,寰齿间隙正常。

治疗原理

寰齿关节间隙正常,寰齿之间的解剖关系正常,但腹侧枢椎上移明显,陷入颅底,使延髓腹侧受压,背侧小脑扁桃体下疝,致脊髓背侧受压,并引起后组脑神经受压,引起相应神经症状,严重者导致局部脑脊液循环不畅,继而引起脊髓空洞,引起相应症状。

手术方式可选择后路小脑扁桃体下疝切除术、前路齿突切除术、前后路联合手术。此例患者先行后路小脑扁桃体切除+小骨窗减压+后路固定术解决背侧受压,改善脑脊液循环。因患者症状改善不明显,再次前路行枢椎齿突切除改善腹侧受压。对于此类病例,若术前评估腹侧受压不明显或前方脑脊液循环通畅,可单纯行后路减压+小脑扁桃体下疝切除术,此术式安全、方便,创伤较小。若腹侧受压及患者症状明显,脑脊液循环信号消失,可选择前后路联合手术方式。

手术治疗

此例手术患者取俯卧位,一期后正中入路,行小骨窗(1.5cm×2.0cm)减压、小脑扁桃体下疝切除,枕骨植入 Y 形板、枢椎椎弓根螺钉,钛棒连接后行原位固定。二期行神经内镜下前路磨除寰椎前弓及枢椎齿突,减压充分(图 3-1-7,图 3-1-8)。

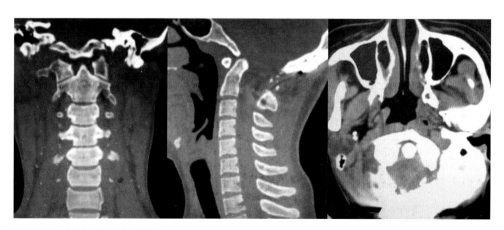

图 3-1-6 颈椎 CT 三维重建

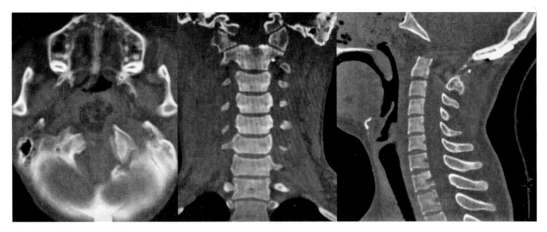

图 3-1-7　前路内镜下磨除寰椎前弓及枢椎齿突

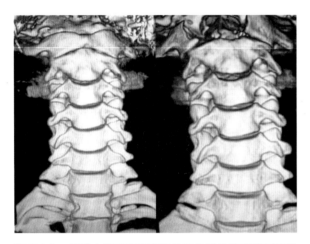

图 3-1-8　前路内镜下磨除寰椎前弓及枢椎齿突前后三维重建对比

学习要点

颅底凹陷畸形是一种先天性畸形,影像学上表现为齿突高于硬腭后缘与枕骨大孔后缘(枕后点)的连线 3~5mm 可诊断颅底凹陷。根据有无 Chiari 畸形分为 Goel Ⅰ 型(不合并)和 Goel Ⅱ 型(合并),根据有无寰枢椎脱位分为不稳定型和稳定型。Chiari 畸形(Chiari malformation,CM)公认的发病机制是胚胎时期枕骨发育滞后导致颅后窝容积减小,而脑容量发育正常情况下,小脑扁桃体超过枕骨大孔陷入椎管内。临床分型由 Chiari 提出,90% 的 Chiari 畸形有脊髓空洞症(syringomyelia,SM)。对于此类病例,手术方式应根据具体分型选择不同的手术方式。

(黄　钢　姬西团)

三、颅底凹陷症——后路手术

病例介绍

41 岁女性患者,以"行走不稳 1 年"主诉入院。1 年前无明显诱因出现双下肢行走不稳,无下肢麻木,就诊于外院,行腰椎检查,诊断为"腰椎管狭窄症",建议手术治疗,患者未接受建议。自行回家后外用药物及口服药物治疗(具体药物不详),下肢行走不稳症状无好转,症状逐渐加重,逐渐出现双下肢麻木,左上肢麻木无力,右上肢轻度麻木。1 个月前再次就诊,行颈椎、胸椎、腰椎及颅脑等影像学检查后显示"寰枢椎脱位,颅底凹陷"。为求进一步诊治来我院,门诊以"颅底凹陷症"收入院。发病以来饮食、精神、睡眠、大小便正常。查体:蹒跚步态,颈椎生理曲度存在,各方向活动度良好,压头试验阴性,臂丛牵拉试验阴性。双上肢肌张力不高,双侧肩部、肘部、拇指触觉减退,左侧减退明显;右侧中指、小指、肘内侧触觉正常;右侧中指、小指触觉减退,肘内侧触觉正常。左侧肱三头肌肌力 4 级;左下肢肌张力不高,右下肢肌张力增高,双下肢各肌群肌力可。双侧肱二头肌反射、肱三头肌反射、桡骨膜反射亢进;双侧 Hoffmann 征阳性。双侧膝反射、踝反射亢进;双侧踝阵挛阳性,Babinski 征阳性。X 线片侧位(图 3-1-9A)显示寰齿间距增大,枢椎与颈 3 椎体融合、分节不全畸形,未见寰椎后弓显示;过屈过伸侧位(图 3-1-9B、C)显示寰椎前结节与枢椎之间间隙存在变化,但未完全复位。CT 轴位(图 3-1-10A)显示寰齿间隙明显增加,达到 8.86mm;

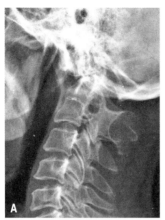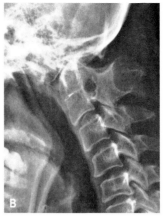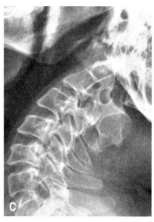

图 3-1-9 颈椎 X 线片

A. 侧位显示寰齿间距增大,枢椎与颈 3 椎体融合、分节不全畸形,未见寰椎后弓显示;B、C. 过屈过伸侧位显示寰椎前结节与枢椎之间间隙存在变化,但未完全复位

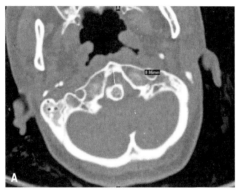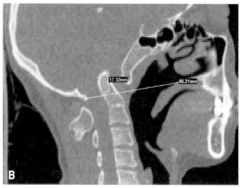

图 3-1-10 寰枢椎 CT

A. CT 轴位显示寰齿间隙明显增加,达到 8.86mm;B. 矢状位重建显示齿突尖超过硬腭枕骨线 17.32mm

矢状位重建(图 3-1-10B)显示齿突尖超过硬腭枕骨线 17.32mm,寰椎前后结节与枕骨融合畸形。MRI(图 3-1-11)显示寰椎前结节与枢椎齿突之间间隙增大,齿突上移压迫延髓腹侧,枢椎斜坡角缩小,脊髓信号异常。

治疗原理

此例颅底凹陷症寰枢椎之间间隙增大,寰齿间隙明显增大,动力位存在不稳,寰椎与齿突融合,颈 2~3 融合,寰枕向前下移位,过伸位无法完全复位,过屈过伸侧位显示寰枢椎之间存在不稳。脱位状态下延髓脊髓腹侧受压,反复不稳刺激脊髓,导致脊髓发生变性,合并脊髓空洞。

手术需要将脱位的寰枢椎复位,解除脊髓腹侧压迫。通过牵引或手术松解可以达到脱位的寰枢椎复位,使寰枕向后上方移位,齿突从枕骨大孔中向前下移位,从而达到复位,恢复椎管内的空间,解除脊髓压迫。本例患者寰枢椎之间未见骨性增生连接,且动力位寰枢椎之间存在活动度,预计可以一期行后路固定融合手术。因寰枕之间存在融合,如果行寰枢椎固定,固定节段较短,容易发生脱位,故选择颈枕固定。

手术治疗

此例手术在患者取俯卧位颅骨牵引状态下完成。通过大剂量颅骨牵引持续约 5 分钟后发现齿突向前下方移位,但未达到解剖复位,预计通过内固定的力量可以达到解剖复位。取颈枕后正中入路,选择枕骨鳞部、枢椎椎弓根螺钉固定,可以选择钉板系统或钉棒系统固定,本例患

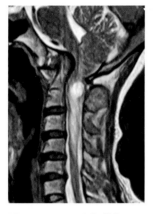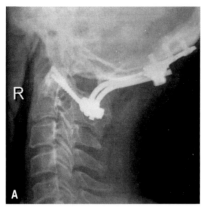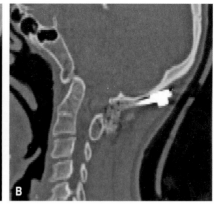

图 3-1-11   正中矢状位 MRI
显示寰椎前结节与枢椎齿
突之间间隙增大,齿突上移
压迫延髓腹侧,枢椎斜坡角
缩小,脊髓信号异常,脊髓
空洞形成

图 3-1-12   颅底凹陷脱位复位术后 X 线片侧位及 CT 矢状位重建
A. X 线片侧位显示术后解剖关系恢复;B. CT 矢状位重建显示解剖关系恢复,后方
可见植骨颗粒

者采用钉棒系统固定(图 3-1-12)。首先行枢椎
椎弓根螺钉植入,再在枕部行枕部钢板固定,预
弯连接钛棒,裁剪成适当长度,最后将尾端枢椎
钛棒固定在螺钉凹槽内,按压枢椎棘突并通过钛
棒的弧度向前下压迫,将钛棒固定在枕骨板上。
C 臂透视位置满意,达到解剖复位,齿突已从枕骨

大孔中复位。固定后使用高速磨钻将枕骨及枢
椎棘突、椎板打磨毛糙。选择髂后取松质骨颗粒
植骨。将枕骨及枢椎椎板、棘突使用高速磨钻打
磨后,将松质骨颗粒植入其间(图 3-1-12B),可获
得牢固骨性融合。

(臧全金)

第二节
Chiari 畸形

一、Chiari Ⅰ型合并脊髓空洞——后路小脑扁桃体下疝切除术

病例介绍

39 岁男性患者,以"行走不稳 4 年,加重伴
双肩活动受限 2 年余"主诉入院。患者于 4 年前
突然出现行走不稳,向左侧倾斜。2 年前上述症
状加重,并出现双侧肩关节活动障碍及疼痛不适,
按"肩周炎"治疗效果不佳。3 个月前出现头胀
不适。CT 矢状位重建(图 3-2-1)显示寰枢椎间关
节良好,无脱位及发育畸形。颈椎 MRI(图 3-2-2)
显示 Chiari 畸形,小脑扁桃体下疝,颈 1~胸 4 平

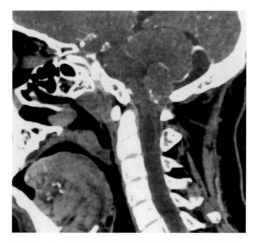

图 3-2-1   颈椎 CT 矢状位重建显示寰枢关节
对位良好

面脊髓空洞形成。

治疗原理

寰枢关节位置良好,无脱位及发育畸形,因小脑扁桃体下疝畸形,致脊髓背侧受压,引起延髓受压症状及后组脑神经受压症状,同时小脑扁桃体下疝导致颅颈交界区脑脊液循环通路受阻,循环不畅,进而导致脊髓空洞,引起相应的神经症状。

手术目的是解除延髓脊髓受压,恢复脑脊液循环通路,改善脊髓空洞。手术可选择单纯后路减压术、颅后窝硬膜扩大成形术、小脑扁桃体下疝切除术。此例患者脊髓空洞严重,单纯减压或硬膜扩大成形不能很好地改善脑脊液循环通路,进而改善脊髓空洞。本例手术患者选择小脑扁桃体下疝切除,可直接解除延髓脊髓受压,同时术中松解疏通脊髓中央管,改善脑脊液循环。虽创伤及手术风险较前两种术式稍大,但手术效果显著。

手术治疗

此例手术患者取俯卧位,后正中切口,用铣刀铣开寰椎后弓及直径约 2.5cm 枕骨瓣,显微镜下切除下疝扁桃体,打通脊髓中央管,硬膜行原位缝合,用钛钉钛片复位寰椎后弓及枕骨瓣。术后患者脊髓空洞及症状改善明显(图 3-2-3)。

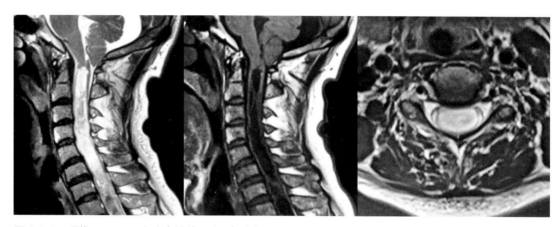

图 3-2-2 颈椎 MRI 显示小脑扁桃体下疝,脊髓空洞

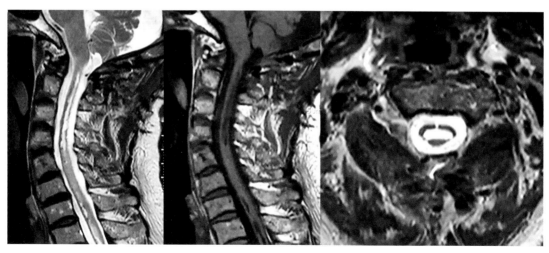

图 3-2-3 小脑扁桃体下疝切除术后矢状位及轴位影像
术后延髓脊髓背侧受压改善,脊髓空洞明显缩小

(黄 钢 姬西团)

二、颅底凹陷合并 Chiari 畸形及脊髓空洞——后路小脑扁桃体下疝切除术

病例介绍

24 岁女性患者，以"左侧躯体麻木 3 年，双手握持无力 2 年"主诉入院。患者 3 年前出现左侧躯体麻木，2 年前出现双手握持无力，手指不能伸直，症状呈持续加重。CT 矢状位重建（图 3-2-4）显示寰枕融合，颅底凹陷，齿突上移，寰枢关节及双侧侧块关节对位良好。颈椎 MRI（图 3-2-5）显示延髓脊髓腹侧稍受压，腹侧脑脊液循环通畅，小脑扁桃体下疝，脊髓空洞严重。

治疗原理

寰枢关节位置良好，无脱位，有颅底凹陷，延髓脊髓腹侧轻度受压，背侧小脑扁桃体下疝畸形，导致脊髓背侧受压，引起延髓受压症状及后组脑神经受压症状，同时下疝导致颅颈交界区脑脊液循环通路受阻，循环不畅，进而导致脊髓空洞，引起相应的神经症状。

手术目的是解除延髓脊髓受压，恢复脑脊液循环通路，改善脊髓空洞，手术可选择单纯后路减压术、颅后窝硬膜扩大成形术、小脑扁桃体下疝切除术、前后路联合手术（后路固定融合＋前路齿突磨除）。此例患者脊髓空洞严重，单纯减压或硬膜扩大成形不能很好地改善脑脊液循环通路进而改善脊髓空洞，且脊髓腹侧受压不严重，若选择前后路联合手术，手术创伤及风险大于手术获益。本例患者手术选择小脑扁桃体下疝切除，可直接解除延髓脊髓受压，同时术中松解疏通脊髓中央管，改善脑脊液循环。

手术治疗

此例手术患者取俯卧位，后正中切口，用铣刀铣开寰椎后弓及直径约 2.5cm 枕骨瓣，显微镜下切除下疝扁桃体，打通脊髓中央管，硬膜行原位缝合，用钛钉钛片复位寰椎后弓及枕骨瓣。术后患者脊髓空洞及症状改善明显（图 3-2-6）。

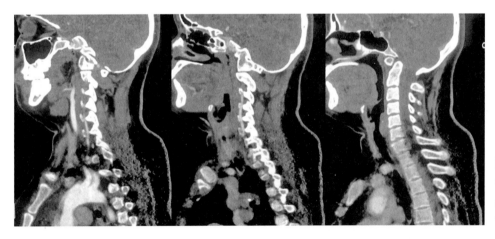

图 3-2-4　颈椎 CT 矢状位重建示齿突上移，寰枢关节及双侧侧块关节对位良好

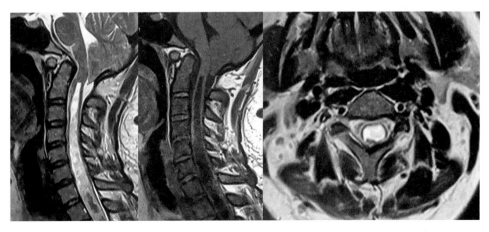

图 3-2-5　颈椎 MRI 示颅底凹陷，延髓脊髓腹侧稍受压，腹侧脑脊液循环通畅，小脑扁桃体下疝，脊髓空洞严重

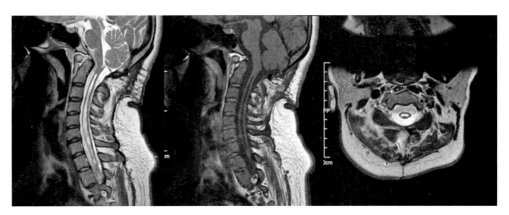

图 3-2-6 小脑扁桃体下疝切除术后矢状位及轴位影像
术后延髓脊髓背侧受压改善,脊髓空洞明显缩小,无寰枢关节脱位

（黄 钢 姬西团）

第三节
寰枢椎发育畸形

一、寰椎畸形

（一）幼儿先天性寰椎发育畸形——后路手术

病例介绍

2 岁 6 个月患儿,以"发现行走不稳 1 年余"代主诉入院。1 年前家属发现患儿走路不稳,不愿独走,最多可独走数步,以扶走为主,会主动抓物,但上肢动作较慢,精细动作稍差,未予重视。

近 1 个月来上述症状逐渐加重,于 1 周前就诊于我院儿科后诊断为精神运动发育迟缓。查体可见颈椎生理曲度可,头部轻度向右偏斜,无毛发窦道及咖啡斑,上颈段后方无压痛,Eaton 征（－）,Spurling 征（－）。四肢及躯干浅感觉查体无法配合,上肢肌张力可,双下肢肌张力增高,四肢肌力Ⅳ级;四肢腱反射活跃,双侧 Hoffmann 征（－）、Babinski 征（＋）,踝阵挛（＋）。X 线片侧位（图 3-3-1）寰椎结构显示不清,寰齿关节间隙增大;过屈过伸

图 3-3-1 颈椎 X 线片
A. 侧位显示寰齿关节间隙增大;
B、C. 过屈过伸侧位显示寰椎与枢椎齿突间隙无变化

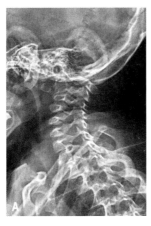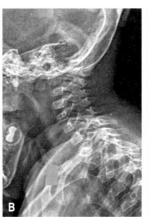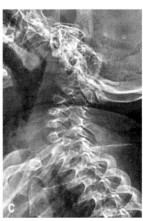

侧位寰椎与枢椎解剖关系未见明显变化。CT 三维重建（图 3-3-2）显示寰齿关节间隙增大,寰椎右侧侧块及椎弓缺如,右侧枢椎椎弓根发育狭小。MRI（图 3-3-3A）显示寰椎前弓与枢椎齿突间隙不清晰,寰枢椎水平脊髓信号异常。椎动脉 CTA（图 3-3-3B）显示右侧椎动脉在寰枢椎水平走行异常纤细。该患儿诊断为先天性寰枢椎发育畸形、寰枢椎不稳伴脱位、颈髓损伤并不全瘫。

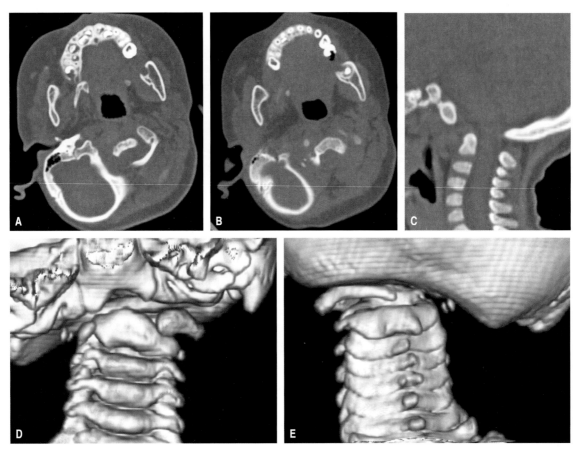

图 3-3-2　寰枢椎 CT 三维重建
A. 寰椎右侧侧块及椎弓发育缺失;B. 枢椎右侧椎弓根发育狭小;C. 寰椎前弓与枢椎齿突间隙增大;D、E. 寰椎右侧侧块及椎弓发育缺失

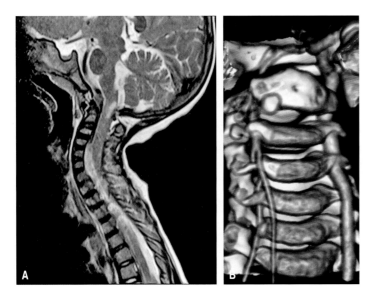

图 3-3-3　正中矢状位 MRI 及椎动脉 CTA
A. MRI 显示寰椎前弓与枢椎齿突间隙不清晰,寰枢椎水平脊髓信号异常,寰枢椎水平脊髓信号异常;B. 椎动脉 CTA 显示右侧椎动脉在寰枢椎水平走行异常纤细

治疗原理

该患儿右侧寰椎侧块及椎体骨化中心发育缺失,因此合并寰枢椎不稳,且神经损伤症状进行性加重,具有手术指征。手术目的在于稳定寰枢椎,避免脊髓动态慢性刺激,同时应尽可能恢复寰枢椎的对位关系,促进神经功能恢复。

由于患儿寰椎发育异常,因此无法采用寰枢椎固定融合技术,只能选择枕颈融合固定技术。颈枕融合固定技术从最早的钛丝/线缆固定植骨融合+外固定发展到现今的钉棒/钉板系统固定、植骨融合术,它的内固定生物力学强度是依次递增的。该患儿由于枢椎右侧椎弓根发育狭小,无

法容纳常规椎弓根螺钉,因此最终选择钛丝固定植骨融合术+Halo外固定的治疗技术。

手术要点

术前需行头颅CT明确颅骨厚度及颅缝位置,确定钻孔位置及深度。手术采用全麻俯卧位,Gardner-Wells牵引维持颈部轻度过伸位,牵引重量为2kg,后正中切口显露寰枢椎及枕骨粗隆;分别于枕骨粗隆、枢椎棘突根部钻孔并穿入钛丝,磨钻制备枕骨及寰枢椎后方植骨床,取髂后双面皮质骨植于其上。颈部过伸位收紧钛丝,透视确认复位良好后,同种异体颗粒骨植骨关闭伤口(图3-3-4),术后使用Halo-Vest支具固定(图3-3-5)。

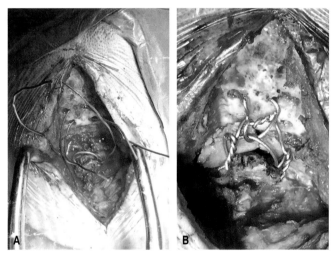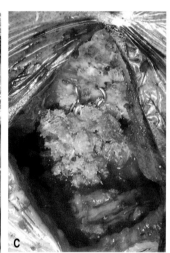

图 3-3-4　钛丝固定植骨融合术
A. 枕骨粗隆、枢椎棘突根部钻孔并穿过钛丝;B. 髂后双面皮质骨植入上后颈部,过伸位收紧钛丝;C. 后方大量植骨

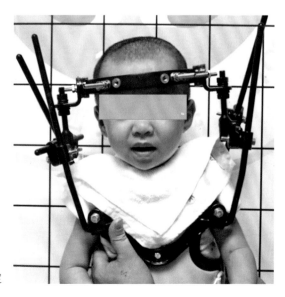

图 3-3-5　术后 Halo-Vest 支具固定

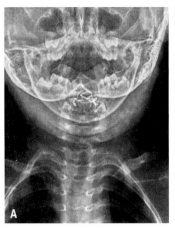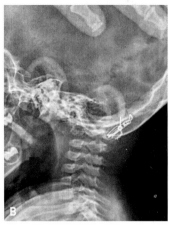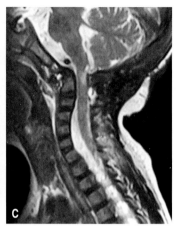

图 3-3-6　术后 3 个月影像学复查

术后 3 个月 X 线片正侧位（A、B）及颈椎 MRI（C）显示寰枢椎水平异常信号范围明显缩小

术后 3 天伤口引流管拔除后下地活动，并立即鼓励患儿开始大体运动、精细运动、平衡和协调能力康复训练，如抓物、持物、起坐、扶行、步行、单脚独立等。Halo 支架固定至术后 12 周，嘱患儿家属加强钉孔护理。术后 3 个月复查 X 线（图 3-3-6A、B）及颈椎 MRI（图 3-3-6C），显示寰枢椎水平异常信号范围明显缩小。

学习要点

幼儿先天性颅椎交界区畸形因患儿的临床表现而容易漏诊。术前详细阅片是确保手术安全有效的重要前提。幼儿骨发育薄弱，术中牵引、内固定植入、髂骨取骨量、Halo 支具固定等均是术前应该充分考虑的问题。

此类患儿如果能早期诊断治疗，预后均良好，

手术可以选择后路完成，但应该注意植骨床的制备及植骨的质量。

（蔡　璇　李浩鹏）

（二）寰椎畸形——TARP 手术

病例介绍

59 岁男性患者，以"四肢乏力、麻木 1 年，加重 3 个月"主诉入院。1 年前无明显诱因开始出现四肢麻木、乏力，系扣子、拿筷子等动作完成困难；可独立行走，行走时有下肢有踩棉花感。无胸腹束带感。多次就诊行营养神经治疗效果不佳。3 个月前上述症状明显加重。X 线片侧位（图 3-3-7A）显示寰齿间隙增大，寰椎后弓解剖结构不清；过屈位（图 3-3-7B）显示寰椎向前移位，寰齿间隙稍有

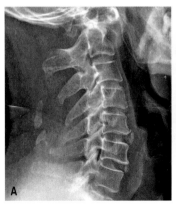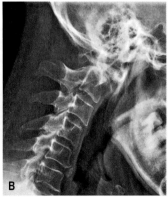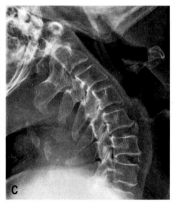

图 3-3-7　颈椎 X 线片

A. 侧位显示寰齿间隙增大，寰椎后弓解剖结构不清；B. 过屈位显示寰椎向前移位，寰齿间隙稍有增加；

C. 过伸位显示寰齿间隙缩小，无法完全复位

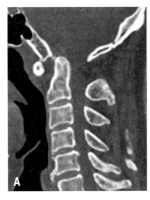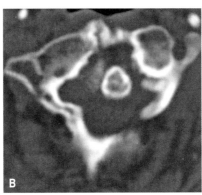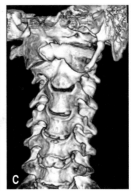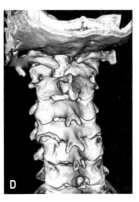

图 3-3-8　寰枢椎 CT 三维重建
A. 寰齿间隙增大,寰枢椎脱位;B. 寰齿间可见增生骨赘,前后弓不连;C、D. 三维重建可见左侧寰椎侧块下方骨赘形成,寰椎后弓未闭合

增加;过伸位(图 3-3-7C)显示寰齿间隙缩小,无法完全复位。CT 三维重建(图 3-3-8)显示寰齿间隙增大,寰齿间可见骨赘增生,寰椎前弓不连,可见增生骨赘,后弓闭合不全。MRI(图 3-3-9)显示齿突后方增生瘢痕组织,寰枢椎水平脊髓受压明显,对应节段脊髓信号异常。

治疗原理

寰齿间隙增大,寰齿之间失去正常解剖关系,寰枢椎脱位,寰椎前后弓均存在不连,寰枢椎不稳,时间较长时可导致寰齿间骨赘增生及齿突后方瘢痕组织增生。寰椎向前脱位,齿突相对后移,椎管空间缩小,使脊髓受压变性,出现神经症状。

手术的关键在于恢复寰枢椎的正常解剖关系,使寰椎复位。因寰椎后弓缺损较大,若选择

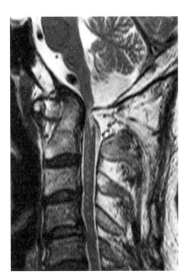

图 3-3-9　正中矢状位 MRI
寰齿间隙增大,齿突后方可见瘢痕组织,脊髓受压明显,对应节段脊髓信号异常

后路寰枢钉棒或钉板内固定术,则缺乏植骨床;若行枕颈,则固定节段过长,颈椎活动丧失较多。因此,该病例选择前路 TARP 手术,有效复位减压的同时可避免枕颈融合。

手术治疗

此例手术在患者取仰卧位颅骨牵引状态下完成。取咽后壁正中入路,常规显露寰枢椎骨性结构后,对寰齿间隙及侧块关节进行充分松解,并将侧块关节软骨面切除制备植骨床后,于双侧侧块关节植入三面皮质髂骨块。将寰椎前结节及枢椎椎体骨性突起磨平使钢板贴服,随后寰椎侧块植入螺钉两枚将 TARP 钢板固定于寰椎,枢椎体中部植入临时复位钉后,配合经口复位器进行复位,术中透视证实复位完全后,枢椎椎体植入两枚枢椎椎体螺钉,撤出复位器后于枢椎植入逆向椎弓根钉两枚进行固定;固定后选择髂前取松质骨颗粒于寰枢椎椎体前方进一步植骨,术后椎管空间恢复,脊髓减压充分(图 3-3-10)。术后 3 个月随访可见寰枢间获得牢固骨性融合(图 3-3-11)。

学习要点

寰椎不连是一种先天性畸形,影像学上表现为寰椎前弓或/和后弓连续性中断,应注意与骨折鉴别。若为单纯前弓或后弓不连,寰枢稳定性无明显异常,可常规随诊,无须外科介入;一旦发现存在寰枢椎稳定性异常,则应进行外科治疗,避免因脱位导致神经损伤。

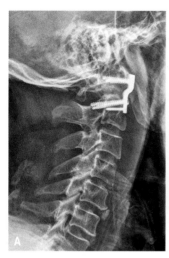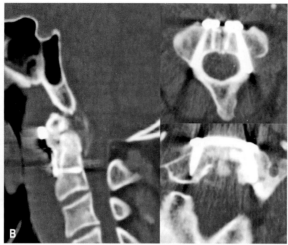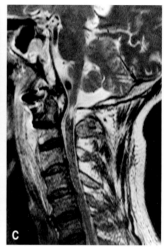

图 3-3-10　TARP 术后

术后 X 线片侧位（A）及术后 CT（B）显示寰椎前弓与枢椎齿突对应关系恢复，寰齿间可见植骨充分，寰枢椎钉道位置良好，植骨充分；术后 MRI（C）可见脊髓减压充分

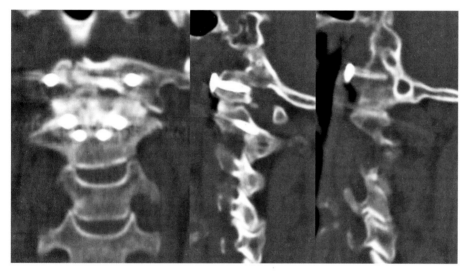

图 3-3-11　术后 3 个月 CT 显示寰枢椎间骨性融合良好

手术方式可根据影像学特点制订，该病例因后方缺乏足够植骨床，因此选择 TARP 术式进行治疗。

（莫少东　艾福志）

（三）寰椎畸形——后路枕颈手术

病例介绍

10 岁男性患儿，以"头颈部歪斜 10 年"代主诉入院。家属诉出生时即发现患儿头颈部轻度歪斜，歪斜程度逐年加重，未予以重视。现头颈部歪斜明显，向右侧歪斜约 45°，颈部活动欠灵活，偶有疼痛。无头晕、头痛、恶心呕吐、麻木感等。X 线片正位（图 3-3-12A）显示头部向右侧歪斜；侧位（图 3-3-12B）显示齿突连续性中断，寰椎向前脱位，寰椎解剖结构不清；过屈位（图 3-3-12C）显示寰椎向前移位，脱位加重；过伸位（图 3-3-12D）显示寰椎无法完全复位。CT 三维重建（图 3-3-13）显示寰椎前后弓不连，寰枢椎脱位，游离齿突，右侧侧块关节失去正常对合关系，寰椎右侧侧块向前下方旋转脱位。MRI（图 3-3-14）显示寰齿间瘢痕组织增生，椎管稍变窄，脊髓未见明显受压变性。

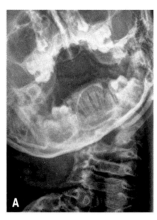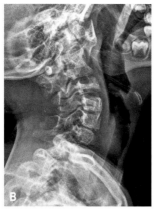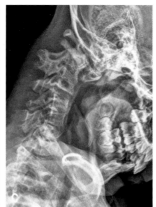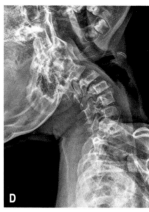

图 3-3-12 颈椎 X 线片
A. 正位显示头部向右侧歪斜;B. 侧位显示齿突连续性中断,寰椎向前脱位,寰椎解剖结构不清;C. 过屈位显示寰椎向前移位,脱位加重;D. 过伸位显示无法完全复位

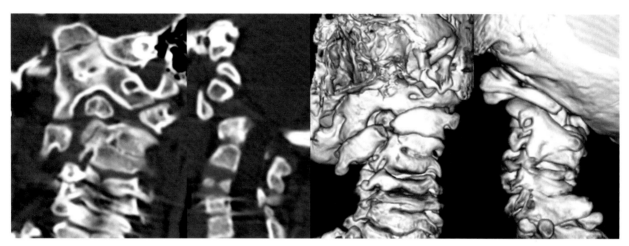

图 3-3-13 寰枢椎 CT 三维重建
寰椎前后弓不连,寰枢椎脱位,游离齿突,右侧侧块关节失去正常对合关系,寰椎右侧侧块向前下方旋转脱位

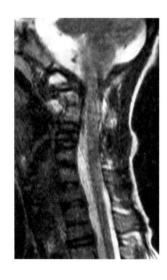

图 3-3-14 正中矢状位 MRI
寰齿间隙增大,寰齿间可见增生瘢痕组织,椎管空间可,脊髓未见明显受压变性

治疗原理

寰椎前后弓均存在不连,寰枢椎不稳定,且存在游离齿突,寰枢椎脱位,且寰枢椎右侧侧块关节失去正常对合关系,寰椎右侧侧块向前下方旋转脱位,导致头部歪斜。

手术关键在于恢复寰枢椎的正常解剖关系,使寰椎复位。因寰椎右侧侧块向前下方旋转脱位,导致出现头部歪斜等原因,右侧寰椎发育不良,植钉困难,因此该病例选择后路枕颈内固定,同时亦可有效矫正头部歪斜。

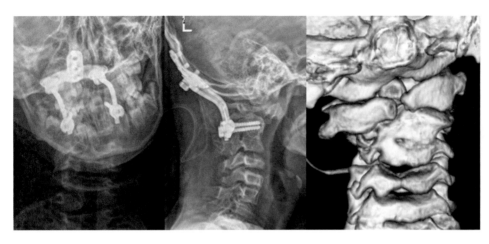

图 3-3-15 枕颈术后 X 线片正侧位及 CT 三维重建可见头部歪斜较术前改善明显

手术治疗

此例手术在患者取俯卧位梅氏头架固定状态下完成,取枕颈后正中入路,常规显露枕骨及寰枢椎后方结构后,枢椎植入椎弓根螺钉,枕骨使用枕骨板,随后通过连接棒进行头颈部矫形及提拉复位固定,斜颈改善明显(图 3-3-15)。固定后使用高速磨钻将寰椎后弓及枢椎棘突、椎板及枕骨打磨毛糙。选择髂后取大块髂骨块骑跨于枕骨及枢椎棘突间,余空隙使用松质骨颗粒植骨(图 3-3-16)。

学习要点

寰椎不连是一种先天性畸形,影像学上表现为寰椎前弓或/和后弓连续性中断,应注意与骨折鉴别。因前后弓不连,可使寰枢关节稳定性变差,导致严重脱位畸形。

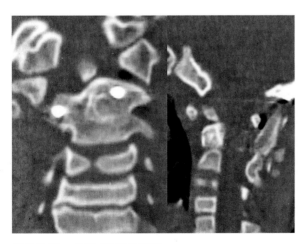

图 3-3-16 术后 CT 三维重建
寰椎右侧侧块抬升至枢椎上关节面上方,椎管空间较术前改善,后方植入髂骨植骨充分

手术方式可根据影像学特点制订。该病例寰枢椎右侧侧块关节失去正常对合关系,寰椎右侧侧块向前下方旋转脱位,导致出现头部歪斜,牵引复位的前提下,可根据不同情况选择后路寰枢或枕颈手术治疗,可有效进行头颈部矫形。

(莫少东 艾福志)

(四)融合畸形——后路手术

病例介绍

11 岁男性患者,以“发现颈部偏斜 11 年,尿频伴呼吸困难 2 年余”代主诉入院。11 年前患者出生后 10 天左右家属发现患者头部向右偏斜,其他生长发育未见异常。10 年前就诊于外院,诊断为“斜颈”,予以手法按摩等治疗,未见明显效果。6 年前自高处摔下,头部着地,自诉头痛不适,四肢活动灵活,未就诊。5 年前就诊于外院,诊断为“骨性斜颈”,未予治疗。2 年前逐渐出现呼吸困难,并伴有尿频;症状不重,未重视。1 个月前呼吸困难症状加重,偶伴有吸气困难明显,就诊于外院,行全身检查未发现异常。后就诊于某中医医院,对症治疗后效果不佳。20 余天前就诊于我院行颈椎 X 线片检查,显示颈 2、3 椎体融合,考虑阻滞椎形成。颈椎 CT 显示“寰枢椎关节融合并头部偏斜”。颈椎 MRI 显示“颈 2、3 节段脊髓内信号异常,考虑中央管扩张可能”,建议手术治疗。后就诊于某专科医院,行颈椎及椎动脉血管 CT 后,诊断为颈椎骨性斜颈,建议放弃治疗。为求进一步诊治来我院,门诊以“先天性颈椎畸形并脊髓压迫症”收入院。查体:颈椎曲度增大,头部向右偏斜约 20°；颈椎屈伸活动度 35°/15°；左右侧屈 15°/35°；左右旋转 35°/35°。上颈段后方轻度压痛，无明显放射痛。双侧压头试验阴性，臂丛牵拉试验阴性。四肢感觉及肌力正常。双侧 Hoffmann 征、Babinski 征阴性；双侧膝反射、踝反射活跃；双侧肱二头肌反射、肱三头肌反射、桡骨膜反射正常。会阴区触觉减退。颈椎 X 线片正位（图 3-3-17A、B）显示头部向右侧偏斜；侧位显示颈 2、3 未见明显间隙；过屈侧位（图 3-3-17C、D）显示寰齿关节间隙明显增大；过伸位显示寰齿关节间隙缩小。CT（图 3-3-18）冠状位重建显示左侧寰椎侧块存在，右侧侧块与枕骨髁融合，颈 2、3 椎体分节不全；三维重建显示枕骨与寰椎右侧部分融合，寰椎左侧部分发育良好，颈 2、3、4 融合畸形，头部向右侧偏斜，颈 1、2 之间向左侧凸起；后方观可见颈 2、3 左侧椎板融合，颈 3、4 椎板融合

畸形，颈 6 右侧椎板缺如。颈椎 MRI（图 3-3-19）显示寰齿关节间隙增大，相应节段椎管内脊髓中央管高信号改变，轻度扩张。

治疗原理

此例患者为先天性发育畸形，多发椎体融合及分节不全，伴有寰枢椎不稳定，斜颈畸形。因患者存在寰枢椎不稳，并伴有脊髓信号异常，因此治疗的关键是恢复寰枢椎之间的稳定性并固定，再矫正头部偏斜畸形。过伸位上寰枢椎可完成复位，间隙变小。因枕骨与寰椎融合，颈 2、3、4 椎融合，因此固定上采取颈枕固定融合。

手术治疗

手术采用全麻俯卧位，头颈保持中立位，Mayfield 头架固定。行后正中手术切口，逐层切开显

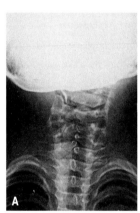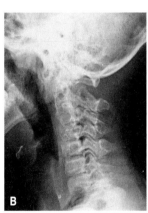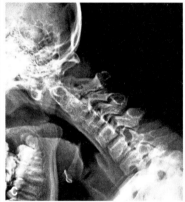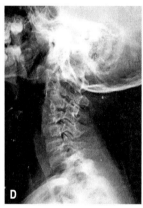

图 3-3-17 颈椎 X 线片
A. 正位显示头部向右侧偏斜；B. 侧位显示颈 2、3 未见明显间隙；C. 过屈侧位显示寰齿关节间隙明显增大；D. 过伸位显示寰齿关节间隙缩小

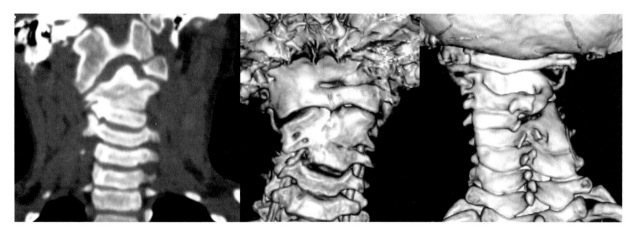

图 3-3-18 颈椎 CT 冠状位及三维重建显示畸形状态

露枕骨、寰椎后弓至颈4椎板。术中见寰椎后弓及枕骨间无活动度。寰椎后弓与枢椎间间隙明显增大。螺钉分别固定枕骨及颈4左侧椎板及右侧颈2、3融合椎板。放松头架，过伸位复位寰枢椎，可见寰枢椎之间间隙明显变窄，寰椎后弓及颈2、3椎之间

间隙消失。固定头架，连接枕骨板及下方螺钉。处理枕骨及颈椎后方骨质，取髂骨松质骨颗粒行植骨融合术。因患者骨质相对较差，术后使用Halo-Vest支架辅助外固定（图3-3-20）。术后2年复查骨性融合良好（图3-3-21A），脊髓空洞缩小（图3-3-21B）。

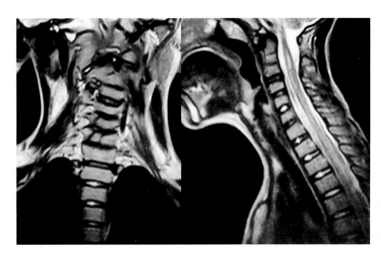

图 3-3-19　颈椎冠状位及矢状位 MRI 分别显示骨性畸形及椎管内脊髓受压情况

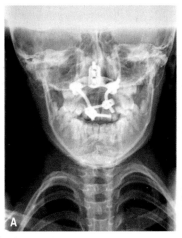
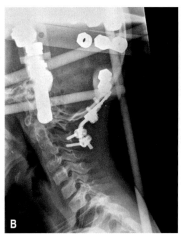
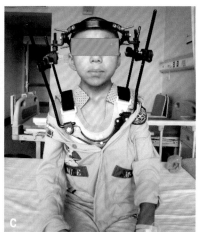

图 3-3-20　颈椎 X 线片及术后外观照
A. X 线片正位显示头部偏斜明显改善；B. X 线片侧位显示寰齿关节间隙正常；C. 术后外观照显示头部偏斜畸形改善

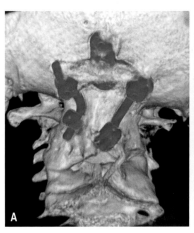
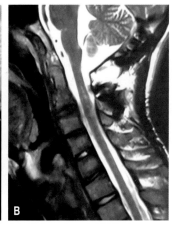

图 3-3-21　术后 2 年复查 CT 及 MRI
A. CT 显示骨性融合，颈枕位置改善；
B. MRI 显示斜坡枢椎角正常，脊髓信号改善，寰枢椎节段脊髓变粗，中央管扩张消失

学习要点

本病例多种畸形并存,不仅有椎体分节不全,还存在发育不全;寰枢椎之间稳定性差,反复刺激引起相应神经症状。对于此类病例,首先应该明确畸形的类型及状态,寰枢椎之间是不稳还是脱位,是否可复位。如果不能复位,如何采取相应措施恢复寰枢椎解剖关系,并制订固定节段。因患者为儿童,且为畸形,发育异常,骨骼细小,因此术前必须行 CT 检查以明确骨骼结构特点,确定固定节段及方案,明确固定位置是否存在血管畸形,降低损伤血管并发症的发生率。

(臧全金 李浩鹏)

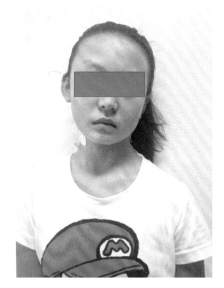

图 3-3-22 患儿正面大体照

二、颅颈交界区畸形致骨性斜颈——后路手术

病例介绍

12 岁女性患儿,以"发现头部向左偏斜 7 年"代主诉入院。7 年前患儿家属发现患儿头部逐渐向左偏斜,无颈项部疼痛,双上肢握筷等精细动作无明显受限,无行走不稳、踩棉花感,四肢无明显麻木。7 年来头部向左偏斜越来越明显,为求诊治,来我院。入院时患儿的大体照提示患儿头部向左偏斜,下颌偏向右侧,右肩稍高于左侧,胸背部无明显剃刀背畸形(图 3-3-22)。

颈椎 X 线片正侧位(图 3-3-23A、B)显示颈 2~3 分节不全,头偏向左侧,未见游离齿突等其他骨性畸形;屈伸位(图 3-3-23C、D)提示寰齿前间

隙差值为 5mm。CT 冠状位重建(图 3-3-24)显示颈 2~3 分节不全,椎体发育异常,颈 2~3 左侧椎体高度低于右侧,左侧寰椎侧块与齿突的距离小于右侧寰椎侧块与齿突的距离,左侧寰椎枕骨化畸形,左侧寰枕关节间隙消失。MRI(图 3-3-25)矢状位显示寰齿前间隙增大,同水平硬膜囊稍受压,脊髓内部未见明显异常信号。

治疗原理

患儿颈 2~3 分节不全,椎体发育异常,颈 2~3 左侧椎体高度低于右侧。为维持两眼直视,颈段脊柱偏向右侧,患儿需头偏向左侧,导致左侧寰枢关节间隙大于右侧。长此以往,寰椎横韧带逐渐松弛,横韧带无法发挥限制齿突过度前移的作用,

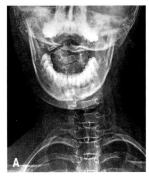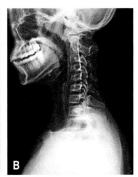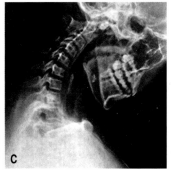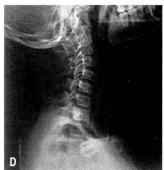

图 3-3-23 颈椎 X 线片
A. 正位显示颈 2~3 分节不全,颈 2~3 左侧高度低于右侧,头偏向左侧,未见游离齿突等其他骨性畸形;B. 侧位显示颈 2~3 分节不全,颈椎曲度变直;C. 过伸位显示寰齿前间隙消失;D. 过屈位显示寰齿前间隙为 5mm

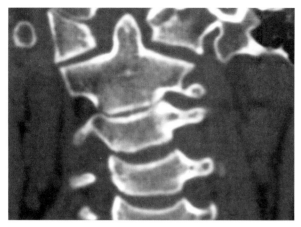

图 3-3-24　颈椎 CT 冠状位重建

颈 2~3 分节不全,椎体发育异常,颈 2~3 左侧椎体高度低于右侧,左侧寰椎侧块与齿突的距离小于右侧寰椎侧块与齿突的距离,左侧寰椎枕骨化畸形,左侧寰枕关节间隙消失

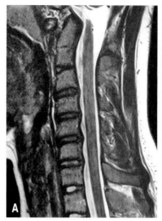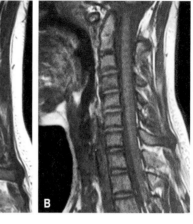

图 3-3-25　颈椎 MRI

A. 颈椎 MRI 平扫 T_1WI 矢状位显示寰齿前间隙增大,同水平硬膜囊稍受压;B. 颈椎 MRI 平扫 T_1WI 矢状位显示寰齿前间隙增大,同水平硬膜囊稍受压,脊髓内部未见明显高信号

因此过屈过伸活动时寰齿前间隙逐渐增大。由于患儿年龄较轻,椎管相对容积较大,因此长期反复不稳刺激并未导致脊髓变性。

本例患儿寰椎横韧带松弛,因此通过寰枢的固定融合可有效纠正寰枢椎失稳。但是该患儿同时合并颈 2~3 分节不全,左侧椎体高度低于右侧,导致患儿出现骨性斜颈,因此适当撑开右侧寰枢关节或行右侧颈 2~3 截骨可纠正骨性斜颈。对于固定节段的选择,该例患儿存在颈 2~3 分节不全,因此下方固定选择在颈 2 即可。对于上方固定节段的选择,由于该例患儿存在左侧寰椎枕骨化,因此上方固定节段无论选择在寰椎还是枕骨,其寰椎关节的活动均受限,为便于植钉,该例患儿选择后路的枕骨 - 枢椎的固定融合。

手术治疗

此例手术患者在俯卧位颅骨牵引状态下完成。取寰枢椎后正中入路,选择枕骨髁、双侧枢椎椎弓根固定,可以选择钉板系统或钉棒系统固定,本例患者采用的是钉棒系统固定(图 3-3-26)。固

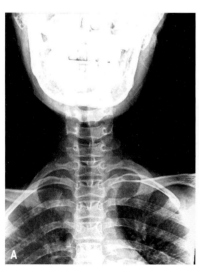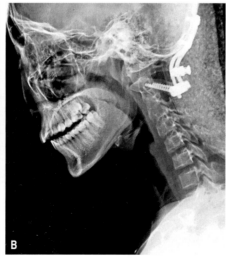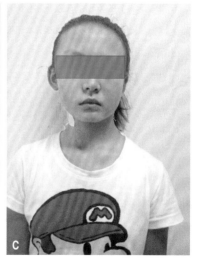

图 3-3-26　寰枢椎畸形致骨性斜颈行后路枕颈钉棒术后 X 线片及大体照

A. 术后 X 线片正位显示患者斜颈明显改善;B. 术后 X 线片侧位显示寰椎前弓与枢椎椎体间对应关系恢复;C. 术后大体照显示患儿头居中,颈项部无明显偏斜

定后使用高速磨钻将枕骨髁、寰椎后结节及枢椎棘突、椎板打磨毛糙。选择髂后燕尾状骨块植骨,可获得牢固骨性融合(图 3-3-27,图 3-3-28)。

学习要点

颅颈交界区畸形(craniovertebral junction abnormalities,CVJA)是一种先天性畸形,影像学上表现为颈椎骨性发育异常,常表现为半椎体畸形或椎体分节不全,两侧颈段脊柱的高度存在差异,患者通常以外观畸形、斜颈为主诉,颈椎偏向椎体短缩一侧,头部偏向对侧。最常见的神经症状类似中央管综合征,常见于合并颅底凹陷的患儿。若骨性斜颈导致椎动脉狭窄,可出现间歇性意识改变、短暂视野丧失、眩晕等椎动脉供血不足症状。CVJA 影像学特点为一侧枕骨髁发育不良、寰枢椎旋转脱位、寰椎与齿突间距的不对称、斜坡枢椎角增大以及颅底凹陷。

CVJA 所致额面部畸形与肌性斜颈相似,通过 X 线检查可与肌性斜颈相鉴别。CVJA 致骨性斜颈常合并寰椎横韧带松弛,寰枢椎固定植骨融合术是目前最为有效的手术治疗方案,但固定节段的选择,需同时兼顾寰枢椎的固定以及畸形的矫形。手术可以选择前路或者后路完成,可在凸侧截骨或凹侧撑开,矫正侧凸畸形。虽然前路截

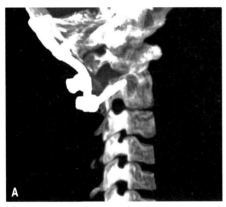
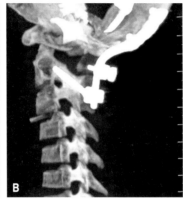
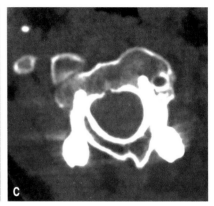

图 3-3-27 寰枢椎畸形致骨性斜颈行后路枕颈钉棒术后 CT
A. 术后矢状位重建右侧位显示寰枢椎解剖关系恢复,螺钉位置良好;B. 术后矢状位重建左侧位显示寰枢椎解剖关系恢复,螺钉位置良好;C. 术后轴位 CT 平扫提示,螺钉位置良好,未侵及椎动脉

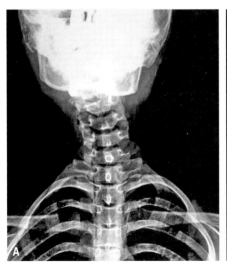
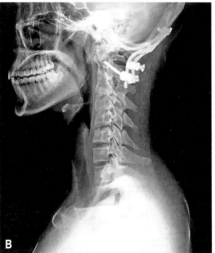
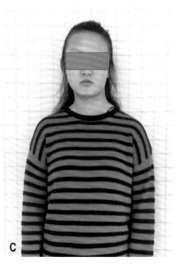

图 3-3-28 寰枢椎畸形致骨性斜颈行后路枕颈钉棒术后 3 年复查 X 线片及大体照
A. 术后 3 年 X 线片正位提示患者头略偏向左侧,颈部段脊柱略偏向右侧;B. 术后 3 年 X 线片侧位显示内固定稳定;C. 术后 3 年大体照显示患儿头居中,双肩等高

骨闭合利于骨性愈合,但手术风险较大。在后路寰枢椎矫形固定进行凹侧撑开时,应该注意植骨方式的选择,后路寰枢椎关节间隙植骨可能较单纯椎板后方植骨更加可靠。

（杨俊松）

三、枢椎畸形

(一) 小儿先天性游离齿突、寰枢关节脱位(合并唐氏综合征)——后路复位固定手术

`病例介绍`

7 岁男性患儿,以“右下肢跛行 6 年,摔伤后加重 6 个月”代主诉入院。患儿 6 年前自学会行走即发现右下肢跛行状态,一直未予重视。6 个月前患儿在床上玩耍时不慎跌落床下,头朝下着地,伤后右下肢跛行症状加重,并出现右上肢无力。颈椎 X 线片侧位(图 3-3-29)显示游离齿突,寰椎前结节与枢椎椎体间隙增大。颈椎 CT 三维重建(图 3-3-30A)显示齿突基底部与枢椎椎体分离,寰齿关节间隙正常存在;枢椎椎体与寰椎后弓间距仅 3.6mm(图 3-3-30B),颈 2~3 分节不全。颈椎 MRI(图 3-3-31)显示枢椎后移压迫延髓颈髓

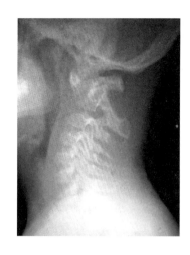

图 3-3-29　颈椎 X 线片侧位显示寰椎前结节与枢椎椎体前缘间隙增大,齿突游离

腹侧,对应截面脊髓变性异常。

`治疗原理`

寰齿关节间隙正常,寰齿之间的解剖关系正常,齿突与枢椎椎体因解剖连续性破坏,枢椎椎体无法和齿突一起发生位移,横韧带无法发挥限制齿突过度前移的作用,寰枢椎稳定性丧失,发生脱位。脱位状态下,相应节段脊髓受压,长期反复不稳刺激脊髓,出现脊髓变性,出现神经症状。

手术无法使枢椎椎体和齿突融合恢复其连续性,因此只能行寰枢椎固定融合术,使寰椎及枢椎

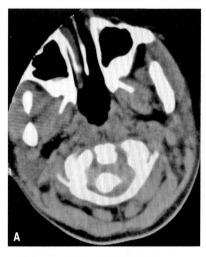
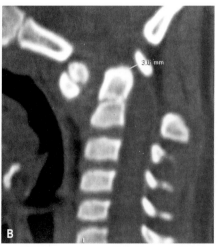
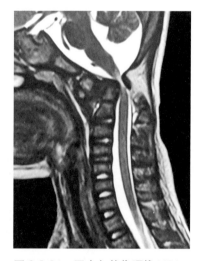

图 3-3-30　颈椎 CT 三维重建
A. 寰椎与齿突对应关系存在,寰齿关节间隙正常;B. 齿突基底部与枢椎椎体分离,寰齿关节间隙正常,寰椎前弓与枢椎椎体间距离增大,颈 2~3 分节不全

图 3-3-31　正中矢状位颈椎 MRI
寰椎前弓与枢椎齿突间隙正常,齿突与枢椎椎体分离,枢椎椎体与寰椎前弓间距离增大并向后上方移位压迫脊髓,对应截面脊髓变性异常

恢复其解剖关系。此种手术可以选择前路手术或者后路手术。此例患者选择后路手术是因为后路手术操作更加简便、安全。

手术治疗

此例手术患儿取俯卧位。患儿寰枢关节脱位为易复性脱位,因此未行颅骨牵引,取寰枢椎后正中入路,选择寰椎侧块、枢椎椎弓根螺钉固定,可以选择钉板系统或钉棒系统固定。本例患者采用的是钉棒系统固定(图 3-3-32)。固定后使用高速磨钻将寰椎后弓、后结节及枢椎棘突、椎板打磨毛糙,选择人工骨颗粒植入其间,可获得牢固骨性融合(图 3-3-33)。术后患儿脊髓受压明显改善(图 3-3-34)。

学习要点

游离齿突畸形是一种先天性畸形,影像学上表现为齿突基底部及枢椎椎体分离,注意与齿突骨折的区别。

对于游离齿突畸形患者,过屈位寰枢椎脱位,中立位或过伸位寰枢椎解剖关系恢复,但无法维持。寰枢椎固定植骨融合术是目前最为有效的手术治疗方案。手术可以选择前路或者后路完成,但应该注意植骨床的制备及植骨的质量。

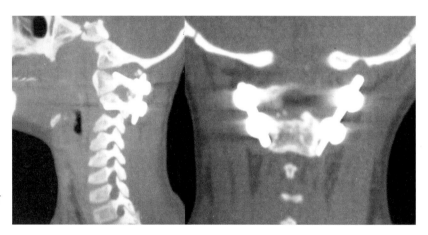

图 3-3-32　后路寰枢椎钉棒术后 CT 矢状位及冠状位

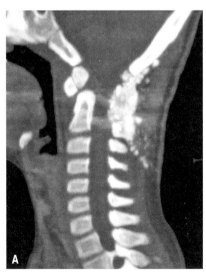

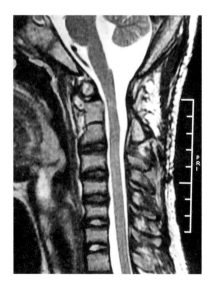

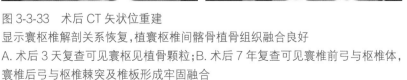

图 3-3-33　术后 CT 矢状位重建
显示寰枢椎解剖关系恢复,植寰枢椎间髂骨植骨组织融合良好
A. 术后 3 天复查可见寰枢椎见植骨颗粒;B. 术后 7 年复查可见寰椎前弓与枢椎体,寰椎后弓与枢椎棘突及椎板形成牢固融合

图 3-3-34　术后 MRI
显示寰枢椎对位良好,脊髓腹侧受压明显改善,脊髓形态完全正常

(黄 钢　姬西团)

（二）寰枢椎脱位——后路手术

病例介绍

5 岁男性患儿，以"发现四肢乏力 12 天"代主诉入院。12 天前患儿家属无意中发现患儿走路时间不长即需要下蹲休息，且下蹲休息后无法自行站立，以右下肢为著，休息后稍缓解。不伴有发热、咳嗽、头痛、头晕等症状。当时未在意。但患者症状逐渐加重，双下肢乏力进行性加重，下蹲休息次数增多，休息后不能缓解。就诊于外院以"双下肢无力待查"给予"抗感染、营养心肌"等治疗；住院期间行腰椎穿刺，脑脊液化验检查示"红色脑脊液、浑浊、有凝块，潘氏试验阳性，脑脊液葡萄糖定性弱阳性。生化检查：蛋白 294mg/dl，氯 118.5mmol/L"，予以"头孢噻肟、果糖、维生素 C、维生素 B_{12}"治疗，8 天后患儿双下肢乏力继续

加重，且出现双上肢乏力，右手为著，右手抓物不灵活，双手不能持重物。双下肢可抬离床面。为求进一步诊治，遂来我院。门诊以"四肢乏力原因待查"收住我科。患者未曾抽搐，无意识障碍，精神、食欲、睡眠可，大小便正常。查体：皱眉时双侧额纹基本对称，龇牙时口角略向左侧偏斜，双侧鼻唇沟对称，双侧眼睑能完全闭合，鼓腮吹气时无漏气。指鼻试验可完成，跟膝胫试验不能完成。双下肢感觉及定位较准确，左上肢肌力对称，Ⅳ级，右上肢肌力Ⅳ-级；双下肢肌力Ⅳ级；双下肢肌张力增高，双侧膝反射活跃，跟腱反射亢进，双侧巴氏征阳性。克氏征、布氏征阴性。辅助检查：入院后行颈椎 X 线侧位及过屈过伸侧位检查（图 3-3-35）显示寰齿关节间隙明显增大。CT 三维重建（图 3-3-36A、B）显示寰枢椎之间旋转脱位，枢椎相对于寰椎向右旋转；齿突游离畸形，寰

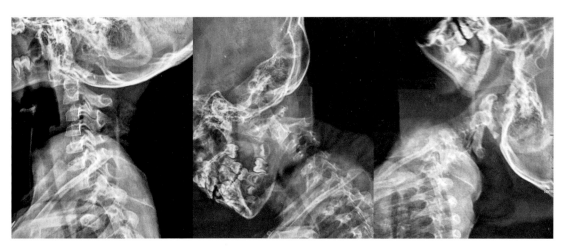

图 3-3-35　颈椎 X 线片侧位及过屈过伸侧位显示寰齿关节间隙明显增大

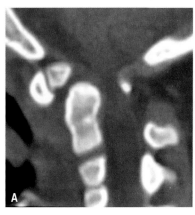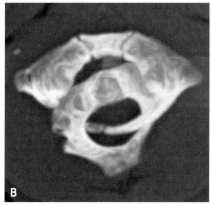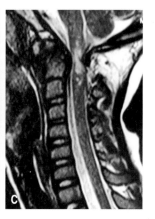

图 3-3-36　术前颈椎 CT 及 MRI

A、B. 可见旋转畸形及齿突游离畸形；C. 可见齿突与枢椎椎体之间不连续，相应节段椎管狭窄，脊髓信号异常

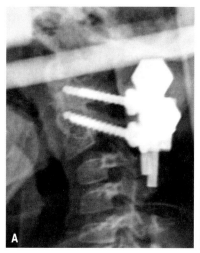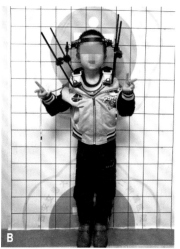

图 3-3-37　游离齿突畸形行
后路寰枢椎钉棒术后
A. 术后侧位 X 线片；B. 术后
外观照，佩戴 Halo-Vest 支具

齿关节间隙增大。颈椎 MRI（图 3-3-36C）显示寰枢椎之间距离增大，相对应节段椎管狭窄，T_2WI相显示脊髓信号明显升高，片状高信号影。诊断为"寰枢椎脱位并脊髓损伤不全瘫，游离齿突畸形"。

治疗原理

此例患者为游离齿突畸形，出现寰枢椎脱位，且寰枢椎之间出现旋转。动力位检查示寰枢椎无法完全复位。因合并游离齿突畸形，寰枢椎之间稳定性丧失，故治疗上只能选择复位固定融合术。

手术治疗

本例手术在患者取全麻俯卧位状态下完成。头颈保持中立位，颅骨牵引 3kg，手术床调整至头高脚低位，通过牵引后寰枢复位。自寰枢椎椎弓根对应位置开口、扩大、椎弓根螺钉固定。透视寰枢椎位置恢复，内固定位置满意。预处理寰椎后弓及枢椎棘突及椎板，取自体髂骨松质骨颗粒植骨。并行 Halo-Vest 固定（图 3-3-37）。

学习要点

此例患者为儿童，CT 扫描可见寰椎前弓两处骨不连接，为正常骨性骨化中心未连接征象，需注意与骨折相鉴别。寰枢椎之间存在旋转，同时合并游离齿突畸形，需与旋转脱位相鉴别。大部分旋转脱位患者寰齿关节间隙没有明显增大，多合并创伤、炎症、咽部手术等病史，而游离齿突畸形

导致的寰枢椎脱位合并寰枢椎旋转，可能是姿势异常等导致。

游离齿突畸形患者因寰齿关节间隙正常，而寰椎与枢椎之间距离增大，寰枢椎之间稳定性丧失。要恢复寰枢椎之间的稳定性，必须行寰枢椎固定融合。

儿童骨骼发育不完善，术前需完善颈椎 CT 测量寰枢椎骨性结构是否能够完成常规固定。若骨骼细小无法完成，需结合其他固定。

（臧全金　李浩鹏）

（三）先天性游离齿突——后路手术

病例介绍

47 岁男性患者，以"四肢麻木无力两年，加重伴行走不稳半年"主诉入院。两年前开始出现四肢麻木，并伴有无力、不灵活，握筷及精细动作完成欠佳，多次就诊行营养神经治疗效果不佳。半年前出现四肢无力麻木加重，并伴有行走不稳、踩棉花感。颈椎 X 线片侧位（图 3-3-38A）显示寰椎前结节与枢椎椎体间隙增大；过屈位（图 3-3-38B）显示寰椎及齿突向前移位，寰椎前缘与枢椎椎体前缘之间的距离明显增加，寰齿关节间隙不变；过伸位（图 3-3-38C）显示寰椎与枢椎解剖关系恢复。寰枢椎 CT 三维重建（图 3-3-39）显示齿突基底部与枢椎椎体分离，且齿突基底部与枢椎椎体上方均圆钝、硬化，寰齿关节间隙正常；寰椎侧块内缘骨质正常，未见骨折征象。颈椎

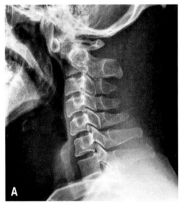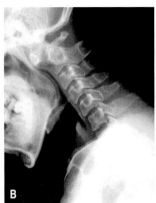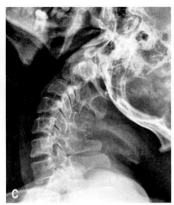

图 3-3-38 颈椎 X 线片

A. 侧位显示寰椎前结节与枢椎椎体前缘距离增宽;B. 过屈位显示寰椎与枢椎椎体距离增大;C. 过伸位显示寰椎与枢椎椎体距离缩短,恢复至正常位置

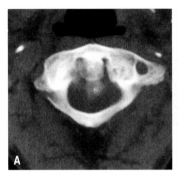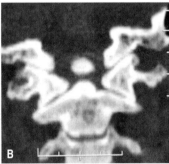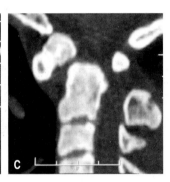

图 3-3-39 寰枢椎 CT 三维重建

A. 寰椎与齿突对应关系存在,寰齿关节间隙正常;B. 齿突与枢椎椎体之间存在间隙,且齿突基底部与枢椎椎体上方均圆钝、硬化;C. 齿突基底部与枢椎椎体分离,且齿突基底部与枢椎椎体上方均圆钝、硬化,寰齿关节间隙正常,寰椎前弓与枢椎椎体间距离增大

MRI(图 3-3-40)显示寰椎前弓与枢椎齿突间隙正常,齿突与枢椎椎体分离,枢椎椎体与寰椎前弓间距离增大并向后上方移位压迫脊髓,对应截面脊髓信号异常。

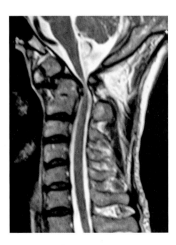

图 3-3-40 正中矢状位MRI

寰椎前弓与枢椎齿突间隙正常,齿突与枢椎椎体分离,枢椎椎体与寰椎前弓间距离增大并向后上方移位压迫脊髓,对应截面脊髓信号异常

治疗原理

寰齿关节间隙正常,寰齿之间的解剖关系正常,齿突与枢椎椎体因解剖连续性破坏,因此过屈过伸活动时寰椎同齿突一起活动,而枢椎椎体无法与齿突一起发生位移,横韧带无法发挥限制齿突过度前移的作用,寰枢椎稳定性丧失,发生脱位。脱位状态下,相应节段脊髓受压,长期反复不稳刺激脊髓,导致脊髓变性,出现神经症状。

手术无法使枢椎椎体和齿突融合恢复其连续性,只能行寰枢椎固定融合术,使寰椎及枢椎恢复其解剖关系。此种手术可以选择前路手术或者后路手术。此例患者选用后路手术是因为后路手术操作更加简便、安全。

手术治疗

此例手术在患者取俯卧位颅骨牵引状态下完成。取寰枢椎后正中入路,选择寰椎、枢椎椎弓根螺钉固定,可以选择钉板系统或钉棒系统固定,本例患者采用的是钉棒系统固定(图 3-3-41)。固定后使用高速磨钻将寰椎后弓、后结节及枢椎棘突、椎板打磨毛糙。选择髂后取松质骨颗粒植骨,将寰椎后弓及枢椎椎板及棘突使用高速磨钻打磨后将松质骨颗粒植于其间(图 3-3-42A),可获得牢固骨性融合(图 3-3-42B)。

学习要点

游离齿突畸形是一种先天性畸形,影像学上表现为齿突基底部及枢椎椎体上缘圆钝、硬化,注意与齿突骨折的区别。

对于大部分游离齿突畸形患者,过屈位寰枢椎脱位,中立位或者过伸位寰枢椎解剖关系恢复,但无法维持。寰枢椎固定植骨融合术是目前最为有效的手术治疗方案。

手术可以选择前路或者后路完成,但应该注意植骨床的制备及植骨的质量。

(臧全金)

(四) 齿突不连并寰枢椎脱位——咽后松解后路复位固定术

病例介绍

68 岁女性患者,以"四肢麻木无力 6 年,加重不能行走 6 个月"主诉入院。6 年前患者无明显诱因逐渐出现四肢麻木无力,行走不稳,踩棉花感,一直未在意。近 6 个月来,上述症状加重,持物不稳,翻身起立困难,不能独立行走。X 线片(图 3-3-43)显示寰椎前结节与枢椎椎体前缘距离(ADI)

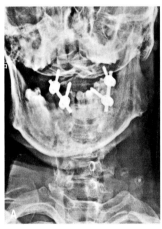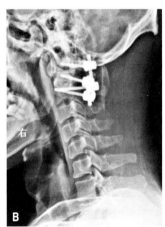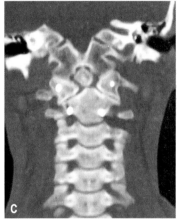

图 3-3-41　游离齿突畸形行后路寰枢椎钉棒术后
A、B. 术后 X 线片正、侧位显示寰椎前弓与枢椎椎体间对应关系恢复,寰枢椎钉棒后方可见植骨组织;C. 术后 CT 可见寰枢椎双侧侧块关节对称,螺钉均位于骨质内

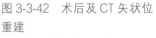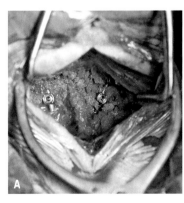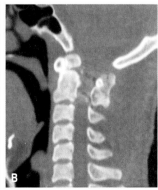

图 3-3-42　术后及 CT 矢状位重建
显示寰枢椎解剖关系恢复,寰枢椎间髂骨植骨组织融合良好

明显增宽,寰枢关节角度明显增大,寰椎前结节前下方下移到枢椎椎体前下方,寰枢关节面明显狭窄并前缘骨质增生。CT 三维重建(图 3-3-44)显示寰椎前结节明显下移,与枢椎椎体间形成假性关节,并骨质增生。横断面 CT 显示寰枢关节间隙明显骨质增生,后上脱位的齿突造成局部椎管严重狭窄,右侧枢椎椎动脉孔狭窄,左侧椎动脉孔大,枢椎椎弓根狭小。CTA(图 3-3-45)显示左侧椎动脉

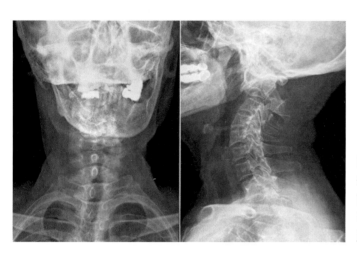

图 3-3-43　颈椎 X 线片
寰椎前结节与枢椎椎体前缘距离(ADI)增宽,寰枢关节角度明显增大,寰椎前结节下移明显,寰枢关节面明显狭窄

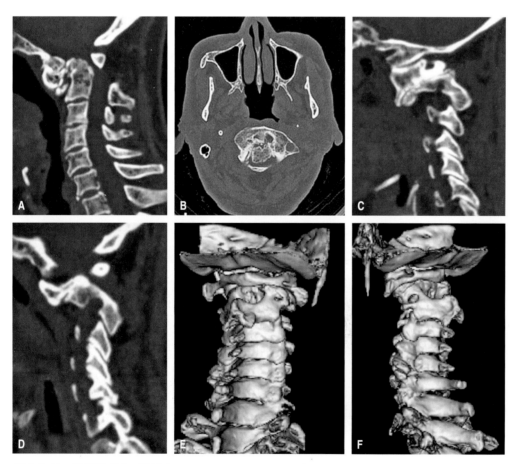

图 3-3-44　寰枢椎 CT 三维重建
A. 寰椎前结节明显下移,与枢椎体间形成假性关节,并骨质增生,后上脱位的齿突造成局部椎管明显狭窄;B. 寰枢关节间隙明显骨质增生,肥厚的齿突造成局部椎管严重狭窄;C. 矢状面显示寰枢关节明显狭窄;D. 颈椎矢状面 CT 示枢椎椎弓根狭小;E、F. 矢状面重建显示右侧枢椎椎动脉孔狭窄,左侧椎动脉孔大

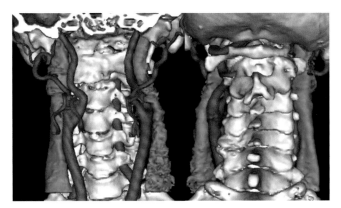

图 3-3-45　CT 血管造影
左侧椎动脉发育正常,椎动脉高跨,右侧椎动脉缺如

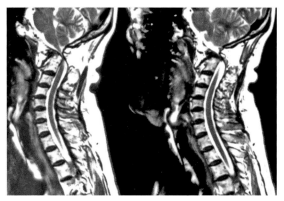

图 3-3-46　正中矢状位 MRI
矢状位 MRI 显示肥厚的齿突向后上方移位,压迫脊髓,
延髓、脊髓角度明显增大,脊髓信号异常

发育正常,椎动脉高跨,右侧椎动脉缺如。MRI(图 3-3-46)显示游离齿突移位到枢椎椎体前下方,枢椎椎体向后上方移位压迫脊髓,脊髓明显变形,脊髓信号异常。

治疗原理

患者游离齿突导致寰枢椎脱位。由于局部不稳,长期处于脱位状态,又造成关节囊、韧带和肌肉挛缩。局部反复刺激形成的瘢痕和大量骨质增生进一步妨碍复位,最终造成局部寰枢关节面倾斜角度增大,处于固定状态。肥厚的齿突向后上方相对移位造成脊髓受压,从而出现严重的神经症状。

术前常规进行床旁颅骨牵引(牵引重量 3~5kg)5 天(图 3-3-47),但脱位的寰枢关节没有任何改变。因此,结合术前的影像学特征,诊断为难复性寰枢椎脱位。若要获得理想的复位减压,则需要进行松解复位。此手术可采用单纯前路松解复位固定,也可选择前路松解后路复位固定。因该患者颈部细长,我们采用咽后路松解后路复位固定技术。

手术治疗

全身麻醉后,患者取仰卧位,颅骨牵引,牵引重量 8kg,牵引 10 分钟,透视寰枢关节间隙轻度增大,齿突没有明显下移(图 3-3-48A)。在维持牵引

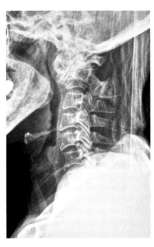

图 3-3-47　连续 5 天颅骨牵引(3~5kg),寰枢关节脱位未见任何改变

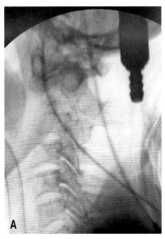

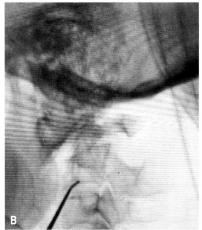

图 3-3-48　经口咽入路松解前后侧位片
A. 术中麻醉后大重量牵引 10 分钟,侧位片示寰枢关节间隙无明显改变;
B. 前路松解后,寰枢关节面张开,齿突下移

的情况下,取右侧颌下横切口,逐层分离,于食管、气管和血管鞘间隙到椎前,透视定位确定节段。于寰椎前结节下缘切断头长肌和颈长肌,识别前方挛缩瘢痕组织,离断寰枢关节囊,用高速磨钻磨除寰椎与齿突关节间的骨赘,用带角度的刮匙和骨刀反复翘剥寰枢关节,见寰枢关节间隙明显张开(图3-3-48B);透视证实获得较满意复位后,寰枢关节间隙植入松质骨,放置引流,逐层关闭切口。接着,患者取俯卧位,维持颅骨牵引。取后正中切口,于寰枢椎植入椎弓根螺钉,钉棒系统固定。首先,于枢椎端钉棒固定,根据残留脱位程度,寰椎端螺钉与棒保持一定距离,由助手向前方压迫枢椎棘突,完成寰椎侧钉棒的固定和复位。固定完成后,高速磨钻将寰椎后弓、枢椎棘突、椎板做去皮质骨处理,取自体髂骨制成颗粒骨植骨(图3-3-49)。

术后并发症

患者术后转 ICU 治疗,术后 4 小时清醒,四肢活动可。术后第 1 天,患者意识清醒,正常交流,四肢自主活动,查体肌力同术前。术后第 2 天 10 时,患者逐渐出现嗜睡,呼吸节律及呼吸动度不规则,心率下降,最低 45 次/分,血压 127/60mmHg,氧饱和度 99%。刺激四肢活动尚可。2 小时后出现呼之不应,四肢不能活动。急查颈椎和颅脑 CT 显示,小脑半球多发性梗死灶,连续复查显示梗死灶范围扩大(图3-3-50)。相关科室会诊意见,后脑循环障碍之双侧小脑半球大面积梗死,给予糖皮质激素、脱水、扩容、改善微循环和营养支持等治疗。患者病情逐渐恶化,于术后第 7 天临床死亡。

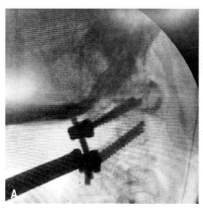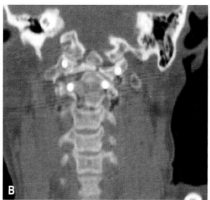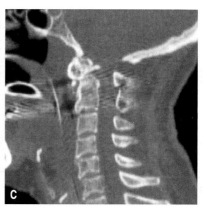

图 3-3-49   游离齿突畸形行前路松解后路寰枢椎钉棒术后
A. 术后侧位片显示获得良好的复位;B. CT 三维重建可见螺钉均位于骨质内;C. CT 矢状面重建显示寰枢椎关节恢复了正常的对合关系,椎管减压良好

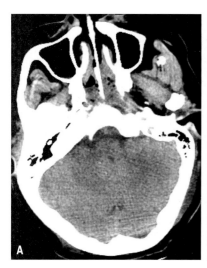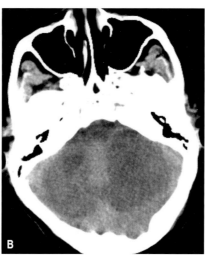

图 3-3-50   术后颅脑 CT 检查
A. 术后第 2 天,第 1 次颅脑 CT;B. 术后第 3 天,第 2 次颅脑 CT

并发症可能的原因分析

长期、反复的寰枢椎脱位可刺激椎动脉导致血管壁异常。患者供血侧椎动脉高跨，椎弓根发育狭小，单侧椎动脉供血或椎动脉两侧粗细差异大，两侧血流压力不平衡，可能在基底动脉内形成涡流，后者损伤血管内膜，从而容易诱发血栓形成。此外，本例患者为老年女性，患骨质疏松，术后活动后，易引起椎弓根钉在钉道内移位，对单侧供血椎动脉造成刺激或挤压；其他还包括患者长期卧床、高龄等风险因素。

经验和预防

（1）精准术前评估：行 CTA 造影，了解椎动脉和骨性结构。

（2）准确的钉道建立：枢椎椎弓根螺钉植入需牢固，螺钉要穿透对侧骨皮质，螺钉进钉点不能太高，使螺钉在椎弓根内尽可能保留较长长度，以获得较大的固定强度。

（3）松解充分：难复性脱位尽可能松解彻底，以缓解枢椎椎弓根螺钉的应力，特别是对骨质疏松患者，避免术后应力大，造成螺钉松动或移位。

（4）对于单侧供血的患者，必要时可采用椎板螺钉替代椎弓根螺钉。

（5）对于血管发育异常或高凝状态的患者，应早期采取抗凝等预防血栓形成的措施。

（西永明）

（五）齿突不连伴寰枢椎脱位——后路手术

病例介绍

55 岁女性患者，以"颈、肩、背部疼痛伴头晕6 个月，加重 4 个月"主诉入院。6 个月前无明显诱因感觉颈部及双侧肩部疼痛，右侧较重，疼痛累及背部，伴头晕，双手麻木感，右手较重，行理疗后疼痛无明显缓解。4 个月前感觉颈、肩、背部疼痛加重，不伴四肢无力，无踩棉花感。X 线片侧位（图 3-3-51A）显示寰椎前结节较枢椎椎体前缘稍向前移；过屈位（图 3-3-51B）显示寰椎及齿突明显向前移位；过伸位（图 3-3-51C）显示寰椎与枢椎解剖关系恢复。CT 冠状位重建（图 3-3-52）显示枢椎齿突移位，寰枢椎左侧侧块间隙明显变窄（图 3-3-52B）。MRI（图 3-3-53）显示枢椎齿突游离，压迫邻近的脊髓，相应脊髓内可见小斑片状长 T_1 长 T_2 信号影。

治疗原理

患者考虑诊断枢椎齿突不连伴寰枢椎不稳，由先天性畸形引起的寰枢椎脱位，因其不能在颅骨牵引或头颈胸石膏支具固定下修复重建脊柱稳定性，常需要在诊断后早期手术治疗，这样不仅有利于患者的长期获益，同时避免寰枢椎脱位带来的一系列风险。后路寰枢椎固定融合术是常用的手术方式，螺钉把持力强，固定可靠，并方便术中提拉复位，且术后有较高的融合率。但在齿突不连的患者中，常存在齿突前脱位，因此在后路植钉

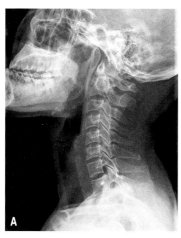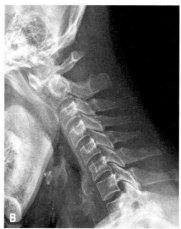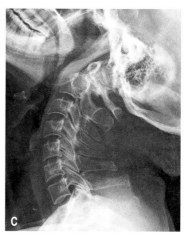

图 3-3-51　颈椎 X 线片

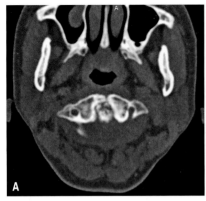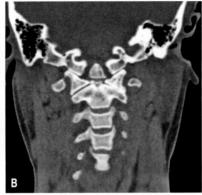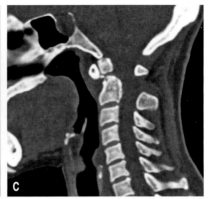

图 3-3-52　寰枢椎 CT 三维重建

A. 寰椎与齿突对应关系存在,寰齿关节间隙正常;B. 齿突与枢椎椎体之间存在间隙,左侧侧块间隙变窄;C. 齿突基底部与枢椎椎体分离,且齿突基底部与枢椎椎体上方均圆钝、硬化,寰齿关节间隙正常,寰椎前弓与枢椎椎体间距离增大

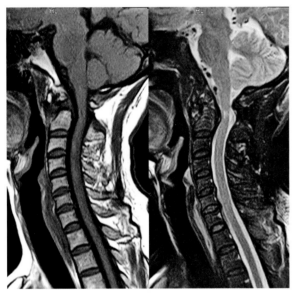

图 3-3-53　正中矢状位 MRI

寰椎前弓与枢椎齿突间隙正常,齿突与枢椎椎体分离,枢椎椎体与寰椎前弓间距离增大并向后上方移位压迫脊髓,相应截面脊髓信号异常

进行固定融合的手术操作中,存在加重寰椎前脱位的风险。据此,本病例选用悬臂梁支撑复位固定术。该技术利用悬吊提拉的力臂将脱位的寰椎复位,而操作中向后的提拉方式避免了加重寰椎前脱位的风险。

手术治疗

此例手术在患者取俯卧位 Mayfield 头架固定状态下完成。取寰枢椎后正中入路,选择悬臂梁支撑复位固定术。显露寰椎后弓及颈 2、3 椎板后,使用神经剥离子小心分离寰椎后弓两侧的上下缘,钩型剥离子经双侧寰椎后弓前缘穿通形成通道,然后经左右侧寰椎后弓各穿过一带导丝的钛缆。于颈 2、3 双侧侧块依次破骨、攻丝,再分别植入适当长度的侧块螺钉。将钛棒塑形成 U 形,穿过钛缆后安装在螺帽上,收紧器收紧钛缆,以实现寰枢椎复位及椎管减压。用髓核钳、小骨刀去除寰椎后弓骨皮质、掀开颈 2 双侧椎板骨皮质,再将明胶海绵置于寰枢椎间隙后方,避免植骨块塌陷进入椎管,然后将取下的颗粒状髂骨及 DBM 人工骨混合后植于寰椎后弓及颈 2、3 椎板上,并将适当大小骨板放置在寰枢间,最后应用预留在两侧钛棒的丝线固定大块的植骨块,紧固有利于在骨接触面形成压应力,避免位移,完成后方植骨(图 3-3-54)。

术后患者寰枢椎解剖关系恢复,在早期随访过程中发现,后方植骨区域融合良好,术后 12 个月随访时前方寰枢椎与后方植骨区域均已骨性融合(图 3-3-55)。

学习要点

枢椎齿突不连是一种先天性畸形,影像学上表现为齿突基底部及枢椎椎体上缘分离,寰齿间距正常,但寰椎与枢椎椎体间间距增大,中立位时寰枢椎可维持正常解剖关系,但在过伸过屈位时寰枢椎脱位。寰枢椎固定植骨融合术是目前最为有效的手术治疗方案,但传统手术方式采用后路螺钉系统进行融合固定,而由后向前的植钉操作

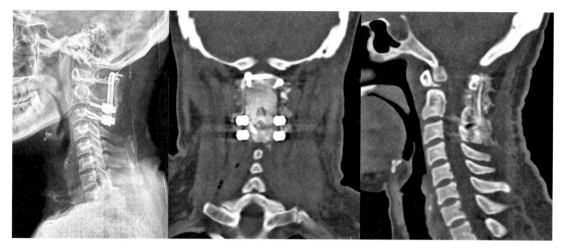

图 3-3-54 齿突不连行后路悬臂梁支撑内复位固定术后

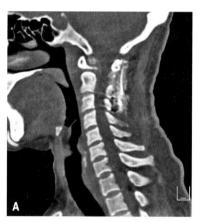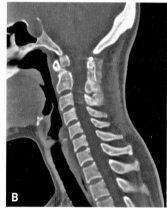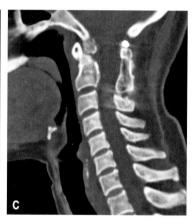

图 3-3-55 寰枢椎矢状位 CT 三维重建

A. 术后即刻矢状位 CT 三维重建,显示寰枢椎解剖关系恢复;B. 术后 3 个月矢状位 CT 三维重建,显示后方植骨区域成骨良好;C. 术后 12 个月矢状位 CT 三维重建,显示后方植骨区与前方寰枢椎区域均已骨性融合

过程,存在将上方齿突向前推移、加重寰枢椎脱位的风险。为规避这一手术风险,对本例患者采用悬臂梁支撑内复位固定术进行寰枢椎复位。

悬臂梁支撑复位固定术主要是利用悬吊提拉的力臂将脱位的寰椎复位,而向后的牵拉操作避免了螺钉植入过程中将寰椎前部向前推移,同时,钛缆与钛棒联合使用,产生持续向后的拉力,可在寰椎复位后有效地维持复位后的状态。

完成复位操作后,应该注意植骨床的制备及植骨的质量。将取下的颗粒状髂骨与 DBM 人工骨混合后植入寰椎后弓及颈 2、3 椎板上,然后将适当大小骨板放置在寰枢间,最后应用预留在两侧钛棒的丝线固定大块的植骨块,这样有利于在骨接触面形成压应力,避免位移的同时促进术后植骨区域的成骨融合。

(王贝宇 刘 浩)

(六)齿突不连伴寰枢椎脱位——后路手术

病例介绍

50 岁男性患者,以"双手指尖麻木伴行走不稳 11 个月"主诉入院。11 个月前患者无明显诱因感双手指尖麻木,伴行走不稳,偶有足底踩棉花感,伴头晕,无明显恶心呕吐,无拿筷子及写字等精细动作不灵活。颈椎 X 线片侧位及过屈过伸侧位(图 3-3-56)显示寰椎不稳,枢椎上段骨质显示不清,边缘骨质硬化。CT 三维重建(图 3-3-57)显示寰椎与齿突对应关系存在,寰齿关节间隙增大,齿突与枢椎椎体之间存在间隙,两者分离,且齿突基底部与枢椎椎体上方均硬化,寰齿关节间隙正常,寰椎前弓与枢椎椎体间距离增大。MRI(图3-3-58)显示齿突骨折,寰枢脱位,枢椎后移,压迫脊髓,颈-延髓交接区脊髓有长 T_2 信号改变。

治疗原理

寰枢椎脱位伴不稳,易导致高危脊髓受压,进而造成脊髓神经损害,危害患者的生命健康,因此常需外科手术的干预,恢复并维持寰枢椎的稳定

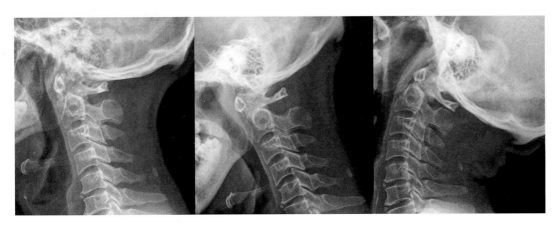

图 3-3-56   颈椎 X 线片

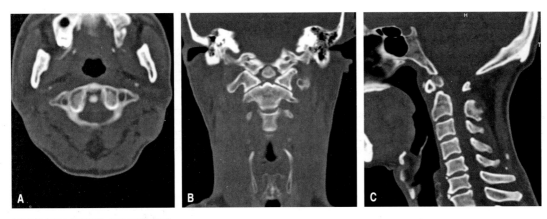

图 3-3-57   寰枢椎 CT 三维重建
A. 寰椎与齿突对应关系存在,寰齿关节间隙增大;B. 齿突与枢椎椎体之间存在间隙;C. 齿突基底部与枢椎椎体分离,且齿突基底部与枢椎椎体上方均硬化,寰齿关节间隙正常,寰椎前弓与枢椎椎体间距离增大

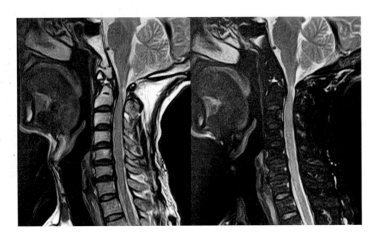

图 3-3-58   正中矢状位 MRI
显示寰枢椎脱位,枢椎后移压迫脊髓,颈-延髓交接区脊髓截面信号异常

性。后路寰枢椎固定融合术因螺钉把持力强，固定可靠，并方便术中提拉复位，因此是常用的治疗寰枢椎脱位的手术方式。由于在齿突不连的患者中，常存在齿突前脱位，因此在后路植钉进行固定融合的手术操作中，存在加重寰椎前脱位的风险。基于此，本例患者选用悬臂梁支撑复位固定术进行寰枢椎复位固定。

手术治疗

此例手术在患者取俯卧位 Mayfield 头架固定状态下完成。取寰枢椎后正中入路，选择悬臂梁支撑复位固定术。显露寰椎后弓及颈 2、3 椎板后，使用神经剥离子小心分离寰椎后弓两侧的上下缘，钩形剥离子经双侧寰椎后弓前缘穿通形成通道，然后经左右侧寰椎后弓各穿过一带导丝的钛缆。于颈 2、3 双侧侧块依次破骨、攻丝，再分别植入适当长度的侧块螺钉。将钛棒塑型成 U 形，穿过钛缆后安装在螺帽上，收紧器收紧钛缆，以实现寰枢椎复位及椎管减压。用髓核钳、小骨刀去

除寰椎后弓骨皮质，掀开颈 2 双侧椎板骨皮质，再将明胶海绵置于寰枢椎间隙后方，避免植骨块塌陷进入椎管，然后将取下的颗粒状髂骨及 DBM 人工骨混合后植入寰椎后弓及颈 2、3 椎板上，并将适当大小骨板放置在寰枢间，最后应用预留在两侧钛棒的丝线固定大块的植骨块，紧固有利于在骨接触面形成压应力，避免位移，完成后方植骨（图 3-3-59）。

术后患者寰枢椎解剖关系恢复，在早期随访过程中，发现后方植骨区域融合良好，术后 12 个月随访时后方植骨区域已骨性融合（图 3-3-60）。

学习要点

枢椎齿突不连可导致寰枢椎脱位，进而引起相应平面的脊髓受压。对于已有脊髓受压的患者，单纯外固定难以将齿突与枢椎椎体融合，并且不能解除脊髓的压迫，因此早期外科手术干预是治疗寰枢椎脱位的主要方式。寰枢椎固定植骨融合术因螺钉把持力大、术后融合率高，

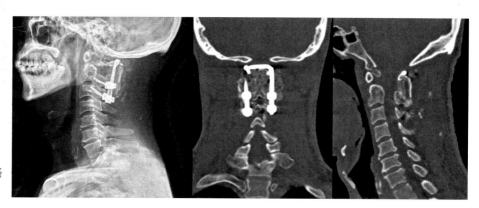

图 3-3-59 齿突不连行后路悬臂梁支撑内固定术后

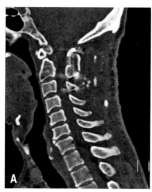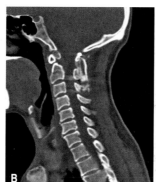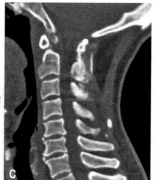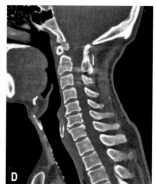

图 3-3-60 寰枢椎矢状位 CT 三维重建
A. 术后即刻矢状位 CT 三维重建，显示寰枢椎解剖关系恢复；B. 术后 3 个月矢状位 CT 三维重建，显示后方植骨区域成骨良好；C、D. 术后 12 个月矢状位 CT 三维重建，显示后方植骨区已骨性融合

是目前最为有效的手术治疗方案,但传统手术方式采用后路螺钉系统进行融合固定,而在由后向前的植钉操作过程存在将上方齿突向前推移、加重寰枢椎脱位的风险。为规避这一手术风险,本例患者采用悬臂梁支撑复位固定术进行寰枢椎复位。

悬臂梁支撑复位固定技术同前一病例所述。寰枢椎脱位术后,良好的融合是维持寰枢椎复位后状态的重要因素。因此术中要注意植骨床的制备及植骨的材料。本例患者采用颗粒状髂骨与DBM人工骨混合后植入寰椎后弓及颈2、3椎板,然后将适当大小骨板修剪成燕尾状放置在寰枢间,最后应用预留在两侧钛棒的丝线固定大块的植骨块,这样有利于在骨接触面形成压应力,维持骨块稳定的同时,可促进术后寰枢椎植骨区域的成骨。

(王贝宇 刘 浩)

(七)寰枢椎脱位——后路手术

病例介绍

51岁男性患者,以"行走不稳伴双下肢无力10年,加重7个月"主诉入院。10年前患者无明显诱因出现行走不稳伴双下肢无力,右侧胸壁至足底麻木,于外院就诊,诊断为"脊髓压迫",未予处理。此后上述症状进行性加重,逐渐累及全身,伴有颈部酸胀感,左侧搏动性头痛,夜间多发。行走时倾斜步态。多次自行接受推拿、按摩等治疗,效果不佳。7个月前劳作时突感腰背部不适,继发全身无力、麻木,进而倒地,神志清楚。于外院接受输液及中医治疗,具体不详,症状稍有好转。1个月前再次出现左下肢无力、浅感觉减弱等症状,左上肢前臂远端感觉异常,右下肢麻木无力。为求进一步治疗来我院,门诊以"寰枢椎脱位"收住院。发病以来精神差,饮食正常,偶有排便无力,体重无明显变化。查体:枕后及颈椎棘突压痛阳性,颈部活动受限。四肢肌力4级,肌张力可。左上肢及右下肢感觉减退,深浅感觉分离。双侧肱二头肌反射、膝反射、踝反射亢进,双侧Hoffmann征、Babinski征阳性。颈椎X线片侧位及动力位未见寰枢椎之间位置改变,寰椎前结节与枢椎椎体前缘距离增宽(图3-3-61)。寰枢椎CT三维重建冠状位(图3-3-62A)显示左侧寰枢椎侧块关节间隙不清,右侧寰枢椎侧块关节间隙清晰;矢状位(图3-3-62B)显示齿突与枢椎椎体分离,边缘硬化,游离齿突畸形,枢椎椎体后倾伴椎管狭窄。颈椎MRI显示齿突与枢椎椎体之间无骨连结,枢椎椎体圆钝向后上方移位压迫脊髓,脊髓受压变细,信号异常(图3-3-63)。入院诊断:游离齿突畸形伴寰枢椎脱位,颈脊髓压迫症并不全瘫。

治疗原理

此例患者为游离齿突畸形,寰枢椎脱位,寰椎与齿突之间的关系存在。寰枢椎之间脱位是因为齿突与枢椎椎体之间的连接丧失,导致寰椎、齿突

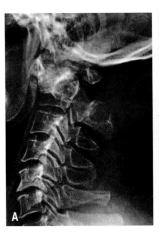
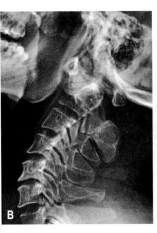
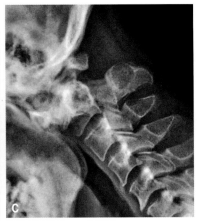

图3-3-61 颈椎X线片

A.侧位显示寰椎前结节与枢椎椎体前缘距离增宽;B、C.动力位显示寰枢椎解剖关系无明显变化

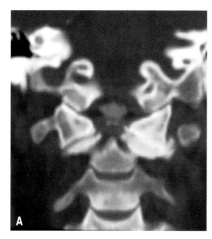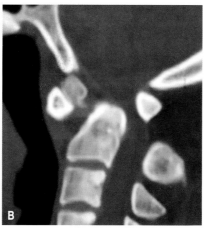

图 3-3-62　寰枢椎 CT 冠状位及矢状位重建
A. 冠状位重建显示寰枢椎左侧侧块关节间隙不清;B. 矢状位重建显示齿突与枢椎椎体分离,边缘硬化

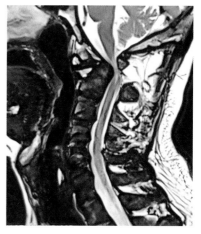

图 3-3-63　颈椎 MRI
显示枢椎椎体向后上方移位,压迫脊髓腹侧

这个整体与枢椎椎体之间的位置关系发生改变。寰枢椎之间的连接左侧侧块关节的间隙不清,可能存在骨性融合,影响寰枢椎复位。手术需首先将此侧块关节松解,将寰枢椎之间由固定变为可活动,再行复位固定。

手术治疗

本例手术患者采用全麻俯卧位,头颈保持中立位,颅骨牵引 9kg,手术床保持头高脚低位,牵引后寰椎未复位。行颈部后正中切口,切开项韧带,中线分离,显露寰椎后弓及枢椎棘突椎板。将颈 2 神经根和静脉丛挑开,处理静脉丛,显露左侧寰枢椎侧块间隙,使用骨刀及刮匙缓慢处理寰枢椎侧块间隙至寰枢椎之间存在活动度,同时在间

隙内植入少量颗粒骨。牵引下寰枢椎活动度可,分别行寰枢椎椎弓根螺钉植入,使用钉板装置预弯后复位固定(图 3-3-64A),选择后方植骨融合(图 3-3-64B)。

学习要点

游离齿突大部分为可复性脱位,但长时间的脱位可能会导致寰椎前弓与枢椎椎体前方出现纤维连结,甚至挛缩,形成骨连结;或侧块关节出现骨性关节炎,导致寰枢椎不可复位,在复位前需要行松解,将挛缩的软组织或者出现骨连结的关节松解,然后根据解剖结果及术者掌握的手术技巧及喜好选择合适的固定方案。游离齿突畸形需同陈旧性齿突骨折鉴别,游离齿突畸形中齿

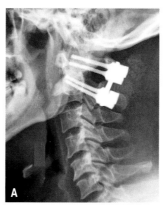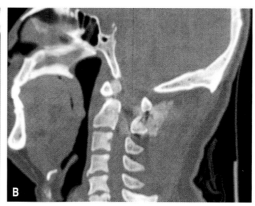

图 3-3-64　游离齿突畸形行后路寰枢椎钉棒术后
A. 术后 X 线片侧位显示寰椎前结节与枢椎椎体之间关系恢复;B. 术后 CT 三维重建矢状位显示寰枢椎关系恢复,寰枢椎后方可见植骨

突及枢椎椎体之间均圆钝,且相邻面存在皮质,而齿突骨折多不圆钝;有时两者之间鉴别存在一定的困难。

(臧全金)

(八) 游离齿突畸形——后路手术

病例介绍

68岁女性患者,以"四肢麻木10年,加重1个月"主诉入院。10年前无明显诱因出现四肢麻木,并逐渐出现四肢无力症状。于当地医院治疗后未见明显好转。1个月前无明显诱因四肢无力症状加重,伴有腰部束带感。现为求进一步诊治来我院,门诊以"脊髓病"收住院。有脑梗死病史两年余,有胆囊切除病史。查体:脊柱无畸形,生理弯曲,棘突无压痛,活动正常。四肢触觉减退,右手及双下肢较重,双上肢肌力3级,双下肢肌力2+级;双侧 Hoffmann 征阳性,双侧 Babinski 征阴性。辅助检查:颈椎 CT 可见齿突尖部游离,齿突下半部分发育正常,齿突中间分离部分位于寰椎前结节正后方(图3-3-65A);齿突与寰椎前结节间隙正常,椎管正常。X 线片过屈位显示寰椎前结节与枢椎椎体间距离明显增大(图3-3-65B)。颈椎 MRI 显示寰枢椎对应节段椎管内脊髓信号异常。齿突尖部与下方分离,中间部分圆钝(图3-3-65C)。

治疗原理

此例患者为齿突发育不良中的 I 型,单独的齿突,游离齿突畸形。与大部分游离齿突不同,本例患者齿突游离部位位于寰椎前结节正后方,寰椎横韧带固定的部位。此部位的游离齿突无法固定齿突下半部分及枢椎椎体,因此过屈位时寰枢椎脱位。治疗上应该恢复寰枢椎之间的解剖关系,使用固定物维持其解剖关系。

手术治疗

本例手术患者采用全麻俯卧位,头颈保持中立位,Mayfield 头架固定。后正中入路,由中线将枕下小肌群向两侧分开,显露寰椎后弓及枢椎棘突、椎板、侧块,分别在寰椎及枢椎行椎弓根螺钉固定,按压枢椎棘突,连接寰枢椎螺钉,锁紧螺钉尾端。透视寰枢椎位置恢复,内固定位置满意。预处理寰椎后弓及枢椎棘突及椎板,取自体髂骨松质骨颗粒植骨(图3-3-66)。

学习要点

此例患者为齿突发育不良,属于先天性改变。齿突发育不全可以分为以下五型。I 型:单独的齿突,游离齿突畸形;II 型:齿突尖游离,终末小骨"ossiculum terminale";III 型:齿突基底部发育不全;IV 型:齿突尖发育不全;V 型:齿突发育不全。

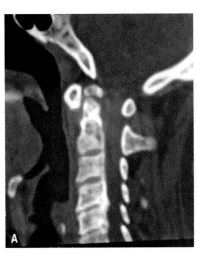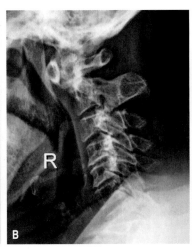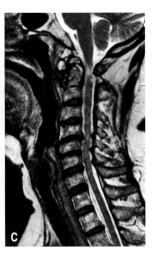

图3-3-65　术前影像学检查

A. CT 显示齿突尖与齿突下部分离,边缘圆钝;B. X 线片过屈位显示寰枢椎前方距离增大;C. MRI 显示寰椎与枢椎椎体前方间距增大,对应节段椎管狭窄,脊髓信号异常

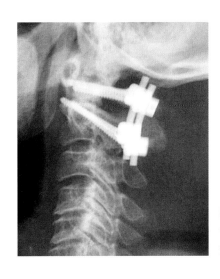

图 3-3-66　游离齿突畸形行后路寰枢椎钉棒术后

游离齿突畸形最先是 Giacomini 在 1886 年介绍，最初的定义是一个在枢椎椎体连接部的独立齿突，两者之间没有连接，其是位于枢椎椎体头端齿突位置上的一个独立的骨性结构，表现为位于寰椎前弓后方枢椎椎体近端的圆形肥厚的骨性结构。游离齿突畸形大部分并不是正好在齿突基底与枢椎椎体结合的部分，游离齿突畸形定义为一个明显的部分或者显著大于齿突一半的同剩余部分齿突或者枢椎椎体分离。这一游离部分有一个光滑的下边界，并且与剩余的齿突部分或者枢椎椎体部分没有解剖上或者功能上的连续一致性。游离齿突与枢椎椎体之间的空隙通常位于枢椎上关节面的水平以上，经常伴有十字韧带不完整及寰枢椎不稳。在过屈过伸侧位 X 线片上可以观察到寰枢椎不稳，CT 以及 MRI 也有相应的表现。游离齿突畸形所致的寰枢椎不稳往往导致潜在的颈 1 水平椎管狭窄以及脊髓压迫。有时游离齿突畸形与 Ⅱ 型齿突骨折在侧位 X 线片上的分辨存在困难。但一般情况下，在游离齿突的病例中，枢椎椎体上方上边缘凸起，且有良好的皮质覆盖，寰椎前弓表现出肥厚，圆形，而不是半月形状；而 Ⅱ 型齿突骨折典型的表现为相对较平、锐利、无皮质的上边缘。游离齿突畸形模型有时可以使用创伤导致的齿突骨折来模拟，有创伤病史，边界不规则有助于区别游离齿突畸形及齿突骨折。

游离齿突的发病机制尚不清楚，至今仍然存在争议。基因缺陷或者胚胎发育错误曾经在双胞胎中或在 Down 综合征及 Morquio 综合征中被认为是发病原因。但是，在 Goel 的病例研究中，有一对

父女，没有发现任何相同的基因畸形，同样在诊断为 Morquio 综合征的两对姐妹中也没有发现类似现象。创伤后理论是目前较为流行的理论，McRae 认为游离齿突存在胚胎学的起源，但是需要持续的应力来激发不稳，并且在儿童时期后产生症状。游离齿突看起来是最初的寰枢椎不稳产生的继发现象，呈现出的临床症状相对比较轻微，尽管游离齿突有较为明显的结构畸形及神经功能缺陷。

游离齿突的临床症状有些是长期的，有些是相对急性的。颈部疼痛及斜颈、共济失调、肢体无力、颈部活动受限、吞咽困难以及声音嘶哑是最常见的症状。在 X 线片过屈过伸侧位上齿突小骨和寰椎前弓相对于齿突 - 枢椎椎体之间的活动是明显的不稳的证据。MRI 上脊髓信号改变、脊髓萎缩的证据，以及同剩余齿突枢椎椎体后上缘之间的活动，也是不稳的证据。

（臧全金）

（九）游离齿突合并大骨节病——前后路联合手术

病例介绍

52 岁女性患者，以"腰痛伴双下肢抽搐 4 年，加重 2 个月"主诉入院。4 年前无明显诱因出现腰痛，伴双下肢抽痛，走路不稳，无四肢麻木，无头晕，就诊于当地医院以"腰椎间盘突出症"诊治，保守治疗后疼痛稍缓解，未进一步诊治。1 年前出现双手无力、握持不灵活，无双手疼痛，未就诊。2 个月前腰痛及双下肢抽痛症状加重，疼痛剧烈，影响睡眠及日常活动，行走受限，双手无力较前变化不大。就诊于当地医院，行影像学检查显示寰枢椎脱位。为求诊治来我院，门诊以"寰枢椎脱位"收住院。既往有大骨节病及剖宫产病史。查体：全脊柱压痛，无叩击痛。双手握力 3 级，双侧肱二头肌、肱三头肌反射减弱。双下肢肌张力增高，关节屈曲位，活动受限，深感觉正常，浅感觉减退。双侧 Hoffmann 征、Babinski 征阳性。辅助检查：X 线片张口位显示寰枢椎结构不清，寰椎侧块与枢椎前方形成假关节（图 3-3-67A）；过屈过伸侧位（图 3-3-67B、C）显示寰枢椎脱位，寰齿关节结构不清，寰齿关节间隙变化不明显。CT 三维重建（图 3-3-68A、B）显示寰枢椎侧块间隙结构不清，

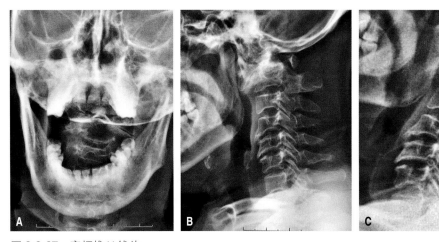

图 3-3-67 寰枢椎 X 线片
A. 张口位寰枢椎解剖结构不清;B、C.过屈过伸侧位显示寰椎侧块与枢椎前方形成假关节

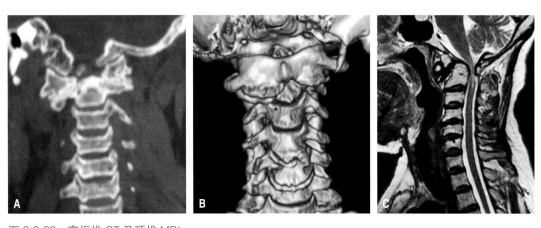

图 3-3-68 寰枢椎 CT 及颈椎 MRI
A. CT 冠状位显示寰枢椎侧块间隙结构不清;B. CT 三维重建显示寰椎侧块下方增生,向前下方移位,到达颈 2、3 间隙位置;C. MRI 显示枢椎齿突与枢椎椎体分离,枢椎椎体向后上方移位,压迫脊髓,寰枢椎节段椎管狭窄,脊髓信号异常

寰枢椎脱位,寰椎侧块增生,侧块下方增生骨块到达颈 2、3 间隙。MRI(图 3-3-68C)显示寰枢椎水平椎管狭窄,硬脊膜受压,脊髓信号改变。

治疗原理

此例患者为游离齿突畸形合并大骨节病,存在寰枢椎脱位,寰椎与齿突之间的关系存在。寰枢椎三个关节之间的另外两个关节——侧块关节间隙显示不清,似有骨性融合,且 CT 可见寰枢椎前方骨质增生形成,并有假关节形成;寰椎向前脱位较重。X 线片过屈过伸侧位未见寰椎之间有活动度,预计需要手术松解的可能性大。手术需在麻醉起效后牵引下进行,观察寰枢椎之间的活动度,若活动度很小或无活动度,则首先将寰枢椎之间骨连结及前方挛缩组织彻底松解,待两者之间存在活动度时再行固定融合术。固定方案可根据寰枢椎之间的骨性结构特点或术者经验选择。

手术治疗

本例手术患者采用全麻俯卧位。头颈保持中立位,颅骨牵引 8kg,手术床调整至头高脚低位,行骨性牵引约 5 分钟透视,未见寰枢椎复位。遂改变体位为仰卧位,消毒口腔,开口器撑开口腔。后正中切口切开咽后壁,向双侧分离咽后壁及颈前肌,显露寰椎前结节及前弓。切断前纵韧带及颈前肌,见寰椎侧块增生明显,寰椎向前下方移位,枢椎显示不清。使用咬骨钳咬除寰椎侧块增生骨性结构。使用骨刀及刮匙松解寰枢椎侧块关节。持续牵引见寰枢椎部分复位。充分冲洗伤口后间断全层缝合咽后壁肌肉及黏膜。轴性翻身更换为俯卧位,后正中入路切开显露寰椎后弓及枢椎棘突、椎板,显露保护双侧静脉丛及枕大神经,显露寰枢椎侧块间隙,刮匙及骨刀交替使用再次松解。充分松解后透视可见骨刀能够到寰椎前结节附近,脱位得到复位。分别行寰椎侧块及枢椎椎弓根螺钉固定,透视见内固定位置满意。预处理寰椎后弓及枢椎棘突及椎板,取自体髂骨松质骨颗粒植骨(图 3-3-69)。

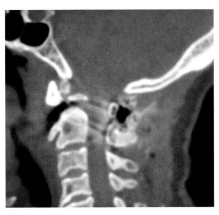

图 3-3-69 术后 CT 重建
术后矢状位重建显示寰枢椎解剖关系恢复,椎管内空间恢复

学习要点

枢椎游离齿突畸形,长时间脱位状态下导致寰枢椎脱位越来越重,且反复脱位复位导致寰枢椎侧块关节间隙前方骨性增生,寰椎向前下方脱位,寰枢椎前方形成类似关节样结构。寰枢椎侧块关节间隙骨性关节炎改变,且出现骨性融合,X 线片过屈过伸侧位未见寰枢椎活动。因此同常见的游离齿突不同,本例寰枢椎处于不可复位状态,在固定前需要提前松解。寰枢椎长期脱位后导致寰枢椎前方软组织挛缩,合并骨性融合,因此本例病例治疗的重点是如何制订治疗方案,采取何种方式进行寰枢椎松解。治疗上首选增生和挛缩的部位进行松解。充分松解后寰枢椎处于可活动脱位状态,再选择合适的固定物根据寰枢椎解剖特点进行固定。

(臧全金)

四、寰枢椎不稳——后路手术

病例介绍

62 岁男性患者,以"颈部不适伴四肢感觉异常 5 年,加重伴行走不稳 3 个月"主诉入院。5 年前患者无明显诱因出现颈部不适,低头数分钟即感枕后不适,休息后症状缓解,偶有饮水呛咳;后逐渐出现双侧小腿皮肤瘙痒,双侧前臂麻木,无四肢抽痛乏力等症状。未重视就诊。3 个月前上述症状加重,出现行走不稳,无踩棉花感,无下肢乏力,无头晕,双手精细动作尚可。就诊于外院行颈椎 MRI 检查显示"寰枢椎脱位"。为求诊治来我院,门诊以"寰枢椎脱位"收住院。发病以来精神、饮食可,大小便正常。专科检查:颈椎棘突压痛阳性,活动稍受限;四肢无畸形,活动正常,四肢触觉减退,痛温觉正常,四肢肌力均 5⁻级;深反射活跃;左侧 Hoffmann 征阳性,右侧阴性;双侧 Babinski 征阳性。辅助检查:颈椎 X 线片侧位(图 3-3-70A)显示寰齿关节间隙增大;过屈过伸侧位(图 3-3-70B、C)显示过伸位寰齿关节间隙缩小。血管 CTA(图 3-3-71A)显示右侧椎动脉在寰椎上方椎动脉沟处偏后方,突出于寰椎后弓。颈椎 MRI(图 3-3-71B)显示寰枢椎后方对应脊髓信号异常。

治疗原理

寰枢椎脱位未见明显骨性畸形,未见明显骨性融合,仅将寰枢椎复位固定融合即可。

手术治疗

本例手术患者采用全麻俯卧位。头颈保持中立位,颅骨牵引 8kg,手术床调整至头高脚低位,通过持续颅骨牵引后寰椎大部分复位。沿后正中切开显露寰椎后弓及枢椎棘突、椎板,在寰枢椎椎弓根分别植入螺钉,使用钉板装置复位固定(图 3-3-72A)。透视寰枢椎位置恢复,内固定位置满意。预处理寰椎后弓及枢椎棘突及椎板,取自体髂骨松质骨颗粒植骨(图 3-3-72B、C)。

学习要点

寰枢椎脱位的治疗有多种入路,前路、后路及前后路联合手术,手术治疗的步骤包括去除影响

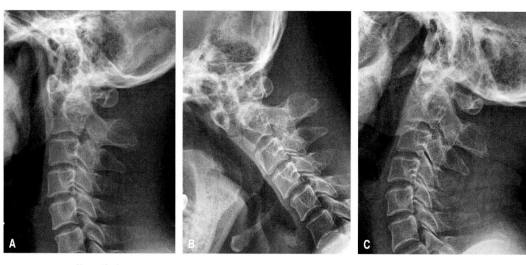

图 3-3-70　颈椎 X 线片

A. 侧位显示寰齿关节间隙增大;B、C. 过屈过伸侧位显示过伸位寰齿关节间隙缩小

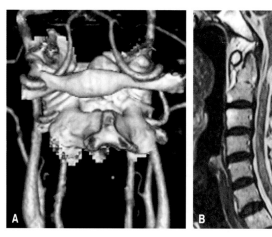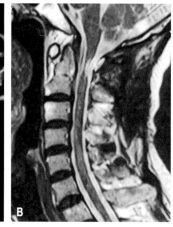

图 3-3-71　椎动脉 CTA 及颈椎 MRI

A. 血管 CTA 显示右侧椎动脉在寰椎上方椎动脉沟处偏后方,突出于寰椎后弓;B. 颈椎 MRI 显示寰枢椎后方对应脊髓信号异常

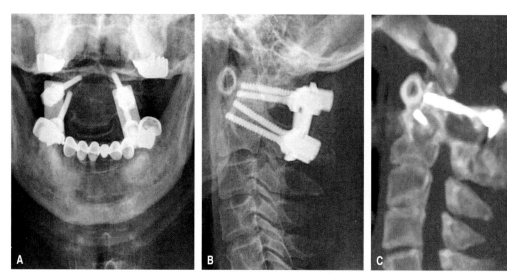

图 3-3-72　术后 X 线及 CT 检查

术后正位(A)、侧位(B)X 线片及矢状位重建 CT(C)显示寰枢椎已复位固定

复位的因素,复位、固定、融合。导致脱位的因素包括先天性畸形、创伤、类风湿关节炎、肿瘤等,而脱位及影响脱位的多种因素会导致寰枢椎之间软组织挛缩或骨性融合(包括寰枢椎前方及侧块关节)。去除影响复位的因素就需要克服挛缩组织或骨性融合结构的阻力,通过牵引力量、松解软组织或融合的骨性结构将寰枢椎之间变为可活动,再通过牵引或内固定的力量来恢复寰枢椎之间的解剖关系,最后通过植骨达到寰枢椎或颈枕之间

的融合、稳定。本例患者可见脱位,寰枢椎前方及侧块关节未见骨性融合,前方挛缩软组织可能会阻碍复位,术中采用持续颅骨牵引可见大部分复位,预计不需要行软组织松解。术中通过内固定钉板复位力量达到解剖复位。术中应注意血管走行,术前 CTA 可见右侧椎动脉走行异常,部分位于寰椎后弓后上方,术中分离时可能会损伤,术中应注意保护。

(臧全金)

参 考 文 献

[1] GUAN J,JIAN FZ,YAO QY,et al. Quantitative Reduction of Basilar Invagination With Atlantoaxial Dislocation by a Posterior Approach [J]. Neurospine,2020,17(3):574-584.

[2] ZOU XZ,WANG BB,YANG HZ,et al. Transoral intraarticular cage distraction and C-JAWS fixation for revision of basilar invagination with irreducible atlantoaxial dislocation [J]. BMC Musculoskelet Disord,2020,21(1):766.

[3] ZOU XB,OUYANG BP,YANG HZ,et al. Surgical treatment for basilar invagination with irreducible atlantoaxial dislocation:transoral atlantoaxial reduction plate fixation vs occipitocervical fixation [J]. BMC Musculoskelet Disord,2020,21(1):825.

[4] SAI KIRAN NA,VIDYASAGAR K,SIVARAJU L,et al. Outcome of Surgery for Congenital Craniovertebral Junction Anomalies with Atlantoaxial Dislocation/Basilar Invagination:A Retrospective Study of 94 Patients [J]. World Neurosurg,2021,146:e313-e322.

[5] TONG HY,QIAO GY,ZHAO B,et al. Can Posterior Reduction Replace Odontoidectomy as Treatment for Patients With Congenital Posterior Atlantoaxial Dislocation and Basilar Invagination? [J]. Oper Neurosurg(Hagerstown),2020,18(6):660-667.

[6] NIE Y,ZHOU W,HUANG S. Anesthetic management for cesarean delivery in a woman with congenital atlantoaxial dislocation and Chiari type I anomaly:a case report and literature review [J]. BMC Pregnancy Childbirth,2021,21(1):272.

[7] TIAN YL,XU NF,YAN M,et al. Atlantoaxial dislocation with congenital "sandwich fusion" in the craniovertebral junction:a retrospective case series of 70 patients [J]. BMC Musculoskelet Disord,2020,21(1):821.

[8] HEDEQUIST DJ,MO AZ. Os Odontoideum in Children [J]. J Am Acad Orthop Surg,2020,28(3):e100-e107.

[9] WANG Q,DONG S,WANG F. Os odontoideum:diagnosis and role of imaging [J]. Surg Radiol Anat,2020,42(2):155-160.

[10] GARCÍA-RAMOS CL,MIRELES-CANO JN,ROSALES-OLIVAREZ LM,et al. Os odontoideum. Presentation in adult age [J]. Acta Ortop Mex,2020,34(4):234-237.

[11] SERGEENKO OM,DYACHKOV KA,RYABYKH SO,et al. Atlantoaxial dislocation due to os odontoideum in patients with Down's syndrome:literature review and case reports [J]. Childs Nerv Syst,2020,36(1):19-26.

[12] HU XD,JIANG WY,CHEN YN,et al. Treatment strategy and curative effect analysis of os odontoideum complicated with atlantoaxial joint dislocation [J]. Zhongguo Gu Shang,2021,34(4):321-327.

[13] AYDIN F,BAYRAKTUTAN U,SADE R,et al. The Rare Anomaly That Can Be Confused With Fracture:Os Odontoideum [J]. J Craniofac Surg,2020,31(1):e67.

[14] ZHU Y,WU XX,JIANG AQ,et al. Single door laminoplasty plus posterior fusion for posterior atlantoaxial dislocation with congenital malformation:A case report and review of literature [J]. World J Clin Cases,2020,8(23):6136-6143.

[15] CHEN Z,DUAN W,CHOU D,et al. A Safe and Effective Posterior Intra-Articular Distraction Technique to Treat Congenital Atlantoaxial Dislocation Associated With Basilar Invagination:Case Series and Technical Nuances [J]. Oper Neurosurg(Hagerstown),2021,20(4):334-342.

[16] DU YQ,QIAO GY,YIN YH,et al. Posterior atlantoaxial facet joint reduction,fixation and fusion as revision surgery for failed suboccipital decompression in patients with basilar invagination and atlantoaxial dislocation:Operative nuances,challenges and outcomes [J]. Clin Neurol Neurosurg,2020,194:105793.

[17] GUO QF,ZHOU X,GUO X,et al. C2 partial transpedicular screw technique for atlantoaxial dislocation with high-riding vertebral artery:A technique note with case series [J]. Clin Neurol Neurosurg,2021,200:106403.

[18] GUO J,LU W,JI X,et al. Surgical treatment of atlantoaxial subluxation by intraoperative skull traction and C1-C2 fixation [J]. BMC Musculoskelet Disord,2020,21(1):239.

第四章

上颈椎炎性疾病

类风湿关节炎、强直性脊柱炎、结核、非特异性炎症等上颈椎炎性疾病会导致上颈椎病理性骨折脱位、脊髓压迫或高位截瘫,炎症出现脓肿时还会导致咽后壁脓肿,进而导致患者出现吞咽困难或呼吸困难,严重者甚至危及生命。结核及类风湿关节炎等疾病发展缓慢,而非特异性感染等一般起病较急,最终出现骨性结构异常破坏,需要与肿瘤性疾病相鉴别。在炎性疾病的治疗中,既要诊断清楚,还要明确炎性疾病造成的骨性结构和韧带结构的破坏程度,根据病理变化及骨性结构异常情况决定具体的治疗方案,治疗上存在一定的难度。对于不同发展程度的疾病采取不同的治疗方案,可以选择非手术治疗,积极治疗炎性疾病。早期用药物控制症状,注意营养摄入并注意休息,控制感染灶;对于骨性结构畸形压迫脊髓出现神经症状的炎性疾病需要手术治疗时,应该评估全身有无其他炎性疾病及疾病的发展程度。

第一节
类风湿关节炎

类风湿关节炎是以滑膜增生为主要特点的慢性疾病,疾病活动进展时可出现滑膜炎性增生并破坏周围骨质,进而引起颈椎失稳。目前虽然可通过逐渐规范的临床治疗及生物制剂等新药的广泛应用于降低炎性疾病合并颈椎失稳的发生,但颈椎失稳可产生猝死、脊髓损伤等严重不良后果,故早期筛选和手术干预有助于上颈椎炎性疾病合并颈椎失稳脱位等患者的预后改善。

一、类风湿关节炎合并寰枢关节脱位——后路复位固定术

病例介绍

46 岁男性患者,以"四肢麻木无力 20 天"主诉入院。患者 20 天前突然出现四肢及躯体麻木无力,行走困难,不能持物。既往有类风湿关节炎病史 8 年。CT 三维重建(图 4-1-1)显示枢椎向后移位,齿突与双侧寰椎侧块间隙不等。颈椎MRI(图 4-1-2)显示枢椎后移压迫延髓颈髓腹侧,脊髓明显变细。

治疗原理

寰枢关节脱位明显,寰齿关节间隙增宽,椎管狭窄,不伴有小脑扁桃体下疝,脱位状态下相应节段脊髓受压,长期反复不稳刺激脊髓,导致脊髓变性,出现神经症状。

手术目的是恢复寰椎及枢椎解剖关系。此例患者寰枢椎侧块及椎弓根发育良好,因此手术可选择行后路寰枢椎复位内固定术。此例患者为易复性寰枢关节脱位,且无颅底凹陷,手术无须行前路松解侧块关节及磨除齿突。

手术治疗

此例手术患者取俯卧位。患者寰枢关节脱位为易复性脱位,因此未行颅骨牵引,取寰枢椎后正中入路,选择寰椎侧块、枢椎椎弓根螺钉固定及钉棒系统固定(图 4-1-3)。固定后使用高速磨钻将寰椎后弓、后结节及枢椎棘突、椎板打磨毛糙,选择人工骨颗粒植入其间,可获得牢固骨性融合。

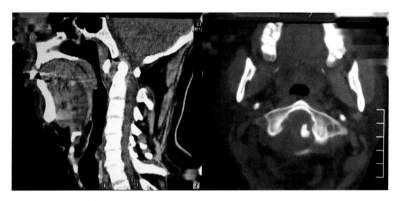

图 4-1-1 颈椎 CT 三维重建
枢椎向后移位,齿突与双侧寰椎侧块间隙不等

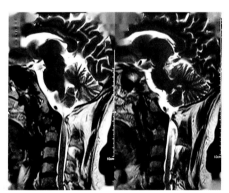

图 4-1-2 颈椎 MRI
枢椎后移与寰椎后弓间隙狭窄,延髓脊髓受压明显变细

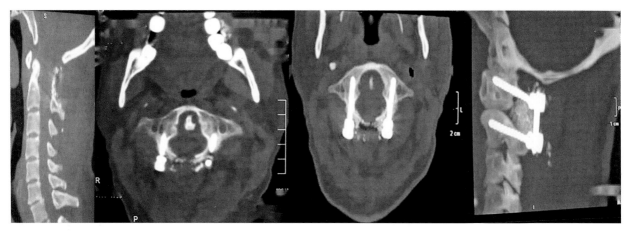

图 4-1-3   后路寰枢椎钉棒术后 CT 矢状位及轴位影像
术后寰枢关节解剖复位,寰椎侧块及枢椎椎弓根植钉位置良好

(黄 钢 姬西团)

二、类风湿关节炎并寰枢椎脱位——TARP 手术

病例介绍

62 岁女性患者,以"四肢麻木无力 1 个月"主诉入院。1 个月前无明显诱因出现四肢麻木症状,麻木部位主要为右上肢、左手、双足底。伴四肢乏力症状,执笔、持筷子等精细活动灵活性较前下降,双下肢脚踩棉花感,双下肢无疼痛、麻木、乏力。既往诊断类风湿关节炎多年,规律服用糖皮质激素治疗。X 线片侧位(图 4-1-4)显示寰齿间隙明显增大,寰枢椎脱位;动力位(图 4-1-4C、D)示寰齿间隙无明显变化;牵引后未见明显复位。CT 三维重建(图 4-1-5A)显示寰枢椎双侧侧块关节面虫咬样破坏,关节间隙消失;寰椎与齿突失去正常对合关系,寰枢椎脱位,双侧侧块关节可见骨连结(图 4-1-5B);寰齿间可见骨赘增生(图 4-1-5C)。MRI(图 4-1-6)显示寰枢椎脱位,相应节段椎管空间变小,脊髓受压明显。

治疗原理

类风湿关节炎是一种慢性全身性疾病,发展到一定程度常累及颈椎,导致颈椎稳定性下降,引起各种颈椎不稳。寰枢椎关节受累最早可表现为寰枢椎半脱位,而引起寰枢椎脱位的主要病理改变为齿突周围形成的类风湿血管翳的侵蚀,造成齿突、横韧带、翼状韧带等韧带复合体、关节囊、关节软骨、滑膜及寰枢侧块关节等结构破坏。常可导致颈部疼痛,严重者可出现神经损伤症状。

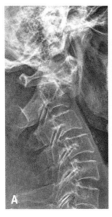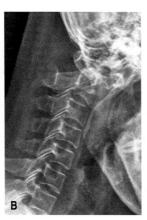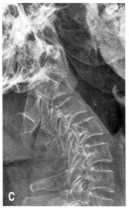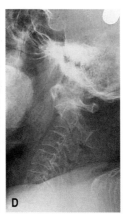

图 4-1-4   颈椎 X 线片
A. 侧位显示寰齿间隙明显增大,寰枢椎脱位;B、C. 动力位显示寰齿间隙无明显变化;D. 牵引后未见明显复位

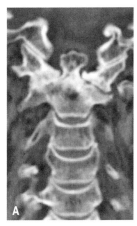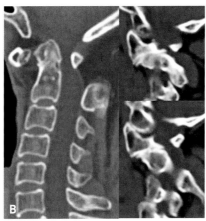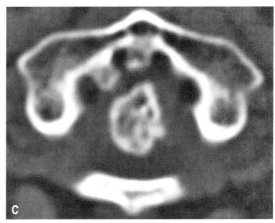

图 4-1-5　寰枢椎 CT 三维重建

A. 寰枢椎双侧侧块关节面虫咬样破坏,关节间隙消失;B. 寰椎与齿突失去正常对合关系,寰枢椎脱位,双侧侧块关节可见骨连结;C.寰椎与齿突失去正常对合关系,寰枢椎脱位,寰齿间可见骨赘增生

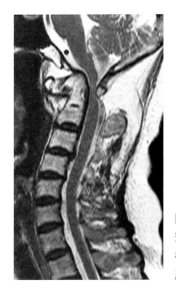

图 4-1-6　颈椎 MRI

寰枢椎脱位,相应节段椎管空间变小,脊髓受压明显

　　手术无法改变类风湿关节炎的病程进展,但可使脱位寰椎复位,恢复上颈椎正常序列,解除疼痛及脊髓压迫。此类患者多选择后路手术即可获得满意的手术效果,因该患者侧块关节存在骨连结,且寰齿间存在大量增生骨赘,为阻碍复位的因素,故选择经口松解后行一期 TARP 钢板复位植骨融合内固定术。

手术治疗

　　此例手术在患者取仰卧位颅骨牵引状态下完成。取咽后壁正中入路,常规显露寰枢椎骨性结构后,对寰齿间隙及侧块关节的骨连结及增生骨赘切除后,将寰椎前弓及齿突切除进行充分松解

和减压,并将松解后的侧块关节面打磨,制备植骨床后,于双侧侧块关节植入三面皮质髂骨块。将枢椎椎体骨性突起磨平使钢板贴服,随后寰椎侧块植入螺钉 2 枚将 TARP 钢板固定于寰椎,枢椎体中部植入临时复位钉后配合经口复位器进行复位,术中透视证实复位完全后枢椎椎体植入 2 枚枢椎椎体螺钉,撤出复位器后于枢椎植入逆向椎弓根钉 2 枚进行固定;固定后选择髂前取松质骨颗粒于寰枢椎前方进一步植骨(图 4-1-7)。术后椎管空间恢复,脊髓减压充分(图 4-1-8)。

学习要点

　　上颈椎类风湿关节炎与四肢类风湿关节炎具有同样的影像学表现,可见骨质疏松及病情进展

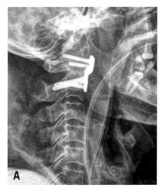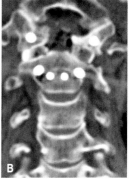

图 4-1-7　TARP 术后

A. 术后侧位片显示寰枢椎恢复正常对合关系;B. 术后 CT 显示寰椎前弓与齿突切除,三面皮质髂骨块植骨

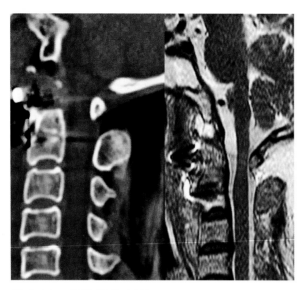

图 4-1-8   术后 CT 及 MRI
寰枢椎节段椎管空间增大,脊髓减压充分

后的关节面囊性变、侵袭性骨破坏、关节面模糊、关节间隙狭窄、关节融合及脱位。对于类风湿寰枢椎脱位,常需要尽早进行手术治疗,不但可降低手术治疗的难度,同时可以避免造成神经功能障碍。

对于寰枢椎脱位的手术治疗,其关键在于恢复寰枢椎的解剖位置,解除脊髓压迫,重建其稳定性。手术方式包括后路复位固定融合术、前路松解复位固定融合术(TARP)和前路松解后路复位固定融合术。

(莫少东   艾福志)

三、类风湿关节炎合并寰枢椎不稳——后路复位钉棒系统固定术

病例介绍

69 岁女性患者,以"四肢无力 1 年,加重 1 周"主诉入院。1 年前患者无明显诱因出现四肢无力,起初为肢体末梢麻木,未做系统诊疗。1 周前症状加重,左手腕远端、右上肢、双膝以远肢体麻木,牵涉到颈肩部疼痛不适,颈部活动受限。低头时症状加重,抬头时症状稍减轻,伴有走路不稳、踩棉花感、双手不灵活、颈枕部疼痛。就诊于外院,行 X 线检查示"寰枢椎脱位"。为求进一步诊治来我院,门诊以"寰枢椎不稳、枕大神经痛"诊断收住院。患者既往有类风湿关节炎病史。查体:

颈椎屈伸、侧屈、旋转活动轻度受限,颈椎棘突及右侧椎旁肌压痛、叩击痛阳性;臂丛牵拉试验阴性,椎间孔挤压试验阴性;双手握力Ⅴ级,肌张力不高;双膝以远、左腕以远、右上肢浅感觉减退,深感觉正常,复合感觉正常;双侧深反射活跃,双侧 Hoffmann 征阳性,双侧 Babinski 征阴性。X 线片侧位(图 4-1-9A)显示寰齿关节间隙稍宽;过伸位(图 4-1-9B)显示寰齿间隙明显缩小;过屈位(图 4-1-9C)显示寰齿关节间隙增大。CT(图 4-1-10A)显示右侧椎弓根宽约 2mm,颈椎 MRI(图 4-1-10B)未见相应节段椎管狭窄及脊髓信号异常。

治疗原理

此例患者为类风湿关节炎导致的寰齿关节不稳,过伸位寰齿关节复位,过屈位寰齿关节增宽,关节脱位。患者肢体的神经症状为寰枢椎不稳刺激脊髓导致,颈枕部疼痛为寰枢椎之间不稳造成枕大神经刺激导致。寰枢椎不稳,横韧带松弛,手术无法恢复横韧带紧张度。治疗上须恢复寰枢椎的稳定性,防止寰枢椎反复脱位复位导致的不稳,刺激枕大神经。因寰椎横韧带松弛,治疗上只能采取寰枢椎固定融合的治疗方法。CT 扫描见枢椎右侧椎弓根细小,无髓腔,测量仅 2mm,无法容纳椎弓根螺钉。因此采取右侧枢椎螺钉-椎板螺钉固定的方案治疗。

手术治疗

本例手术患者取全麻俯卧位,头颈保持中立位,Mayfield 支架固定头部。正中切开显露寰椎后弓及枢椎棘突、椎板,分别在距离寰椎后结节约 2cm 处使用电钻开口、扩大,手钻行寰椎椎弓根螺钉开口、扩大,椎弓根螺钉植入。枢椎左侧螺钉采取枢椎椎弓根螺钉固定,右侧椎弓根狭小,因此采用在棘突右侧平左侧枢椎椎板位置开口、扩大及椎弓根螺钉植入。钛棒连接寰枢椎椎弓根螺钉钉尾,将寰枢椎钉尾加压,锁紧螺母(图 4-1-11A)。C 臂透视见螺钉位置满意。高速磨钻将寰椎后弓及枢椎椎板、棘突外层骨皮质打磨粗糙,髂后上棘取松质骨颗粒骨进行植骨。术后行寰枢椎 CT 平扫可见枢椎椎板螺钉固定位置良好(图 4-1-11B)。

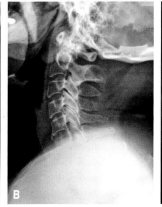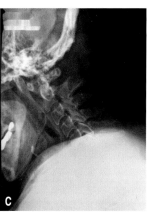

图 4-1-9 颈椎 X 线片
A. 侧位显示寰齿间隙距离增宽;B. 过伸位显示寰齿距离减小,恢复至正常位置;C. 过屈位显示寰齿间隙距离增大

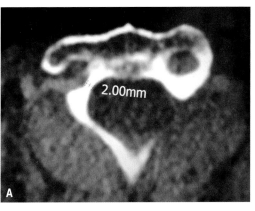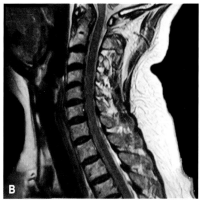

图 4-1-10 枢椎 CT 及颈椎 MRI
A. 枢椎 CT 平扫示右侧椎弓根下未见明显髓腔,椎弓根宽 2mm;B. 颈椎 MRI 示寰枢椎椎管宽度可,脊髓信号未见明显异常

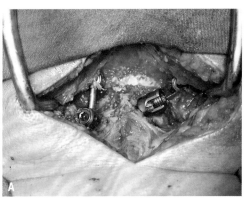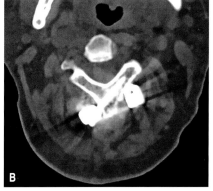

图 4-1-11 枢椎椎板固定术及术后 CT 扫描
A. 枢椎右侧螺钉采用固定左侧枢椎椎板的固定方案;B. 枢椎椎板螺钉固定 CT 扫描图

学习要点

类风湿关节炎多侵及咽部,导致寰枢椎脱位,早期出现寰椎横韧带松弛,后期会导致寰枢椎侧块关节间隙及寰齿关节间隙炎性改变,甚至出现骨性融合,形成难复性寰枢椎脱位或骨性融合性寰枢椎脱位。在病变早期,寰椎横韧带松弛,导致寰枢椎不稳,出现枕大神经刺激症状。

寰枢椎固定分为侧块螺钉固定和椎弓根螺钉固定,两者均具有良好的生物力学性能,但据研究显示,寰椎椎弓根螺钉力学性能较侧块螺钉性能更优,因此,如寰椎后方无明显畸形,优先选择寰椎椎弓根螺钉固定。

枢椎椎动脉走行各异,经常见到椎动脉内聚高跨等畸形,须术前行影像学检查明确是否可行椎弓根螺钉固定。本例患者右侧枢椎椎弓根仅约 2mm,无法容纳 3.5mm 椎弓根螺钉。因此采取左侧枢椎椎弓根螺钉 + 左侧椎板螺钉固定的方案。生物力学性能测试表示,椎板螺钉固定力学性能较好,与椎弓根螺钉固定无明显统计学差异。若患者双侧畸形,可采用双侧椎板螺钉交叉固定;若左侧椎弓根细小,则棘突下方左侧椎板后方沿右侧椎板方向行螺钉交叉、固定;反之,则自棘突左侧向右侧椎板固定。

(臧全金)

四、上颈椎类风湿关节炎——经口松解 + 后路钉棒固定融合手术

病例介绍

63 岁男性患者,以"颈部疼痛半年,加重伴左侧肢体麻木 4 个月"主诉入院。半年前无明显诱因出现颈部疼痛,未予重视。4 个月前患者上述症状明显加重伴左侧肢体麻木,麻木部位尤以左上肢上臂及左下肢膝关节以上为重。患者诉伴左侧肢体发热感,无脚踩棉花感和胸腹束带感。既往诊断类风湿关节炎 10 余年,规律服用糖皮质激素治疗。患者曾为军人,体内残留弹片,未做 MRI 检查。X 线片侧位(图 4-1-12A)显示寰齿间隙明显增大,寰枢椎脱位;过屈位(图 4-1-12B)显示寰齿间隙轻微增大,后凸角变大;过伸位(图 4-1-12C)显示寰枢不能复位,下颈椎可见多节段小关节融合迹象。CT 三维重建(图 4-1-13)显示寰椎前弓与齿突失去正常对合关系,齿突周围可见虫咬样破坏(图 4-1-13A、C),右侧侧块关节间隙变窄,左侧侧块关节间隙消失,关节面硬化明显(图 4-1-13B)。

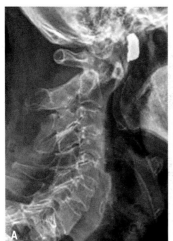 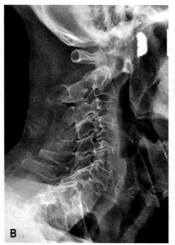 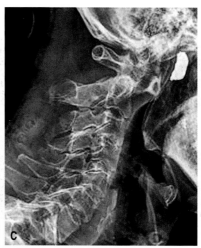

图 4-1-12 颈椎 X 线片

A. 侧位显示寰齿间隙明显增大,寰枢椎脱位,下颈椎可见多节段小关节融合迹象;B. 过屈位显示寰齿间隙轻微增大,后凸角变大;C. 过伸位显示寰枢不能复位

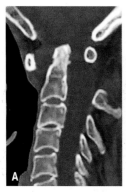 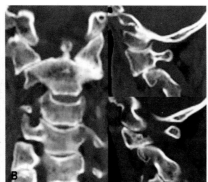 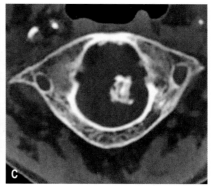

图 4-1-13 寰枢椎 CT 三维重建

A. 寰椎前弓与齿突失去正常对合关系,寰枢椎脱位;B. 右侧侧块关节间隙变窄,左侧侧块关节间隙消失,关节面硬化明显;C. 寰椎与齿突失去正常对合关系,寰枢椎脱位,齿突周围可见虫咬样破坏

治疗原理

类风湿关节炎是一种慢性全身性疾病,发展到一定程度常累及颈椎,导致颈椎稳定性下降,引起各种颈椎不稳。寰枢椎关节受累最早可表现为寰枢椎半脱位,引起寰枢椎脱位的主要病理改变为齿突周围形成的类风湿血管翳的侵蚀,造成齿突、横韧带、翼状韧带等韧带复合体、关节囊、关节软骨、滑膜及寰枢侧块关节等结构破坏。常可导致颈部疼痛,严重者可出现神经损伤症状。

手术无法改变类风湿关节炎的病程进展,但可使脱位寰椎复位,恢复上颈椎正常序列,解除疼痛及脊髓压迫。此类患者多选择后路手术即可获得满意的手术效果。该患者因长期脱位导致关节僵硬,寰枢前方存在阻碍复位的瘢痕等张力带因素,且长期服用糖皮质激素,骨质疏松严重,若直接后路强行进行复位,可能导致螺钉拔出风险,因此,选择经口松解后行后路寰枢椎钉棒复位植骨融合内固定术。

手术治疗

此例手术在患者仰卧位颅骨牵引状态下完成。取咽后壁正中入路,常规显露寰枢椎骨性结构后,对寰齿间隙及侧块关节进行充分松解并打磨寰枢侧块关节面后,常规双层缝合咽后壁伤口。

术中翻身为俯卧位,使用梅氏头架固定,取寰枢椎后正中入路,寰、枢椎椎弓根螺钉植钉成功后,寰枢椎复位和固定(图4-1-14)。用高速磨钻将寰椎后弓、后结节及枢椎棘突、椎板打磨粗糙,髂后取松质骨颗粒植骨。术后CT可见各螺钉位置理想,寰枢椎恢复正常对合关系(图4-1-15)。

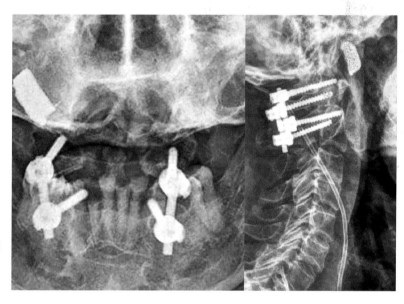

图 4-1-14　经口松解 + 后路寰枢椎钉棒术后
术后 X 线片显示寰枢椎复位满意

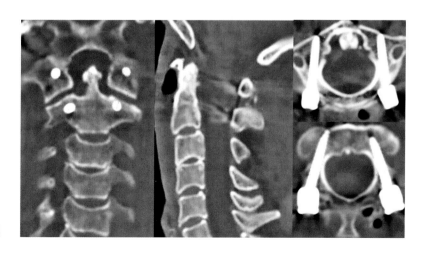

图 4-1-15　术后 CT
显示寰枢椎解剖关系恢复,螺钉位置理想

上颈椎类风湿关节炎与四肢类风湿关节炎具有同样的影像学表现，可见骨质疏松及病情进展后的关节面囊性变、侵袭性骨破坏、关节面模糊、关节间隙狭窄、关节融合及脱位。对于类风湿性寰枢椎脱位，须尽早进行手术治疗，这样不仅可以降低手术治疗的难度，同时又可以避免造成神经功能障碍。

对于寰枢椎脱位的手术治疗，其关键在于恢复寰枢椎的解剖位置，解除脊髓压迫，重建稳定性。手术方式包括后路复位固定融合术、前路松解复位固定融合术和前路松解后路复位固定融合术。

（莫少东　艾福志）

五、类风湿关节炎并寰枢椎脱位——口咽松解 + 后路钉棒系统固定术

病例介绍

57 岁女性患者，以"颈痛伴四肢活动麻木无力 2 年"主诉入院。2 年前无明显诱因出现颈部不适，低头数分钟即感枕后方不适，休息后症状缓解，偶有饮水呛咳。其后逐渐出现双侧小腿皮肤麻木，双前臂麻木，无四肢抽搐无力等不适，未予重视。其后症状逐渐加重，出现行走不稳，伴双下肢无力、踩棉花感，双手精细动作差。1 年前下肢力量减弱明显，无法行走。就诊于外院行颈椎 MRI 检查，诊断为"颅底凹陷症"，建议手术治疗，但患者未接受建议治疗。现为求诊治来我院，门诊以"寰枢椎脱位"收住院。发病以来饮食、精神、睡眠可，大小便正常。有类风湿关节炎 30 余年。查体：枕后及颈椎棘突叩痛，压痛阳性，颈椎活动受限。双上肢各肌群肌力 3 级，双下肢各肌群肌力 4 级，四肢肌张力稍高，四肢触觉减退，深浅感觉分离。全身多处关节变形、活动受限。双侧肱二头肌反射、膝反射、踝反射亢进，双侧 Hoffmann 征、Babinski 征阴性。辅助检查：颈椎 X 线片侧位（图 4-1-16A）显示寰椎向前下方移位，寰椎前结节达到颈 2、3 间隙位置，紧贴枢椎椎体前下缘，寰椎后结节到达枢椎椎体与棘突

中间位置；动力位（图 4-1-16B、C）未见寰枢椎之间位置改变。CT 三维重建矢状位显示寰椎前结节到达枢椎椎体前下缘，且寰椎前结节与枢椎椎体之间存在骨性增生；齿突与寰椎后结节进入枕骨大孔中；合并颈 4、5 间隙变窄，颈 4 椎体向前滑脱。寰椎层面 CT 平扫（图 4-1-17B）可见寰椎椎管内约 70% 骨性占位；枕骨大孔前缘可见寰椎后弓。CT 三维重建后面观（图 4-1-17C）可见枕骨与枢椎椎板及棘突距离接近，寰椎后弓不可见。MRI 矢状位（图 4-1-18）显示齿突进入枕骨大孔，向后上移位，压迫延髓腹侧；枢椎椎体与寰椎后弓之间椎管狭窄，脊髓信号发生改变。既往史有类风湿关节炎、甲状旁腺功能减退、双侧膝关节置换术后、左侧髋关节置换术后、双侧白内障术后等病史。

治疗原理

此例患者为类风湿关节炎导致寰椎横韧带松弛，从而出现寰枢椎脱位，长期脱位逐渐加重至寰椎前结节到达颈 2、3 间隙位置，寰枢椎发生垂直脱位，齿突进入枕骨大孔内压迫延髓腹侧。X 线片动力位可见寰枢椎位置相对固定，未见位置变动。手术治疗需首先恢复寰枢椎解剖关系再行固定，因垂直脱位较重，术中需要通过牵引观察能否复位，若不能复位，则考虑存在阻碍复位因素，需行松解术。因寰椎向前下方移位，前方软组织挛缩较重，松解时需行前方松解，切断前方挛缩软组织。松解后在牵引下观察寰枢椎复位情况，若不能复位，需行骨性松解；再根据复位情况行相应固定。固定时应考虑患者类风湿关节炎合并骨质疏松症，选择合适的固定方案。

手术治疗

此例手术患者首先在取仰卧位的条件下采用经口气管插管。头部后仰，手术床头高脚低位，大剂量颅骨牵引，持续牵引 5 分钟，未见寰枢椎之间位置改变。行经口手术：口腔消毒，开口器撑开口腔，消毒，悬雍垂向上悬吊显露咽后壁。经咽后壁行正中纵向切口，分开软组织，横向切断前纵韧带、颈长肌、头长肌，显露寰椎前弓。见寰椎前弓位于枢椎椎体前方，下缘与颈 2、3 间隙平齐，咬除

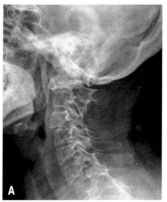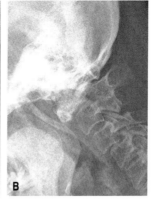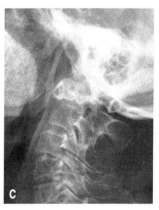

图 4-1-16 颈椎 X 线片
A. 侧位显示寰椎前结节位
于颈 2、3 间隙前方,后结节
位于枢椎棘突与椎板之间;
B、C. 动力位寰枢椎位置无
明显改变

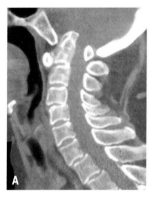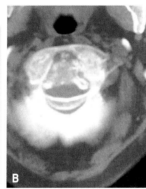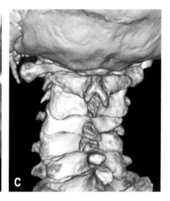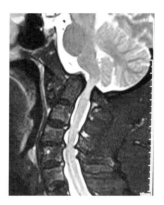

图 4-1-17　术前 CT 检查
A. 矢状位重建可见寰椎前结节达到枢椎椎体前下缘,且寰椎前结节与枢椎椎体之间可见增生;B. 寰椎层面 CT 平扫可见枢椎椎体进入寰椎椎管,且寰椎后弓进入到枕骨大孔内;C. 三维重建后面观可见枕骨与枢椎棘突接近,两者之间不可见寰椎后弓

图 4-1-18　术前 MRI 检查
齿突进入枕骨大孔,向后上移位,压迫延髓腹侧

寰椎前结节,显露枢椎椎体前方;刮匙去除寰枢椎之间的软组织,但寰枢椎之间仍无活动度。行齿突切除:刮匙及磨钻交替使用去除齿突至枢椎椎体底部,可见后纵韧带膨起,向两侧扩展减压区,横径超过齿突。反复探查,未见齿突尖部骨质遗留;冲洗伤口,缝合。

　　患者更换体位为俯卧位,持续颅骨牵引,行后正中入路,显露枕骨鳞部及枢椎颈 3 椎体后方。保护颈 2 神经根及静脉丛,显露枢椎椎弓峡部,行颈 2、3 螺钉固定,选择枕骨板预弯,通过预弯钢板固定颈 2、3 后向前下推压,固定枕骨部位螺钉。处理颈枕部骨质,髂骨颗粒植骨。留置引流,逐层缝合。术后复查颈椎 X 线片(图4-1-19A)及 CT(图 4-1-19B)显示枕颈内固定装置位置良好。

学习要点

　　类风湿关节炎是滑膜无菌性炎症,可能会侵及全身多处关节,导致韧带、软骨、骨性结构改变,进而出现畸形、不稳。类风湿关节炎导致上颈椎发生改变的可能性大;其主要病理改变是关节的滑膜炎症,伴有软组织肿胀、滑膜增殖、关节水肿,逐渐出现关节软骨、骨的病变,破坏骨质,导致骨质疏松。类风湿关节炎侵及寰枢椎,导致关节囊、韧带、齿突等发生改变,造成寰椎向前下移位,枢椎向后上移位。影像学上可以观察到寰枢椎位置发生改变。类风湿关节炎导致寰枢椎骨性结构异常,垂直脱位需要结合 CT 重建来观察评估脱位前骨骼位置及骨质质量,并初步设定固定方案。垂直脱位常伴有齿突的骨质破坏,边缘不规

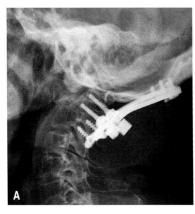
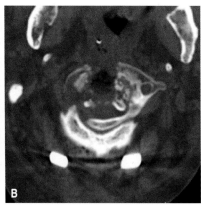

图 4-1-19　术后 X 线片及 CT
A. 术后 X 线片侧位显示颈枕固定术后改变；B. 寰椎层面 CT 平扫可见寰椎前弓及齿突切除术后改变

则，甚至有些病例齿突消失。垂直脱位可以使用Ranawat 测量法，在侧位片上沿齿突纵轴做一直线，连接寰椎前后弓，自枢椎椎弓根上测量沿齿突直线到交点的距离。如果男性小于 17mm ± 2mm，女性小于 15mm ± 2mm，则考虑颅骨下沉。

类风湿关节炎的诊断可以按照美国风湿病协会 1987 年修订的标准进行诊断。需要与强直性脊柱炎、退行性关节炎、风湿性关节炎等疾病鉴别。

如果类风湿关节炎侵及寰枢椎导致轻度的寰枢椎脱位，无明显神经症状，多不需要手术治疗；如果脱位较重，并出现神经压迫，建议手术治疗。手术时需要根据寰枢椎脱位情况决定。多数患者存在前路的血管翳改变及垂直脱位，因此需要行前路的松解减压；如果单纯前路开口困难，可采用下颌下入路。因前路多合并炎症，很少自前路固定，可选择行后路的寰枢椎融合固定术，根据寰枢椎解剖位置关系，必要时可选择行后路颈枕融合固定术。固定后需要行植骨融合术，已达到稳定。术后常规采用颈托外固定，建议保护稍长时间，以利于植骨融合。

（臧全金　李浩鹏）

强直性脊柱炎

一、强直性脊柱炎（AS）枢椎骨折——后路手术

病例介绍

53 岁男性患者，以"外伤致颈部疼痛，四肢麻木、乏力 1 个月"主诉入院。1 个月前被挖掘机撞伤，一过性眩晕后自觉颈部疼痛，四肢麻木无力，腹部疼痛、流血，患者随即急诊送至当地医院。完善相关检查后，急诊行剖腹探查术，术后颈痛、四肢麻木、乏力症状未见明显好转，未予特殊治疗，四肢麻木、乏力症状逐渐加重。X 线片（图

4-2-1）显示颈椎融合，符合强直性脊柱炎改变，枢椎齿突骨折，寰椎向后脱位。CT（图 4-2-2）显示齿突骨折，寰椎向后脱位，下颈椎前方椎体间及后方小关节均融合，符合强直性脊柱炎改变。MRI（图 4-2-3）显示齿突骨折，寰枢复位，骨折线平面脊髓可见信号改变。

治疗原理

强直性脊柱炎是以骶髂关节和脊柱附着点炎症为主要症状的疾病，与 HLA-B27 呈强关联，是四肢大关节与椎间盘纤维环及其附近结缔组织纤

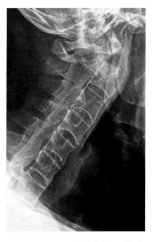 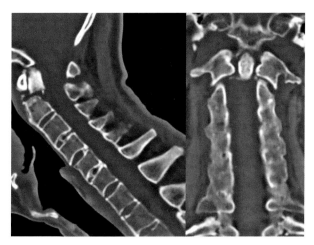 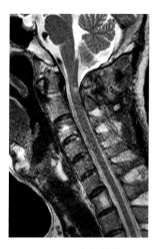

图 4-2-1　颈椎侧位 X 线片　颈椎融合,符合强直性脊柱炎改变,枢椎齿突骨折,寰椎向后脱位

图 4-2-2　颈椎 CT 三维重建　齿突骨折,寰椎向后脱位,下颈椎前方椎体间及后方小关节均融合,符合强直性脊柱炎改变

图 4-2-3　正中矢状位 MRI　齿突骨折,寰枢复位,骨折线平面脊髓可见信号改变

维化和骨化,以及关节强直为病变特点的慢性炎性疾病。强直性脊柱炎患者后期脊柱呈僵硬"棍棒样",极易发生骨折。骨折发生于上颈椎时,可因受伤机制呈现不同的脱位方式,常可导致颈部疼痛、活动受限,严重者可出现神经损伤症状。

对于伴有强直性脊柱炎的上颈椎骨折患者处理原则应根据受伤机制及骨折后脱位类型进行手术方案选择;手术无法改变强直性脊柱炎的病程进展,主要目的是恢复上颈椎的正常解剖序列,缓解疼痛及解除脊髓压迫。该患者为后脱位,且为新鲜骨折脱位,无骨性绞锁,可选择后路钉棒复位植骨融合内固定术。另外,因强直性脊柱炎患者多存在骨质疏松,为确保内固定牢固,可延长固定节段。

手术治疗

此例手术在患者取俯卧位头部屈曲梅氏头架固定状态下完成。取寰枢椎后正中入路,选择寰椎、枢椎、颈 3 椎弓根螺钉固定。应注意此病例复位方向与常见的寰枢椎前脱位不同,该患者为后脱位,头架屈颈位固定即可部分复位。植钉完成后复位时根据术中透视结果,设计颈 1 和颈 2 的螺钉梯度适当提拉颈 2 或向前推压寰椎后弓即可达到满意的复位效果(图 4-2-4)。固定后使用高速磨钻将寰椎后弓、后结节及枢椎棘突、椎板打磨粗糙,选择髂后松质骨颗粒植骨,术后 3 个月复查寰枢椎后方可见骨性融合(图 4-2-5)。

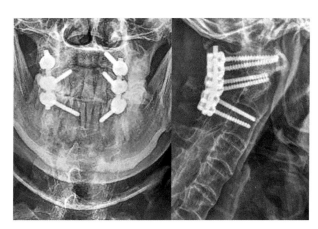 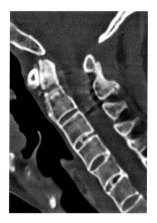

图 4-2-4　后路钉棒术后

图 4-2-5　术后 3 个月 CT　寰枢椎复位良好,后方骨性融合

对于强直性脊柱炎患者,上颈椎疾病多为外伤后的骨折脱位引起椎管空间缩小而导致的脊髓受压损伤或受伤时的一过性损伤。手术治疗的关键在于恢复寰枢椎的解剖位置,解除脊髓压迫,重建稳定性。手术方式应根据患者受伤后骨折脱位的类型进行选择。

(莫少东 艾福志)

二、寰枢侧块关节 Andersson 病变伴寰枢椎脱位——后路手术

病例介绍

44 岁男性患者,以"四肢麻木无力 4 个月,摔伤后加重 3 天"主诉入院。4 个月前开始出现四肢麻木,并伴有行走无力、握力减弱,3 天前不慎摔倒,四肢无力症状较前加重,行走不能,左侧无力症状较右侧为重。至神经内科门诊就诊后收入院。"强直性脊柱炎"病史 20 年,平素口服"双氯芬酸钠肠溶胶囊 75mg,每日 1 次;醋酸泼尼松片 10mg,每日 1 次"。高血压病史 2 年,平素口服"硝苯地平缓释片 20mg,每日 1 次",血压控制尚可。颈椎 MRI(图 4-2-6)显示寰枢椎陈旧性损伤并周围瘢痕组织形成,寰枢椎相应水平椎管变窄并脊髓损伤。未来得及请骨科会诊,患者病情恶化,出现血氧饱和度下降至 40%~50% 之间,意识不清,呼之不应,双侧瞳孔等大,约 3mm,对光反射消失,心率 120~130 次/分,听诊呼吸音弱,紧急气管插管,转 ICU 病房。

床旁 X 线片(图 4-2-7)显示寰椎后脱位,下颈椎多节段骨性融合。CT(图 4-2-8)显示寰椎后脱位,齿突及右侧寰枢侧块关节破坏性病变,左侧椎动脉高跨。

治疗原理

本例患者在齿突及右侧侧块存在破坏性病变,病变边缘硬化,考虑到患者既往无外伤病史,而且侧块关节也存在病变,故排除陈旧性齿突骨折。我们认为该病变是慢性形成的,同典型的 Andersson 病变具有同样的基础疾病——强直性脊柱炎,同样的力学因素——骨折后慢性应力导致的骨破坏。然而,右侧侧块的病变不是 Andersson 病变的典型部位,由于炎症波及侧块关节,引起类似 Andersson 病变的破坏。

这种病变破坏了椎间盘,对局部的稳定性有一定的影响。本例出现寰枢关节脱位就是一个证据,由于强直性脊柱炎局部的应力较大,因此,固定的范围需要进行较为广泛,我们在行枕颈固定的同时将右侧侧块关节的病变进行刮除,并使用自体骨植骨,这种植骨方式更符合生物力学,且植骨量较颗粒骨植骨量少,通过侧块关节的松解和

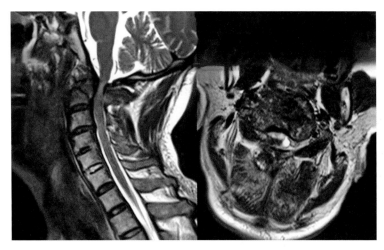

图 4-2-6 颈椎 MRI
寰枢椎陈旧性损伤并周围瘢痕组织形成,寰枢椎相应水平椎管变窄并脊髓损伤

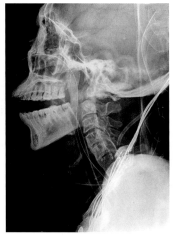

图 4-2-7 床旁 X 线片
寰椎后脱位,下颈椎多节段骨性融合

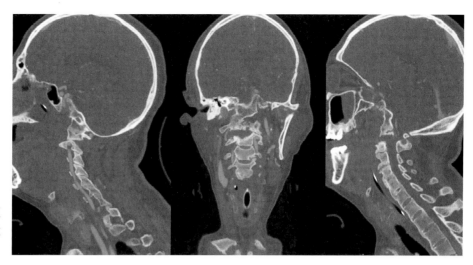

图 4-2-8 CT
寰椎后脱位,齿突及右侧寰枢
侧块关节破坏性病变,左侧椎
动脉高跨

植骨也可以减少内固定的应力,融合后对寰枢椎的稳定性较单纯的后路寰枢间后弓植骨更强。

手术治疗

麻醉成功后,患者取牵引俯卧位。充分显露颅底、颈1后弓及颈2~5椎板,见寰枢关节活动度大,明显不稳定,硬膜受压明显。向颈2左侧打入半程椎弓根螺钉(因椎动脉高跨),右侧因枢椎侧块关节破坏,打入侧块螺钉;颈3~5打入侧块螺钉。放置枕骨板,裁剪合适长度的连接棒,折弯塑形,安装螺钉固定,见寰枢椎稳定性明显增强,硬膜后方仍有受压。切除枢椎椎板,潜行减压寰椎后弓,见硬膜搏动良好。透视见寰枢椎复位良好,内固定位置良好。右侧侧块关节形成空洞,内

为肉芽样组织。刮除侧块关节内肉芽组织,松解右侧侧块关节,磨钻打磨侧块关节的硬化骨,植入自体松质骨粒。打磨颅底、颈1后弓及颈3~5椎板,取合适大小的髂骨块及适量松质骨颗粒植骨。术中CT(图4-2-9)显示寰枢关节复位良好,MRI(图4-2-10)显示脊髓压迫完全解除。

术后前3天肌力无恢复,无自主呼吸。第5天患者肌力逐渐恢复至Ⅲ级,拔除气管插管,术后7天患者肌力恢复至Ⅳ级,转回普通病房。术后10天转入康复科治疗。术后3周出院,四肢肌力恢复至Ⅳ+级,可下地活动。

术后2个月去除颈托,术后4个月复查X线(图4-2-11A)和CT(图4-2-11B)提示复位良好,侧块及枕-颈植骨已经融合。

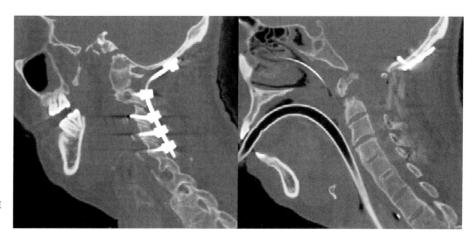

图 4-2-9 术中CT
颈1~5固定,颈2椎板切除
减压,寰枢关节脱位复位良好

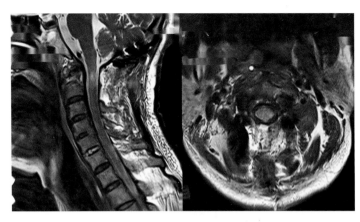

图 4-2-10　MRI 示脊髓压迫完全解除

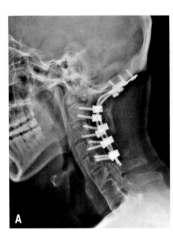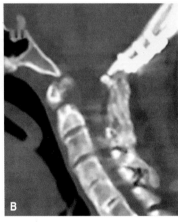

图 4-2-11　术后 4 个月 X 线及 CT
示寰枢关节复位良好,侧块及枕-颈植骨已经融合

学习要点

Andersson 病变是在强直性脊柱炎基础上发生于椎间盘-椎体界面的破坏性病变,多见于胸腰椎,也可以发生于上颈椎。

Andersson 病变破坏可能导致上颈椎不稳定,需要行上颈椎的复位固定术。

对于强直性脊柱炎骨质疏松,局部的应力较大,因此,需要固定的范围较为广泛。在行固定的同时将病变进行刮除,通过侧块关节的松解和植骨也可以减少内固定的应力,融合后对寰枢椎的稳定性较单纯的后路寰枢间后弓植骨更强。

(高坤　高延征)

第三节

非特异性炎症

枢椎非特异性炎症——后路钉棒复位植骨融合术

病例介绍

27 岁女性患者,以"颈部疼痛 1 个月"主诉入院。1 个月前无明显诱因出现头颈部疼痛,无四肢麻木、乏力,无胸腹部束带感,无恶心、呕吐,无头痛、头晕,无呼吸困难,口服止痛药可缓解,症状反复,无发热盗汗、午后潮热等,体重无明显下降。入院后完善相关实验室检查提示 C 反应蛋白 10.1mg/L，血沉 41mm/h，T-spot 检查阴性，其余均未见明显异常。术前 X 线片侧位（图 4-3-1A）显示寰齿间隙增大，寰枢椎脱位；动力位（图 4-3-1B、C）显示前屈时脱位加重，后伸时基本复位。CT 矢状位（图 4-3-2A）显示寰枢椎脱位，齿突后方可见骨质破坏；冠状位（图 4-3-2B）显示齿突骨质破坏。MRI（图 4-3-3）可见寰枢椎脱位，寰齿间及枢椎齿突可见异常信号影，增强可见明显强化。

治疗原理

根据影像资料可见寰枢椎脱位，寰齿间及枢椎齿突可见异常信号影，增强可见明显强化。考虑炎性病变，未明确病变性质，完善相关检查后于全麻下经口行穿刺活检术，术后细菌培养提示金黄色葡萄球菌生长。

上颈椎非特异性炎症的治疗原则与下颈椎基本一致。考虑患者病变为金黄色葡萄球菌感染，予以敏感抗生素治疗 6 周后可根据实际情况选择外科治疗方案。患者术前动力位检查明确可见寰枢椎脱位，应在抗生素治疗后行后路复位植骨融合钉棒内固定术。

手术治疗

此例手术在患者取俯卧位梅氏头架固定状态下完成，取枕颈后正中入路，选择颈 1~2 后路钉棒固定复位，颈 1、颈 2 均植入椎弓根螺钉，随后使用连接棒进行提拉复位；术中透视见复位满意后即可锁紧螺帽，磨钻打磨寰椎后弓，枢椎椎板制备植骨床，取自体髂骨行后方寰枢椎融合（图 4-3-4）。术后 3 个月复查 X 线动力位（图 4-3-5A、B）可见寰枢椎稳定性良好；CT（图 4-3-5C）可见枢椎齿突骨折线较前模糊，且后方可见植骨融合表现；MRI 增强（图 4-3-5D）可见原病灶处未见明显强化信号。

学习要点

上颈椎非特异性感染在临床中并不少见，多表现为颈项部疼痛，发展迅速者可有全身中毒症状及神经损伤症状，多见于脓肿发展过大导致的脊髓受压，严重者可有生命危险。对于反复发作的颈项部疼痛患者，尤其是规范的对症治疗后效果欠佳者应予以重视，及早完善相关检查以明确诊断。

上颈椎非特异性感染影像学上可表现为骨质破坏，寰枢椎不稳、脱位，单凭影像学难以与结核、肿瘤等疾病明确鉴别，可进行病灶部位穿刺活检，以明确诊断，根据病理、细菌培养及药敏结果选用敏感抗生素规律治疗 6 周后可进行外科手术治疗。

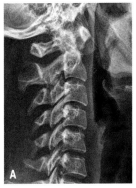
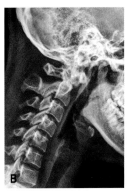
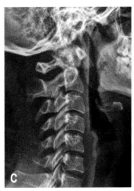

图 4-3-1　颈椎张口位 X 线片
A. 侧位可见寰齿间隙增大，寰枢椎脱位；B、C. 动力位可见前屈时脱位加重，后伸时基本复位

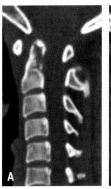
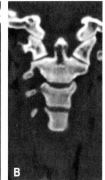

图 4-3-2　颈椎 CT 扫描
A. 矢状位可见寰枢椎脱位，齿突后方可见骨质破坏；B. 冠状位亦可见齿突骨质破坏

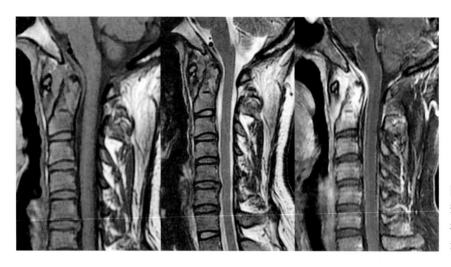

图 4-3-3　颈椎 MRI 扫描
寰枢椎脱位,寰齿间及枢椎齿突可见异常信号影,增强可见明显强化

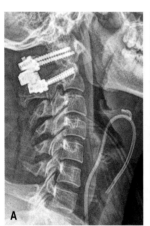
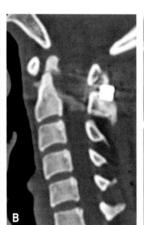
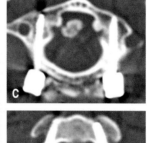
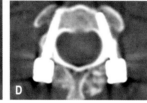

图 4-3-4　寰枢椎后路复位植骨融合钉棒内固定术后
A、B. 术后 X 线片、CT 检查可见各螺钉位置理想,复位满意;C、D. 寰枢椎后方可见充分植骨

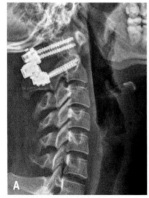
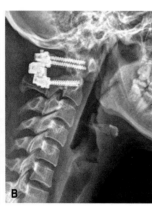
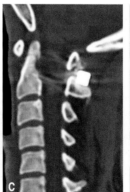
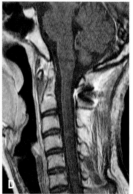

图 4-3-5　术后 3 个月 X 线片动力位、CT、MRI 扫描
A、B. X 线片动力位可见寰枢椎稳定性良好;C. CT 可见枢椎齿突骨折线较前模糊,且后方可见植骨融合表现;
D. MRI 增强可见原病灶处未见明显强化信号

（莫少东　艾福志）

骨性关节炎

一、寰枢椎骨性关节炎伴难复性脱位——TARP 手术

病例介绍

66 岁女性患者,以"下肢麻木无力 1 年,加重半年"主诉入院。1 年前开始出现双下肢麻木,并伴有无力、不灵活,以右下肢为重,上肢感觉、肌力及精细动作可,既往诊断"骨性关节炎"多年,长期服用中药治疗。X 线片正位(图 4-4-1A)显示寰枢椎侧块关节面模糊;侧位(图 4-4-1B)可见寰齿间隙增大,解剖结构欠清晰;过屈位(图 4-4-1C)可见寰齿间隙较中立位增大;过伸位(图 4-4-1D)可见寰枢椎部分复位。CT 三维重建(图 4-4-2)显示寰齿间隙增大及寰椎前弓后方骨赘增生;左侧侧块关节间隙减小,关节面硬化;右侧关节间隙消失并见增生骨赘。MRI(图 4-4-3)显示寰椎前弓与枢椎齿突间隙增大,寰椎向前移位,相应节段椎管空间减小,脊髓受压变性。

治疗原理

寰枢侧块关节面因长期寰枢不稳导致软骨面磨损,关节面硬化,乃至骨赘增生,关节间隙缩小、消失,引起骨性关节炎。脱位不稳状态下,相应节段脊髓受压,长期反复不稳刺激脊髓发生变性,出现神经症状。

因寰椎前弓后方有骨痂形成,即使复位后其贴紧齿突,也可能脊髓空间不足,减压不充分,故考虑一期经口入路行 TARP 钢板复位固定植骨融合。

手术治疗

此例手术在患者取仰卧位颅骨牵引状态下完成。取咽后壁正中入路,将侧块增生骨赘及瘢痕组织彻底切除松解,使用磨钻及咬骨钳将寰椎前弓及齿突切除;随后通过寰椎植钉将 TARP 钢板固定于寰椎前方,配合经口复位器进行复位后行枢椎逆向椎弓根螺钉固定(图 4-4-4)。固定前使用高速磨钻将寰椎前结节及枢椎椎体前方骨性突起打磨,使钢板服帖,侧块关节刮除软骨面后取自体髂骨块进行植骨。术后可见脊髓空间较术前明显改善(图 4-4-5)。

学习要点

骨性关节炎是一种慢性关节疾病,它的主要改变是关节软骨面的退行性变和继发性的骨质增生。X 线表现关节间隙变窄,软骨下骨质致密,骨小梁断裂,有硬化和囊性变。关节边缘有唇样增生。上颈椎骨性关节炎具有同样的影像学表现,

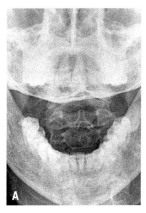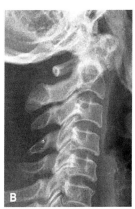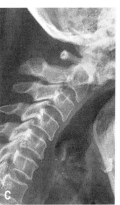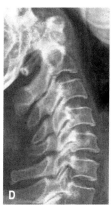

图 4-4-1　颈椎 X 线片
A. 张口正位显示寰枢椎侧块关节面模糊;B. 侧位可见寰齿间隙增大,解剖结构欠清晰;C. 过屈位显示寰齿间隙较中立位增大;D. 过伸位显示寰枢椎部分复位

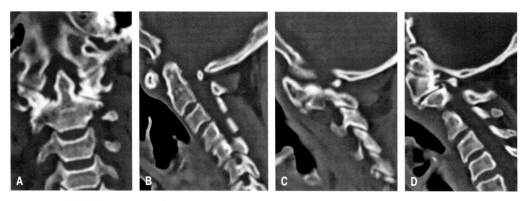

图 4-4-2 寰枢椎 CT 三维重建
A. 右侧侧块关节间隙消失,左侧侧块关节间隙缩小,关节面硬化;B. 寰齿间隙增大且寰椎前弓后方骨赘形成;C. 右侧关节间隙明显变窄,关节前方骨赘形成;D. 左侧关节间隙缩小,关节前后可见骨赘形成

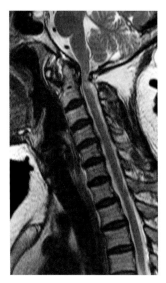

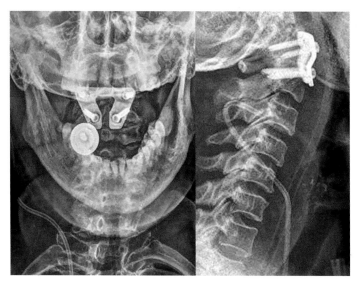

图 4-4-3 正中矢状位 MRI
寰椎前弓与枢椎齿突间隙增大,寰椎向前移位,相应节段椎管空间缩小,脊髓受压变性

图 4-4-4 经口入路 TARP 术后

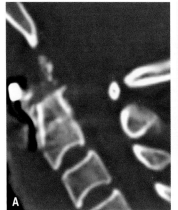

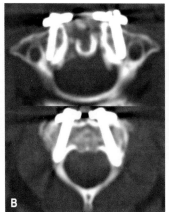

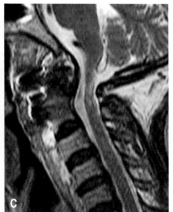

图 4-4-5 术后寰枢椎 CT 扫描及正中矢状位 MRI
A、B. CT 显示齿突切除充分,螺钉位置理想,椎管空间改善明显;C. MRI 正中矢状位显示脊髓减压充分

寰枢椎发生骨性关节炎时多由于长期脱位不稳定引起,病情迁延后可因关节周围大量骨赘增生,从而形成难复性寰枢椎脱位,甚至不可复性脱位。

对于伴有骨性关节炎的难复性或不可复性脱位患者,前路松解是最可靠的松解方法,因骨赘增生可集中于寰齿间隙及侧块关节,前路松解可进行彻底松解,并根据脊髓受压情况进行复位或切除齿突;亦可行前路松解后一期翻身行后路固定。选择 TARP 术式可以一期完成松解、复位、固定及植骨融合,具有一定的优势。

（莫少东　艾福志）

二、寰枢椎侧块关节骨性关节——后路寰枢固定,侧块刮除植骨融合术

病例介绍

56 岁女性患者,以"颈部疼痛 6 年余,加重 1 年"主诉入院。X 线片(图 4-4-6)显示颈椎退行性变,动力位无不稳定。CT(图 4-4-7)显示右侧寰枢侧块关节硬化,边缘不齐。MRI(图 4-4-8)显示右侧侧块关节呈高信号,脊髓无受压。

治疗原理

本例患者颈部疼痛症状明显,MRI 显示右侧寰枢侧块关节高信号,CT 显示局部骨质硬化,关节面不整齐,初步考虑为寰枢侧块关节骨性关节炎。

诊断方面需要排除结核、肿瘤等疾病。该患者术前查血沉、CRP 等炎性指标正常,结核 T-Spot 阴性,初步排除结核。PET-CT 显示局部代谢轻度增高,提示良性病变,因此可行局部刮除术。术中需要行冰冻病理,以排除肿瘤性病变。

由于局部的活动是寰枢关节骨性关节炎疼痛的病因,因此,稳定寰枢关节是其治疗的原理,手术方式为寰枢关节固定融合术。

手术治疗

患者取俯卧位,常规消毒、铺巾,颅底至颈 4 后正中切口长约 8cm,依次分层切开皮肤、皮下组织、项韧带。沿棘突两侧做骨膜下剥离,充分显露颅底、颈 1 后弓及颈 2 椎板,显露寰枢右侧侧块关节,可见右侧侧块关节间隙狭窄,骨性增生明显,少许纤维组织。将右侧侧块关节内病变刮除,术中冰冻病理未见异型细胞。向颈 2 两侧打入 2 枚椎弓根螺钉,寰椎植入 2 枚侧块螺钉,透视见螺钉位置良好。充分冲洗创面后,打磨颈 1 后弓及颈 2 椎板,取合适大小的髂骨块及适量的松质骨颗粒植骨。术后 3 个月 X 线片(图 4-4-9A)显示寰枢关节后弓间植骨融合;CT 显示右侧侧块关节融合(图 4-4-9B),后弓间融合(图 4-4-9C)。

学习要点

寰枢侧块关节退变引起骨性关节炎,有明显疼痛症状者可行寰枢关节固定术。

本病发生率较低,围手术期应完成炎症指标及结核等感染性疾病的鉴别诊断,术中刮除病变行病理检查,以免误诊。

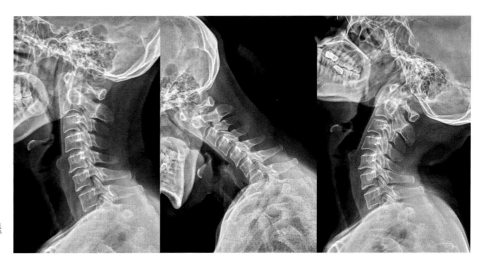

图 4-4-6　X 线片示颈椎退行性变,动力位无不稳定

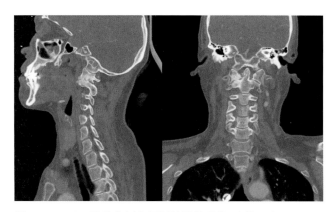

图 4-4-7 CT 显示右侧寰枢侧块关节硬化,边缘不齐

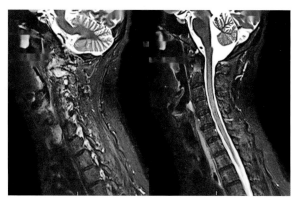

图 4-4-8 MRI 检查

右侧侧块关节呈高信号,脊髓无受压

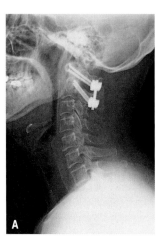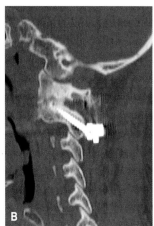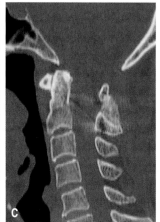

图 4-4-9 术后 3 个月 X 线
及 CT 检查
A.寰枢关节后弓间植骨融
合;B.右侧侧块关节融合;
C.后弓间融合

（高 坤 高延征）

参 考 文 献

[1] SHLOBIN NA,DAHDALEH NS. Cervical spine manifestations of rheumatoid arthritis:a review [J]. Neurosurg Rev,2021,44(4):1957-1965.

[2] YOSHIHARA H,YONEOKA D,MARGALIT A. National trends and in-hospital outcomes in patients with rheumatoid arthritis undergoing elective atlantoaxial spinal fusion surgery [J]. Clin Exp Rheumatol,2016,34(6):1045-1050.

[3] UNNI C,PETTAKKANDY V,P AJ,et al. Atlantoaxial Stabilization by Posterior C1 and C2 Screw-Rod Fixation for Various Pathologies:Case Series and Comprehensive Review of Literature [J]. J Neurosci Rural Pract,2021,12(2):228-235.

[4] FERRANTE A,CICCIA F,GIAMMALVA GR,et al. The Craniovertebral Junction in Rheumatoid Arthritis: State of the Art [J]. Acta Neurochir Suppl,2019, 125:79-86.

[5] LISITSKIY IY,KISELEV AM,KISELEV SE. Rheumatoid atlanto-axial dislocation:a surgical approach [J]. Zh Vopr Neirokhir Im N N Burdenko, 2018,82(1):41-47.

[6] SHAO J,Gao YZ,Gao K,et al. Ankylosing Spondylitis Complicated with Atlantoaxial Dislocation and Destruction of the Dens and Lateral Atlantoaxial Joint: A Case Report [J]. JBJS Case Connect,2019, 9(4):e0216.

[7] HADHRI K,BENSALAH M,BELLIL M,et al. Atlantoaxial Rotatory Dislocation in a Patient With Ankylosing Spondylitis [J]. Arthritis Rheumatol, 2020,72(10):1747.

[8] LIU R,SUN L,LI CH,et al. Cause analysis of spinal surgery in ankylosing spondylitis [J]. Beijing Da Xue Xue Bao Yi Xue Ban,2017,49(5):835-839.

[9] MIAO J,CHEN Y,ZHANG B,et al. Surgical

Treatment for Odontoid Fractures in Patients with Long-Standing Ankylosing Spondylitis：A Report of 3 Cases and Review of the Literature ［J］. World Neurosurg，2018，116：88-93.

［10］ MOLLIQAJ G，DAMMANN P，SCHALLER K，et al. Management of Craniovertebral Junction Tuberculosis Presenting with Atlantoaxial Dislocation ［J］. Acta Neurochir Suppl，2019，125：337-344.

［11］ KUMAR A，SINGH S，DIKSHIT P，et al. Occipital condyle syndrome in a case of rotatory atlantoaxial subluxation（type Ⅱ）with craniovertebral junction tuberculosis：Should we operate on "active tuberculosis？" ［J］. J Craniovertebr Junction Spine，2020，11（2）：143-147.

［12］ MOHINDRA S，TRIPATHI M，BATISH A，et al.

Management of CVJ tuberculosis：the changing paradigm ［J］. Acta Neurochir（Wien），2020，162（11）：2875-2886.

［13］ WANG Y，SONG C，JI Y，et al. Clinical and radiographic features of the atlantoaxial dislocation that is associated with Kashin-Beck disease ［J］. World Neurosurg，2023，171：e1-e7.

［14］ SHLOBIN NA，DAHDALEH NS. Cervical spine manifestations of rheumatoid arthritis：a review ［J］. Neurosurg Rev，2021，44（4）：1957-1965.

［15］ SHAO J，GAO YZ，GAO K，et al. Ankylosing Spondylitis Complicated with Atlantoaxial Dislocation and Destruction of the Dens and Lateral Atlantoaxial Joint：A Case Report ［J］. JBJS case connector，2019，9（4）：e0216.

第五章

上颈椎肿瘤

上颈椎肿瘤主要包括原发性肿瘤和转移性肿瘤,前者以脊索瘤、骨巨细胞瘤、神经纤维瘤、骨髓瘤等多见;后者以肺癌、乳腺癌、前列腺癌、肾癌的骨转移较为常见。此外,还有一些其他肿瘤。上颈椎肿瘤临床少见,但危害极大,若延髓呼吸中枢受压,可导致呼吸障碍;若颈髓受压,可造成高位截瘫。该部位解剖结构复杂,毗邻重要的血管神经,手术暴露困难,技术要求高,是难题中的难题。

上颈椎肿瘤的诊断需要结合临床、影像学和病理学检查结果综合判断。正电子发射计算机断层扫描技术是目前最新的影像技术,具有同位素检查和 CT 检查的优点,对于上颈椎肿瘤特别是上颈椎转移瘤,能同时发现原发灶。经皮穿刺活组织检查是术前明确诊断最有效的方法,对于术前评估病情、制订治疗方案意义重大。

以往上颈椎肿瘤治疗多采取保守方式治疗。近年来,随着内固定技术的提高和脊柱肿瘤治疗理念的不断完善,上颈椎肿瘤的外科治疗水平有了较大提高。手术可以切除病灶,解除肿瘤对延髓、脊髓及神经根的压迫,椎体重建和固定能维持即时或永久的脊柱稳定性。3D 打印的植入物可能是上颈椎重建术的一个不错的选择。但是由于肿瘤常侵袭邻近的血管、神经等重要结构,手术很难做到完整意义上的整块切除,因此,上颈椎肿瘤的外科治疗仍然是脊柱外科医生和神经外科医生必须面对的重大挑战。

第一节

原发性肿瘤

一、骨巨细胞瘤

(一)分期手术——"先后再前"之一

病例介绍

24岁男性患者,以"颈部疼痛40余天"主诉入院。40余天前无明显诱因出现颈项部疼痛,疼痛程度逐渐加重且向枕部放射。X线片(图5-1-1A、B)及CT检查(图5-1-1C、D、E)均显示枢椎骨质破坏,尤以椎体及齿突基底部破坏为著,骨皮质边缘依稀可见;MRI(图5-1-1F、G、H、I)显示颈2骨质破坏,硬膜囊前缘受压,但脊髓尚无明显受压征象。PET/CT(图5-1-1J)显示除颈2椎体外,全身其他部位未见破坏性病变。为进一步明确诊断,行CT监测下经皮穿刺活检(图5-1-2),病理切片及免疫组化结果报告:符合巨细胞瘤。

根据诊断及影像学所见,确定行颈2全脊椎切除手术方案。术前行颈椎CTA检查(图5-1-1K、L),以了解椎动脉走行及其与颈椎(肿瘤)的解剖关系。为患者佩戴Halo氏头颈胸支架,以辅助维持围手术期患者颈椎的稳定性(图5-1-3)。

治疗原理

以现代脊柱肿瘤治疗理念,上颈椎肿瘤与发生于其他节段的脊柱肿瘤一样,在大多数情况下,需采用适宜的手术技术,力争将肿瘤进行彻底切除。近年来,"整块性全脊椎切除"(en bloc total spondylectomy)已被广泛认为是能够达到脊柱肿瘤彻底性切除的关键技术。该技术的核心要点为在肿瘤的边缘之外经正常组织结构将肿瘤完整切除,即所谓"边缘性切除"(marginal excision),切除过程的理想状态为肿瘤组织不与外界接触。对于胸腰椎肿瘤,在严密设计及操作下,多数病例可实现整块性全脊椎切除。但对于颈椎,尤其是上颈椎肿瘤,所处解剖部位结构复杂且显露困难,

更由于椎动脉的存在,使整块性全脊椎切除的操作难度极大,虽然也有采用椎动脉结扎或椎动脉"搭桥"后进行整块性全脊椎切除的个案报道,但大多数情况下,对上颈椎肿瘤的切除采取相对变通的方式,对横突孔结构进行分块切除,以尽可能保护椎动脉。然而,应当强调,尽管上颈椎肿瘤由于其所处解剖部位的特殊性难以实现真正意义上的整块切除,但从理念上仍应最大限度地采用大块切除的方式。另外,上颈椎肿瘤的病理类型对手术方式选择及术前准备具有一定的影响,如巨细胞瘤,术前用药(狄诺单抗类药物)或可使其性状发生一定变化,有利于手术切除;有些血运丰富的肿瘤则宜在术前行放疗,以减少术中出血。因此,推荐将术前经皮穿刺活检作为上颈椎肿瘤诊断的常规步骤。鉴于椎动脉处理是上颈椎肿瘤切除过程中的关键技术环节,术前颈椎CTA扫描也应被列为常规检查项目。

上颈椎肿瘤切除后颈椎稳定结构重建是手术的另一重要环节。以枢椎全脊椎切除为例,一般需要前方和后方同时安装固定装置才能达到枕-颈交界区的稳定性。现行后方枕骨与颈椎侧块(或椎弓根)螺钉/圆棒系统固定的技术比较成熟,在辅以前方有效支撑装置的情形下,可在一定程度上达到控制颈椎屈伸和旋转的作用,而前方寰椎前弓与下颈椎之间若采取以往常用的圆柱形状钛网作为支撑假体,则颈椎的稳定性仍显不足,有必要加用外固定装置(如Halo氏头颈胸支架)作为辅助固定措施,以保障围手术期患者的安全。

手术治疗

鉴于上颈椎的解剖结构复杂及其毗邻许多重要组织器官的特点,枢椎肿瘤的全脊椎切除一般采用后方—前方联合手术入路进行。即先行后方枢椎椎板及附件结构切除,然后再经前方入路行枢椎椎体(包括齿突)切除。按照后方—前方

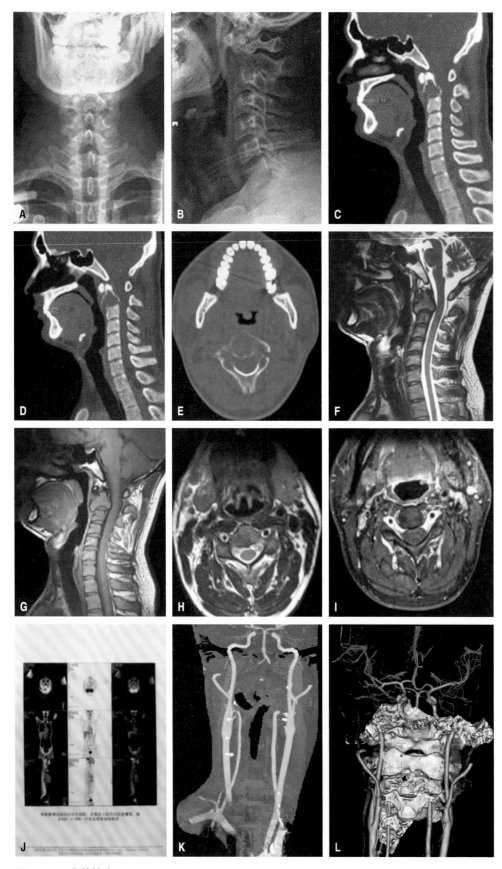

图 5-1-1 术前检查

A~I. 颈椎 X 线片正侧位、CT 扫描及 MRI 显示枢椎椎体及齿突基底部骨质呈溶骨性破坏,颈 2 水平硬膜囊前缘受压征象;J. PET/CT 显示除颈 2 椎体病变外,全身其他部位未见病变;K、L. CTA 检查了解椎动脉走行情况

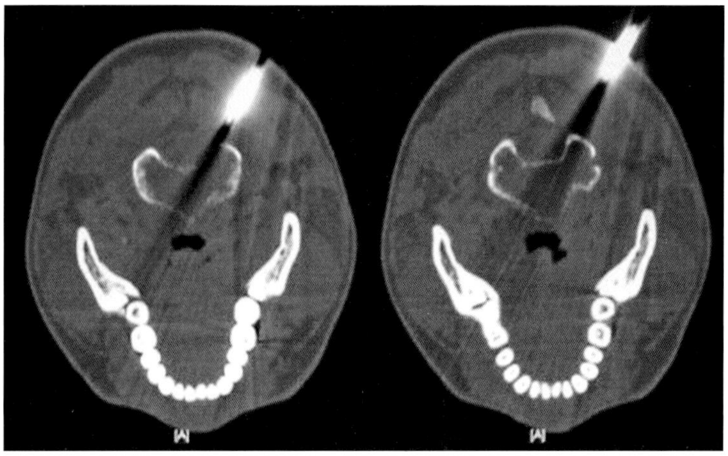

图 5-1-2　术前颈 2 椎体穿刺
CT 监测下活检经皮穿刺行颈 2 椎体病变活检,病理报告符合巨细胞瘤

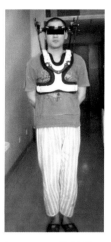

图 5-1-3　外观照
患者术前佩戴 Halo 氏头颈胸支架,以辅助维持围手术期颈椎的稳定性

入路顺序手术的优势:①后方手术视野相对于前方开阔,便于椎动脉的显露和游离;②后方侧块螺钉-圆棒系统固定系统的强度明显优于前方支撑系统,在同期行前—后方联合入路手术时,先行后方入路的手术也会使手术中体位变换的过程更为安全。至于同期或分期施行后路及前路手术似无实质性差别,可根据患者的病情及手术具体状况而定。

本病例原计划行一期后路—前路联合入路手术,因后路手术过程出血较多,遂临时决定改为分期手术。

后路手术采用俯卧位(用 Halo 氏支架辅助行外部固定)。做枕骨下部至颈 5 水平项部正中纵向切口,显露枕骨下部、颈 1 后弓及颈 2~颈 5 椎板并侧块关节。分别于枕骨下部及双侧颈 3~颈 5 侧块钻孔并拧入螺钉后,用咬骨钳于颈 2 椎板两侧咬开,使成纵向骨槽后,将颈 2 椎板整块切除;继续用咬骨钳分块切除颈 2 侧块及横突后侧及外侧骨质,显露并游离椎动脉。术中见颈 2 右侧横突骨质部分破坏,在行右侧侧块及横突切除过程中造成椎动脉破裂,遂在压迫止血的同时切除颈 3 横突后壁,显露椎动脉,然后用钛夹将之夹闭。完成颈 2 后方结构切除后,安装枕骨下部至颈 3~颈 5 侧块螺钉尾端连接圆棒进行

固定。鉴于后路手术出血较多,一期未行前路手术。

1 周之后,行前路手术(图 5-1-4)。前路手术患者采用仰卧位。由于病变位置较高,加之后路手术行枕-颈固定后颈部仰伸受到限制,故前方手术采用经口腔、咽后壁黏膜切开入路切除颈 2 椎体。为便于经口手术操作,本病例经气管切开途径进行麻醉后气道管理。用稀释碘伏液消毒口腔及鼻腔黏膜,用口腔撑开器做上颌骨与下颌骨间撑开后,纵向切开咽后壁黏膜及黏膜下肌层,显露寰椎前弓、枢椎椎体、颈 2~颈 3 间盘及颈 3 椎体上缘。切除颈 2~颈 3 间盘,切除颈 1~颈 2 侧块关节囊,然后分块切除颈 2 椎体。使用特制钩刀等器械切除枢椎齿突。切除枢椎后,选择合适直径之圆柱形状钛网进行裁剪,其内填充异体碎骨,钛网上端及下端各伸出一翼,每翼预留两个网孔(图 5-1-4C)。将制备好的圆柱形状钛网植入颈 1 前弓与颈 3 椎体之间,上端用两枚螺钉经预留网孔拧入颈 1 前弓,下端用两枚螺钉经预留网孔拧入颈 3 椎体,完成前方的上颈椎结构重建与固定(图 5-1-4D、E)。术后定期复查(图 5-1-5)。

手术要点及技巧:①椎动脉的处理是枢椎肿瘤切除过程中的关键环节,也是操作难度较大的环节。故先行后方入路手术,在较为开放的视野

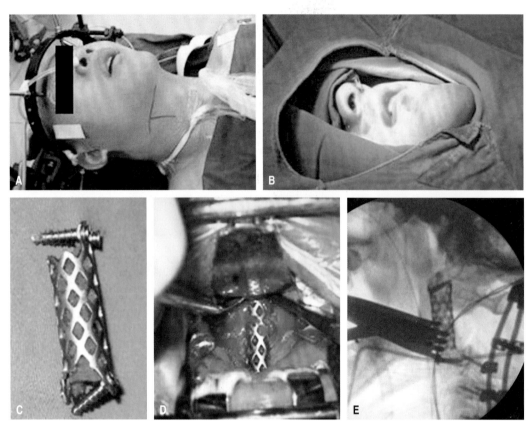

图 5-1-4　术中情况

前路手术体位、圆柱形状钛网制备（裁剪后填充异体骨）与植入情况

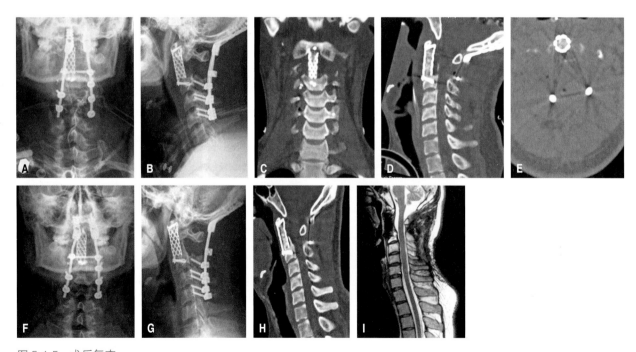

图 5-1-5　术后复查

A~E. 术后 X 线片及 CT 所见。后路颈 1~颈 3、颈 4、颈 5 侧块螺钉固定；前路行颈 1 前弓~颈 3 椎体间
钛网植入；F~I. 术后 6 个月 X 线片、CT 及 MRI 所见。钛网植入后融合情况良好

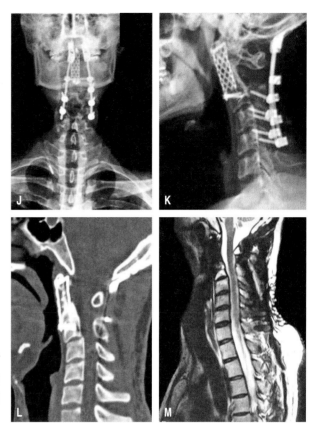

图 5-1-5（续）

J~M. 术后 2 年 X 线片、CT 及 MRI 所见。钛网植入后可见其内植骨融合及周围骨包绕情况

和操作空间中进行椎动脉的显露和游离比较稳妥。此病例术中右侧椎动脉破裂后即刻予以结扎的过程也得益于先行后路手术的优势。②后路手术应力求最大限度地切除病变枢椎的侧块及横突骨性结构,尤其是横突外侧部分。如果后方结构切除彻底,椎体切除的难度会显著降低。③枢椎椎体切除并行假体植入后,其前方覆盖黏膜菲薄,缺少血运,愈合能力差,因此假体的外露切迹须尽量降低。本病例前方植入圆柱钛网时未加用钛板/螺钉固定,而是利用钛网的网孔向相邻骨组织拧入螺钉进行固定,正是出于降低假体外露切迹的目的。

学习要点

上颈椎肿瘤与其他节段脊柱肿瘤的诊断治疗原则相同,只是由于其解剖部位特殊,针对围手术期管理、手术切除的入路及方式等环节需要根据具体情况进行策划。

上颈椎肿瘤手术治疗的核心内容主要包括肿瘤的彻底性切除及颈椎稳定结构重建,而手术过程中椎动脉的显露、游离及保护是手术过程中的

关键环节,需在术前了解清楚椎动脉走行的特点并制订好术中一旦出现椎动脉损伤的处理预案。

（刘忠军）

（二）分期手术——"先后再前"之二

病例介绍

24 岁女性患者,以"颈部扭伤后疼痛不缓解、颈部活动受限 3 个月"主诉入院。X 线片显示颈 2 病理性骨折,寰椎并齿突向前脱位;CT 及 MRI 检查显示颈 2 椎体及附件呈溶骨性破坏(图 5-1-6A~H)。行 CT 监测下颈 2 椎体经皮穿刺活检,病理报告为"符合巨细胞瘤"(图 5-1-7)。PET/CT 显示除颈 2 病变外,未见全身其他部位病变(图 5-1-6I、J)。体格检查:颈部活动受限,伸腕、屈腕及屈指肌力略减弱,四肢肌腱反射均亢进,Hoffman 氏征阳性。

根据影像学及病理组织学检查结果,颈 2 巨细胞瘤诊断明确,遂确定分两期行颈 2 全脊椎切除手术的方案。一期经后方入路切除颈 2 椎板及附件结构(包括两侧侧块、横突后壁及外侧壁),显

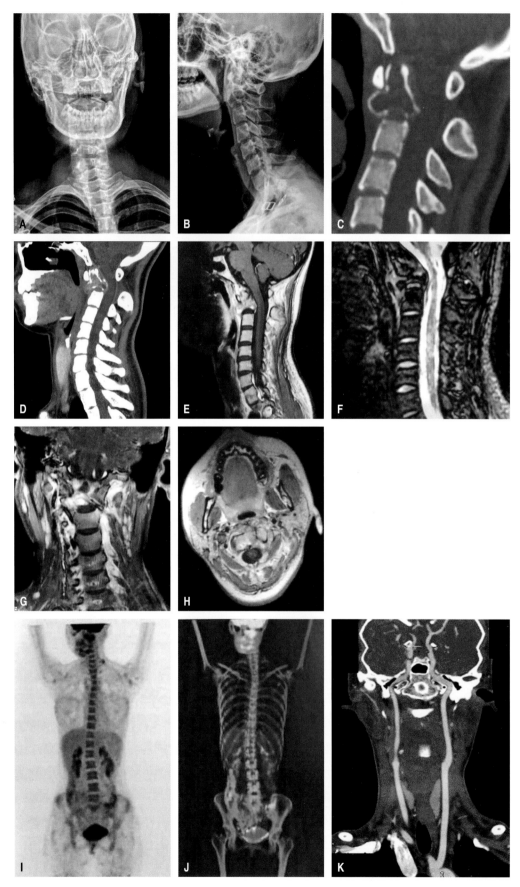

图 5-1-6　术前检查

A~H. X 线片、CT 及 MRI 显示颈 2 椎体呈溶骨性破坏及病理性骨折,颈 1~颈 2 脱位;I、J. PET/CT 显示除颈 2 节段之外,全身其他部位未见病变;K. CTA 显示椎动脉走行情况

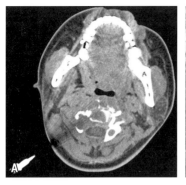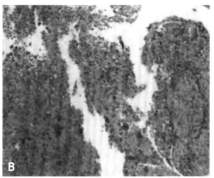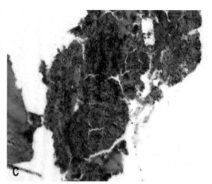

图 5-1-7 术前活检
A. CT 监测下穿刺活检;B、C. 病理报告:符合巨细胞瘤

露并游离两侧椎动脉;然后行枕骨至颈 3、颈 4、颈 5 侧块螺钉固定。拟 2 周后进行二期手术,经前方颌下切口入路切除颈 2 椎体,用定制式 3D 打印钛合金人工椎体假体植入颈 1 侧块与颈 3 椎体之间,重建颈椎稳定结构。术前行 CTA 检查椎动脉走行情况(图 5-1-6K)。

治疗原理

本病例作为枢椎原发性肿瘤,诊断及治疗原则与前述病例相似。作为巨细胞瘤,肿瘤恶性程度不高,但由于已出现病理性骨折,意味着肿瘤骨性边界已不完整,故在切除过程中应注意分辨病变界线,适当切除其周围可疑组织,避免肿瘤残留。另外,颈 1~颈 2 脱位应在术中利用固定支架进行调整,以改善颈椎曲度。

既往病例术后结果证实,3D 打印钛合金微孔人工椎体假体具有可靠的上颈椎稳定结构重建作用,本例拟继续采用定制式 3D 打印钛合金微孔人工枢椎植入术。

手术治疗

仍沿用前述病例的临床经验及理念,以先行后路病椎切除及枕-颈侧块螺钉固定,二期再行前路椎体切除及颈椎稳定结构重建的策略施行手术。

本病例一期手术患者取俯卧位。做枕骨下部至颈 5 水平项部正中纵向切口,显露枕骨下部、颈 1 后弓及颈 2~颈 5 椎板并侧块关节。分别于枕骨下部及双侧颈 3~颈 5 侧块钻孔并拧入螺钉后,用咬骨钳切除颈 2 椎板及侧块关节,同时切开横突后侧及外侧壁,显露并游离椎动脉。见颈 2 椎弓根已破坏,被灰黄色软组织侵占,行椎弓根切除。安装双侧枕骨至颈 3~颈 5 侧块螺钉尾端连接圆棒,行固定。后路手术中失血 400ml。

一期术后,行颈椎 CT 扫描采集数据,并根据 CT 数据设计并打印颈 2 钛合金微孔椎体假体。考虑到术中因患者体位变化及病椎切除等因素造成遗留空隙大小而难以精准确定,在打印一枚标准高度人工椎体假体的同时,另打印 +2mm 和 –2mm 高度的假体各一枚备用。

2 周后,前路手术患者取仰卧位。根据患者颈部长度及仰伸情况,前方手术采用经颌下颈部横向切口,显露颈 2~颈 3 椎间盘、枢椎椎体,再向头端显露寰椎前弓,可见颈 2 椎体前方轻度膨隆。先切除颈 2~颈 3 间盘,然后将颈 2 椎体分为左右两大块切除。见椎体骨质部分呈空腔状。以特制刮匙刮除齿突周围附着的韧带后,将齿突完整切除。冲洗伤口并用稀释顺铂液及蒸馏水浸泡伤口后,选取合适高度的 3D 打印钛合金微孔人工椎体假体植入颈 1 两侧侧块与颈 3 椎体之间,假体上端以两枚螺钉分别拧入颈 1 左、右侧侧块关节,行固定。假体下端用可变角度螺丝刀将两枚螺钉通过假体上的圆孔拧入颈 3 椎体,完成前方颈椎稳定结构重建。前路手术中失血 400ml。术后定期复查(图 5-1-8)。

手术要点及技巧:①椎动脉的处理是枢椎肿瘤切除过程中的关键环节,也是操作难度较大的环节。故先行后方入路手术,在较为开放的视野

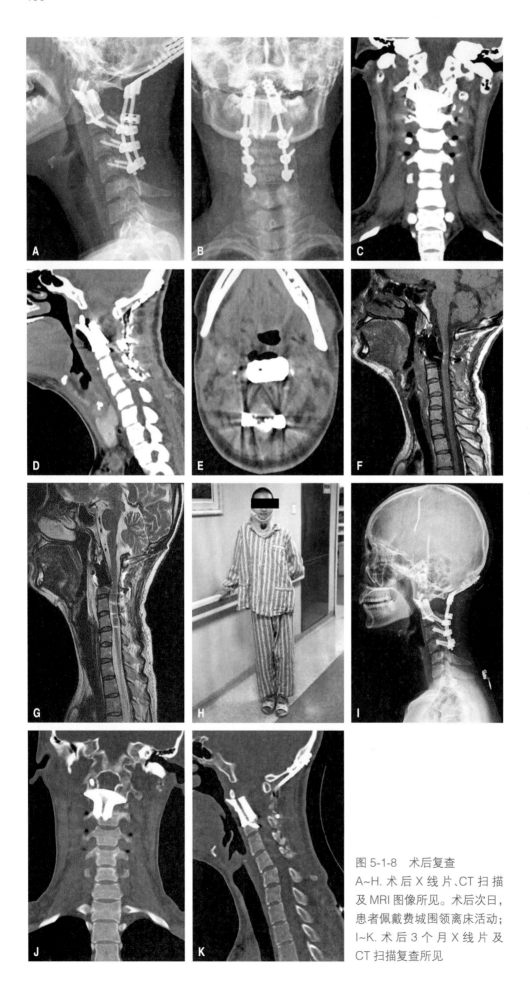

图 5-1-8　术后复查
A~H. 术后 X 线片、CT 扫描及 MRI 图像所见。术后次日，患者佩戴费城围领离床活动；I~K. 术后 3 个月 X 线片及 CT 扫描复查所见

和操作空间中进行椎动脉的显露和游离;同时从后方入路最大限度地切除侧块及横突骨性结构。②本例患者由于后路手术比较充分地切除了颈2后方骨性结构,尤其横突外侧壁及椎弓根,使前方枢椎椎体与后方骨性结构完全离断,得以实现大块切除。经验表明,一旦将枢椎后方骨性结构切除满意,前方切除颈2~颈3椎间盘及颈1~颈2两侧侧块关节囊后,枢椎椎体切除的难度会显著降低。③植入颈1侧块与颈3椎体之间的3D打印人工椎体假体一旦用螺钉与颈1侧块及颈3椎体之间实现固定后,其抗屈曲及旋转的力量相对较强。

学习要点

手术的主要目标包括肿瘤的彻底性切除及颈椎稳定结构重建。本例在汲取、借鉴以往相同部位肿瘤切除的教训和经验,在后路手术过程中尽可能多地切除了颈2后方的骨性结构,使前方能以两大块切除的方式将椎体切除。本例在颈部解剖结构及位置条件允许的情况下同样选择了经颌下颈椎前方切口入路,为术后伤口愈合及患者顺利康复提供了有力基础。本例在人工椎体假体固定的方式上,其上端及下端均采用两枚螺钉固定,固定强度比较满意,使患者术后次日即可佩戴费城围领离床行走,术后康复过程似与常见颈椎病的术后恢复并无二致。

（刘忠军）

二、脊索瘤

（一）"前后联合入路"之一

病例介绍

56岁男性患者,以"间断颈部疼痛1个月,加重10天"主诉入院。1个月前患者无明显诱因出现颈部疼痛,间断发作,夜间疼痛较重。不伴有四肢麻木、无力、持筷等精细活动障碍、行走不稳及踩棉花感。X线片显示颈椎退行性改变、颈5/6椎间隙降低及骨赘形成,颈2椎体骨质信号异常（图5-1-9A、B）。CT显示枢椎椎体及齿突骨质破坏,颈5/6、颈6/7椎间隙降低,颈6、7椎体水平后

纵韧带有骨化表现（图5-1-9C~E）。MRI显示枢椎椎体及齿突 T_1 加权像低信号, T_2 加权像混杂高信号, T_1 抑脂像混杂高信号,符合肿瘤性改变;颈5/6椎间隙及颈6椎体水平脊髓受压（图5-1-9F~J）。

治疗原理

脊索瘤（chordoma）是一种起源于胚胎残留脊索组织的恶性骨肿瘤,是上颈椎恶性肿瘤的常见类型。上颈椎脊索瘤临床表现主要为颈部疼痛,如果存在上颈段脊髓或延髓压迫,则可能出现四肢瘫痪甚至影响到患者的呼吸和循环。

脊索瘤对常规化疗和传统放疗不敏感,因此,脊索瘤的最佳治疗方案是整块切除。然而,由于上颈椎肿瘤暴露困难、毗邻结构繁多及椎动脉在横突孔穿行,整块切除困难较大,因此,现多以分块切除为主,分块全脊椎切除术后进行辅助质子放疗可以延缓肿瘤复发周期。肿瘤多累及颈椎椎体,但术中需要同时切除受累颈椎节段的所有骨性结构,同时考虑到稳定性重建问题,手术通常需要前后路联合进行。

该病例中,肿瘤累及枢椎椎体及枢椎横突孔,脊髓无明显受压。术前CT引导穿刺活检证实为脊索瘤。患者同时合并颈椎后纵韧带骨化及颈5/6水平脊髓压迫,但患者无脊髓症状,可暂不处理。因此,手术方案选择前后路联合枢椎肿瘤切除重建术。

手术治疗

此例患者行前后路联合手术治疗。

后路手术:取颈1~颈3椎体后正中入路,进行寰椎及颈3椎弓根螺钉植入,切除颈2棘突椎板,又向外切断枢椎椎弓峡部,切除枢椎下关节突,而后切除枢椎横突孔后壁,显露椎动脉,牵开椎动脉后磨钻磨除枢椎上关节突及横突孔前结节,游离椎动脉V3段。钉棒系统固定颈1和颈3节段,同时行结构性植骨。

前路手术（内镜辅助高位颈前咽后入路后路手术）:患者取仰卧位,颈肩部垫高使颈椎过伸。于常规颈3/4水平做横切口,采用标准颈前路（Smith-Robinson入路）从动脉鞘及气管食管鞘

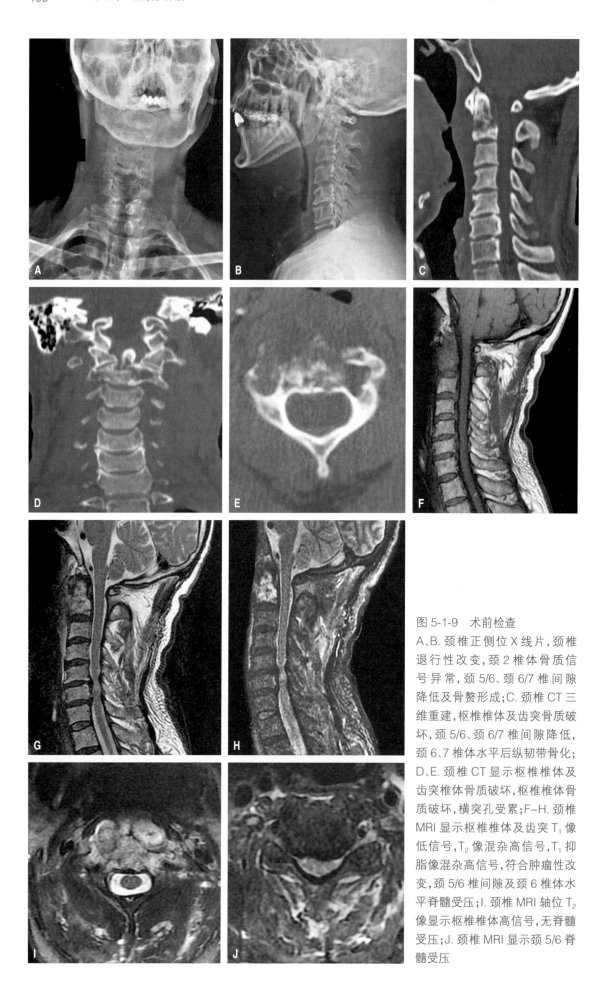

图 5-1-9　术前检查

A、B. 颈椎正侧位 X 线片,颈椎退行性改变,颈 2 椎体骨质信号异常,颈 5/6、颈 6/7 椎间隙降低及骨赘形成;C. 颈椎 CT 三维重建,枢椎椎体及齿突骨质破坏,颈 5/6、颈 6/7 椎间隙降低,颈 6、7 椎体水平后纵韧带骨化;D、E. 颈椎 CT 显示枢椎椎体及齿突椎体骨质破坏,枢椎椎体骨质破坏,横突孔受累;F~H. 颈椎 MRI 显示枢椎椎体及齿突 T_1 像低信号,T_2 像混杂高信号,T_1 抑脂像混杂高信号,符合肿瘤性改变,颈 5/6 椎间隙及颈 6 椎体水平脊髓受压;I. 颈椎 MRI 轴位 T_2 像显示枢椎椎体高信号,无脊髓受压;J. 颈椎 MRI 显示颈 5/6 脊髓受压

自然间隙进入椎前间隙,用 S 形拉钩经椎前间隙将下颌骨往头侧牵拉,暴露上颈椎,置入内镜和光源,在内镜辅助下分块切除颈 2 椎体肿瘤、齿突、颈 2/3 椎间盘(内镜辅助下进行手术可有效解决上颈椎手术野暴露难题,并可变多角度视野完成颈椎病灶切除)(图 5-1-10A、B)。将个体定制化 3D 打印假体(图 5-1-11)头端"H"形结构嵌入颈 1 前弓,尾端坐于颈 3 椎体上,螺钉将其固定于颈 1 侧块及颈 3 椎体上,完成颈 1~颈 3 椎体腹侧重建(图 5-1-10C、D)。

学习要点

脊索瘤是一种起源于胚胎残留脊索组织的恶性骨肿瘤,明确诊断需行 CT 引导下穿刺活检。整块切除虽然是理想手术方案,但临床上难以实施,现多以分块切除为主。肿瘤多累及颈椎椎体,手术需要同时切除受累颈椎节段所有骨性结构,同时考虑稳定性重建稳定,通常需要前后路联合进行手术。

前路入路方式的选择需要根据肿瘤的累及范围及术者经验等进行选择,目前以经口入路和颌下入路(McAfee 入路)最为常用。经口入路可获得最为直接的暴露,提供上至低位斜坡、下至枢椎下方节段的暴露范围。然而,经口入路可能造成伤口不愈合、内固定感染等并发症。颌下入路手术不经过黏膜,术后感染风险低,但解剖复杂,术中需要切断二腹肌及茎突舌骨肌,分离牵拉舌下神经、喉上神经,并且需结扎血管等,操作复杂,技术要求高。术者首创性地采用内镜辅助下经常规颈前路(Smith-Robinson 入路)从动脉鞘及气管食管鞘的自然间隙进行手术,避免了高位颈前咽后入路后路的复杂解剖结构,同时内镜辅助下手术视野更清晰,操作更方便。

术中椎动脉的保护是手术的重点和难点,先行后路脊柱附件和横突孔壁切除,游离椎动脉后再行前路手术进行肿瘤切除与脊椎前柱重建是避免椎动脉损伤的重要方法。但若先行后路手术,脊柱后方固定后导致手术节段活动性差,前路安放 3D 打印假体,对假体尺寸要求精细,些许尺寸误差即可导致假体安装失败。

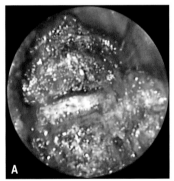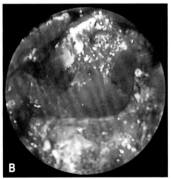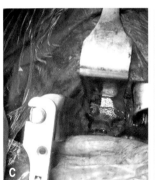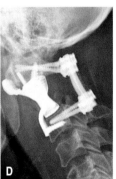

图 5-1-10　术中情况
A、B. 内镜下上颈椎手术野暴露和肿瘤切除;C. 假体安装;D. 术后复查

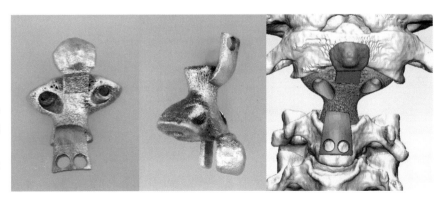

图 5-1-11　3D 打印假体
个性化 3D 打印假体设计:上半部分两侧为连接寰椎侧块部分,上半部分头侧"H"形结构可嵌入颈 1 前弓固定;下半部分坐落于颈 3 椎体并延伸部分用于固定

肿瘤切除后的脊柱稳定性重建也是目前所面临的问题，传统钛网重建需要术中制作，耗时长且稳定性也欠佳。个体定制化 3D 打印假体是目前较好的解决方案，但对于多节段受累的情况，稳定性重建更为困难。

（廖晖　李锋）

（二）"前后联合入路"之二

病例介绍

56 岁男性患者，以"发现枢椎病变 3 个月"主诉入院。3 个月前偶有颈项部疼痛，疼痛无向他处放射，无双上肢麻木、乏力，执笔、持筷等动作完成可，行走无踩棉花感，无胸部束带感。随后至当地医院完善相关颈椎 MRI 显示枢椎椎体骨质破坏，性质待查。X 线片显示枢椎椎体后缘皮质骨不连续，动力位未见明显不稳（图 5-1-12A~C）。CT 三维重建显示枢椎椎体后缘骨质破坏，寰齿及双侧侧块关节对合可，未见明显脱位表现（图 5-1-12D~F）。MRI 显示枢椎椎体后缘占位性病变，稍向后膨胀生长，余椎体未见明显异常信号，脊髓稍有受压（图 5-1-12G~J）。

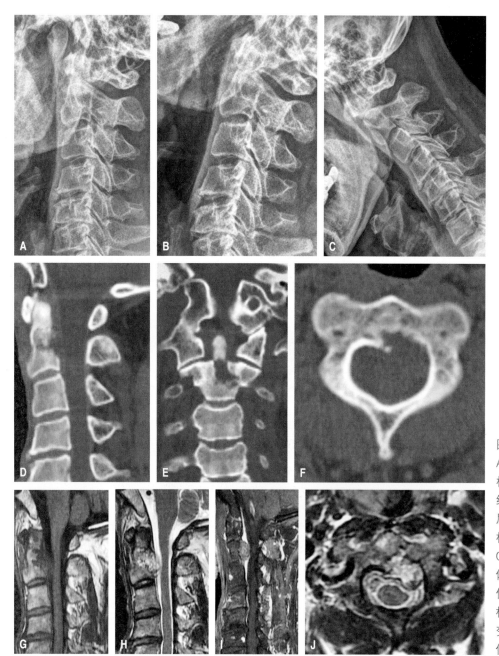

图 5-1-12　术前检查
A. 颈椎 X 线片侧位显示枢椎椎体后缘皮质不连续；B、C. 颈椎 X 线片过屈过伸侧位未见明显寰枢椎不稳；D~F. 寰枢椎 CT 三维重建显示枢椎椎体骨质破坏，未见明显脱位表现；G~J. MRI 显示枢椎椎体后缘占位性病变，余椎体未见明显异常信号，脊髓稍有受压

治疗原理

脊柱肿瘤按起源可分为原发性肿瘤与转移性肿瘤。对于脊柱肿瘤,还应进行全面排查,确定肿瘤是否为单发。因脊柱毗邻神经根、脊髓等重要组织,而脊柱肿瘤严重者可发生病理性骨折,进而出现神经损伤症状,严重者可出现截瘫甚至死亡。因此,对于脊柱稳定性存在丢失风险的脊柱肿瘤,应当考虑手术治疗,手术治疗原则主要为病灶切除、解除脊髓压迫及脊柱稳定性重建。

根据上述原则,该患者选择后路行颈 1~颈 3 钉棒固定,髂骨取骨植骨融合,一期翻身经口行病灶切除及前路钛笼植入重建前柱。

手术治疗

此例手术患者先取俯卧位,梅氏头架固定,取寰枢椎后正中入路,充分显露颈 1、颈 2、颈 3 后方椎板及侧块,于颈 1~颈 3 双侧植入椎弓根螺钉,连接棒连接后磨钻打磨寰椎后弓,枢椎、颈 3 后方椎板打磨粗糙制备植骨床,取自体髂骨行后方植骨融合;常规缝合伤口后术中翻身为仰卧位,常规消毒口腔后取咽后壁正中切口,常规暴露分离,显露颈 1~颈 2 前部结构,按预定肿瘤范围切除颈 2 椎体前方部分正常骨性结构,即可见肿瘤组织,取部分组织送快速冰冻,结果回报为"脊索瘤"。随后整个切除颈 2 椎体内及进入椎管的瘤体组织,保留寰椎前、枢椎齿突尖部及双侧关节突。于颈 1 前弓和颈 3 椎体间植入修剪好的异形钛笼,上方用 2 枚螺钉固定于寰椎前弓,下方用 2 枚螺钉固定于颈 3 椎体(图 5-1-13A~D)。术后 MRI 显示肿瘤切除彻底(图 5-1-13E~G)。术后半年复查可见前后柱均获得牢固骨性融合,且未见肿瘤复发迹象(图 5-1-13H~K)。

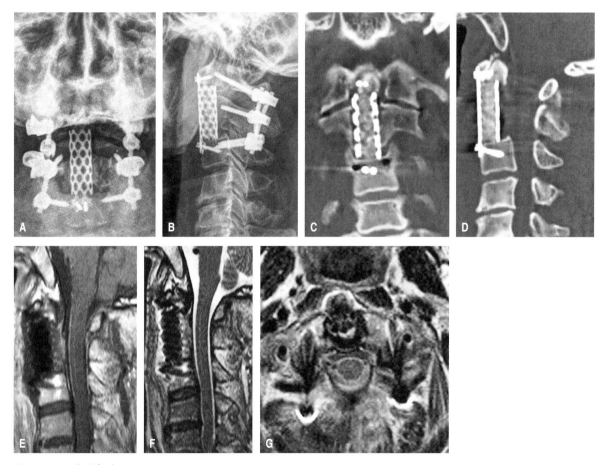

图 5-1-13　术后复查

A~D. 后路钉棒+经口病灶切除钛笼植入术后,显示后方颈 1~颈 3 钉棒固定,前路病灶切除后行钛笼进行重建,各螺钉及钛笼位置理想;E~G. 术后 MRI 显示肿瘤切除彻底;

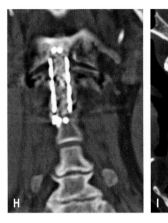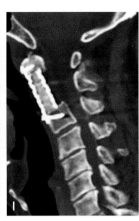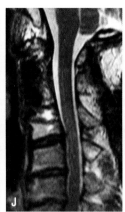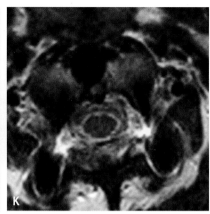

图 5-1-13（续）

H~K. 术后半年复查 CT 及 MRI，CT 显示前后柱获得牢固骨性融合，MRI 显示未见明显肿瘤复发迹象

脊柱肿瘤可发生病理性骨折，进而出现神经损伤症状，严重者可出现截瘫甚至死亡。因此，对于脊柱稳定性存在丢失风险的脊柱肿瘤，应当考虑手术治疗。手术治疗原则主要为病灶切除、解除脊髓受压、脊柱稳定性重建。条件允许时，尽量做根治性切除。

手术具体方式应根据肿瘤性质、位置及大小进行制订，因该患者颈 1 和颈 3 未受累，后路颈 1~颈 3 确切的椎弓根螺钉固定辅助前柱的可靠支撑即可达到坚强固定的目的。注意肿瘤切除彻底及进行可靠植骨融合。

（莫少东　艾福志）

（三）"前后联合入路"之三

病例介绍

75 岁女性患者，以"发现枢椎椎体骨质破坏 20 天"主诉入院。20 天前体检时发现枢椎异常信号，考虑肿瘤可能性大，无四肢麻木、无力等神经损伤症状。实验室检查未见明显异常。X 线片显示枢椎椎体骨质破坏、椎体膨胀，动力位未见明显寰枢椎不稳（图 5-1-14A~C）。CT 显示枢椎椎体骨质破坏，枢椎双侧椎弓根未见明显侵犯，寰齿及双侧侧块关节对合可，未见明显脱位表现（图 5-1-14D~G）。MRI 显示枢椎椎体占位性病变，余椎体未见明显异常信号，椎管空间未见明显减小，脊髓未见明显受压（图 5-1-14H~K）。术前经口穿刺活检结果提示为"脊索瘤"。

治疗原理

脊柱肿瘤按起源可分为原发性肿瘤与转移性肿瘤。对于脊柱肿瘤还应进行全面排查，确定肿瘤是否为单发。因脊柱毗邻神经根、脊髓等重要组织，而脊柱肿瘤严重者可发生病理性骨折，进而出现神经损伤症状，严重者可出现截瘫甚至死亡。因此，对于脊柱稳定性存在丢失风险的脊柱肿瘤，应当考虑手术治疗，手术治疗原则主要为病灶切除、解除脊髓受压及脊柱稳定性重建。前方肿瘤切除时，手术入路可根据过伸位时下颌后仰后病灶的位置来选择，若位置偏高，则采取经口入路；若位置偏低，如本例患者，可采取下颌下入路。

根据上述原则，该患者选择后路行颈 1~颈 4 钉棒固定，髂骨取骨植骨融合，一期翻身经颈前行病灶切除及前路钛笼植入重建前柱。

手术治疗

此例手术患者先取俯卧位，梅氏头架固定，取寰枢椎后正中入路，充分显露颈 1~颈 4 后方结构，于颈 1/2 双侧植入椎弓根螺钉，于颈 3/4 双侧植入侧块螺钉，连接棒连接后，磨钻打磨寰椎后

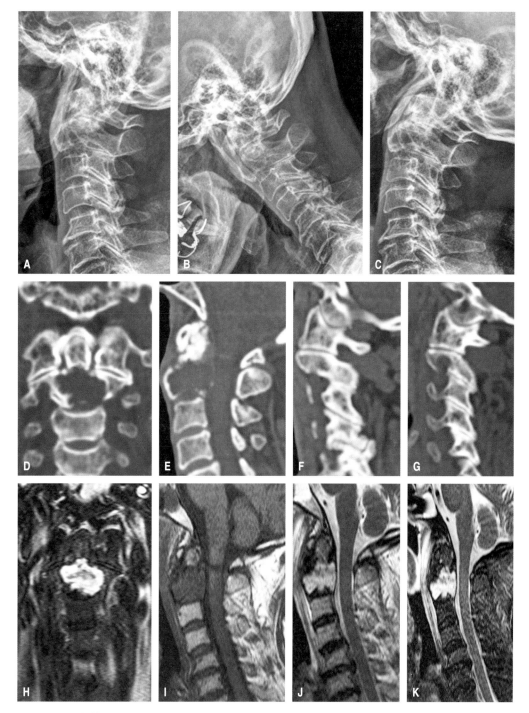

图 5-1-14　术前检查

A. 颈椎 X 线片侧位显示枢椎椎体骨质破坏,椎体膨胀;B、C. 颈椎 X 线片过屈过伸位未见明显寰枢椎不稳;D~G. 寰枢椎 CT 三维重建显示枢椎椎体骨质破坏,枢椎双侧椎弓根未见明显侵犯,寰齿及双侧侧块关节对合可,未见明显脱位表现;H~K. 术前 MRI,枢椎椎体占位性病变,余椎体未见明显异常信号,椎管空间未见明显减小,脊髓未见明显受压

弓、枢椎及颈 3/4 后方椎板粗糙制备植骨床,取自体髂骨行后方植骨融合;常规缝合伤口后术中翻身为仰卧位,取右颈前(下颌下)切口,常规显露颈 1~颈 3 前部结构,手术方法参照前病例。术后

X 线片和 CT 显示后方钉棒及前方钛笼位置理想,术后 MRI 显示肿瘤切除彻底。术后 11 个月复查可见前后柱均获得牢固骨性融合,且未见肿瘤复发迹象(图 5-1-15)。

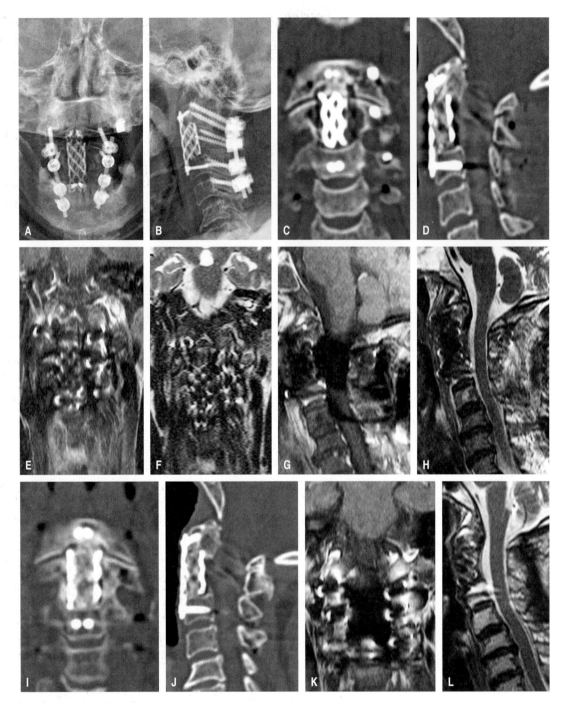

图 5-1-15　术后复查

A~D. 后路钉棒+前路病灶切除钛笼植入术后,显示后方颈 1~4 钉棒固定,前路病灶切除后行钛笼重建,各螺钉及钛笼位置理想;E~H. 术后 MRI 显示肿瘤切除彻底;I、J. 术后 11 个月复查 CT,显示前后柱获得牢固骨性融合;K、L. 术后 11 个月复查 MRI,显示未见明显肿瘤复发迹象

学习要点

　　脊柱肿瘤可发生病理性骨折,进而出现神经损伤症状,严重者可出现截瘫甚至死亡。因此,对于脊柱稳定性存在丢失风险的脊柱肿瘤,应当考虑手术治疗。手术治疗原则主要为病灶切除、解除脊髓受压及脊柱稳定性重建。

　　手术具体方式应根据肿瘤性质、位置及大小进行制订,应注意肿瘤切除彻底及进行可靠植骨融合。

　　　　　　　　　　　　　　　　　　（莫少东　艾福志）

（四）后路固定-前路肿瘤切除重建

病例介绍

55岁女性患者，以"颈部疼痛半年，加重4个月"主诉入院。半年前开始出现颈部疼痛，4个月前症状加重，无四肢无力麻木、行走不稳、踩棉感等。X线片显示枢椎呈溶骨性破坏，椎前软组织肿胀，寰枢椎序列未见明显异常（图5-1-16A、B）。CT三维重建显示枢椎椎体溶骨性破坏，伴有枢椎皮质不连续，右侧侧块塌陷，病理性骨折（图5-1-16C、D）。MRI显示枢椎呈T_2高信号，伴有椎前软组织肿块形成，脊髓无明显受压（图5-1-16E~H）。颈椎血管CTA显示肿瘤累及枢椎右侧侧块，与椎动脉关系密切，右侧椎动脉为非优势侧（图5-1-16I）。PET/CT检查提示颈2椎体骨质破坏伴有右侧咽后软组织肿块形成，SUV值3.82，其余部位未见恶性肿瘤征象。患者入院后，在CT引导下行穿刺活检提示为"脊索瘤"。

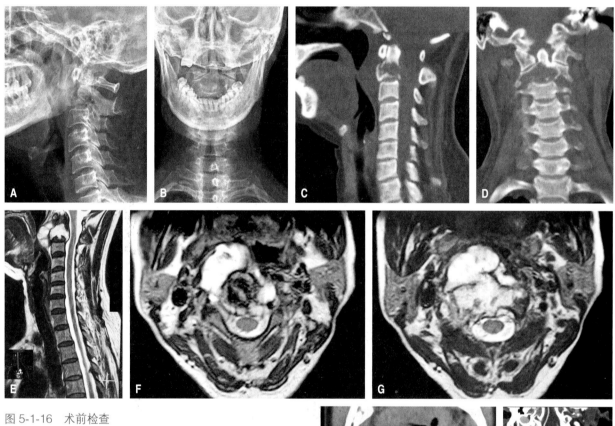
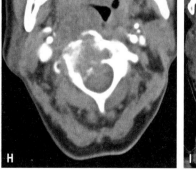
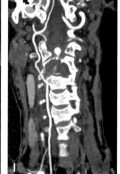

图5-1-16　术前检查

A.颈椎X线片侧位显示枢椎椎体呈溶骨性破坏，伴有边缘皮质模糊、椎前软组织肿胀；B.颈椎X线片正位显示枢椎椎体呈溶骨性破坏，主要累及椎体中份及右侧侧块，齿突与寰椎侧块间关系正常；C.寰枢椎CT三维重建显示枢椎椎体呈溶骨性破坏，伴有枢椎皮质不连续；D.CT冠状位重建可见枢椎体骨质破坏，右侧侧块塌陷，病理性骨折；E~G.正中矢状位及轴位MRI显示枢椎椎体呈T_2高信号，伴有椎前软组织肿块形成，脊髓无明显受压；H、I.颈椎血管CTA显示肿瘤累及枢椎右侧侧块，与椎动脉关系密切，右侧椎动脉为非优势侧

治疗原理

该患者诊断考虑为原发恶性肿瘤,由于脊髓瘤对放化疗不敏感,手术治疗为主要的治疗方式。为了提高治愈率,争取肿瘤全切是外科治疗的主要目的,手术计划采用分期后前路手术治疗。

手术治疗

后路手术:患者取俯卧位用 Mayfield 头架固定头部,取寰枢椎后正中入路,显露寰椎至颈 4 椎体后方,于双侧寰椎侧块和颈 3、颈 4 椎弓根植入适当长度的万向螺钉,然后切除颈 2 椎体后方附件结构,游离双侧的椎动脉,以便前方椎体的切除。使用高速磨钻将寰椎后弓、后结节及颈 3、颈 4 椎板打磨毛糙,选择同种异体骨颗粒植入其间,完成后方植骨(图 5-1-17)。

前路手术:患者取仰卧位,颈部过伸,偏向左侧,经右侧下颌下入路显露椎前肿瘤及寰枢椎腹侧(图 5-1-18),在包膜外显露椎前肿块,切除颈 2~3 椎间盘,显露游离椎动脉,切除大部分肿瘤椎体及右侧枢椎侧块;于右侧髂前上棘取三面皮质骨块,修剪后植入寰椎侧块、前弓和颈 3 椎体之间,然后用长钢板支撑固定颈 1~4 的前方(图 5-1-17C~F)。

学习要点

枢椎病变可以是感染性病变、肿瘤及类肿瘤疾病等,肿瘤类疾病可以是转移癌、原发恶性肿瘤、多发性骨髓瘤等。每一种疾病其治疗方案不同。对于原发恶性肿瘤,如脊索瘤,手术治疗是主要的治疗手段,采用后前路手术尽可能切除肿瘤,辅以术后放疗是较为合理的治疗方案。此外,上颈椎肿瘤切除后的重建也是一个难点,文献报道

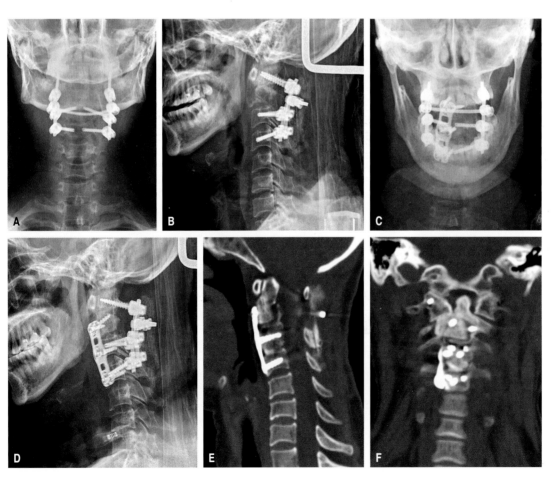

图 5-1-17　术后复查
A、B. 第 1 次术后 X 线片;C~F. 第 2 次术后 X 线片及 CT 三维重建

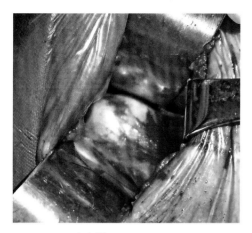

图 5-1-18　术中情况
前路下颌下入路显露椎前肿瘤

可以采用 3D 打印多孔钛合金假体进行重建,本例采用自体髂骨联合重建钢板进行桥接、重建,术后辅以支具固定,也是一种可行的选择。

（王贝宇　刘　浩）

（五）分期手术——"先后再前"之一

病例介绍

47 岁女性患者,因"颈部疼痛伴双手麻木 3 个月"主诉入院。查体:右侧 Hoffman 氏征阳性,余肢体检查未见异常体征。X 线片及 CT 显示颈 2~颈 5 椎体、椎板及右侧附件破坏性病变;MRI 显示颈 2~颈 5 椎管内占位,脊髓前方受压征象(图 5-1-19A~O);PET/CT 显示除颈椎病变之外,全身其他部位未见病变(图 5-1-19P~R)。行 CT 监测下颈椎病变经皮穿刺活检,病理报告为"符合脊索瘤"(图 5-1-20)。

根据影像学及病理组织学检查结果,颈 2~颈 5 脊索瘤诊断明确,鉴于颈 2~颈 5 左侧侧块及椎弓根未见病变,遂确定分两期行颈 2~颈 5 椎板+右侧附件切除及颈 2~颈 5 椎体切除的手术方案。一期经后方入路切除颈 2~颈 5 椎板及右侧

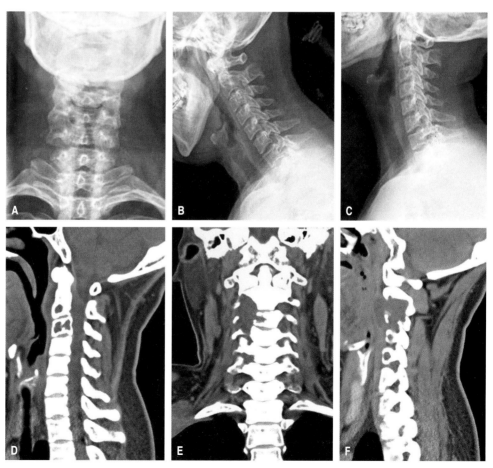

图 5-1-19　术前检查
A~O. X 线片、CT 及 MRI 显示颈 2~颈 5 椎体呈溶骨性破坏,病变侵及椎管内,脊髓受压;

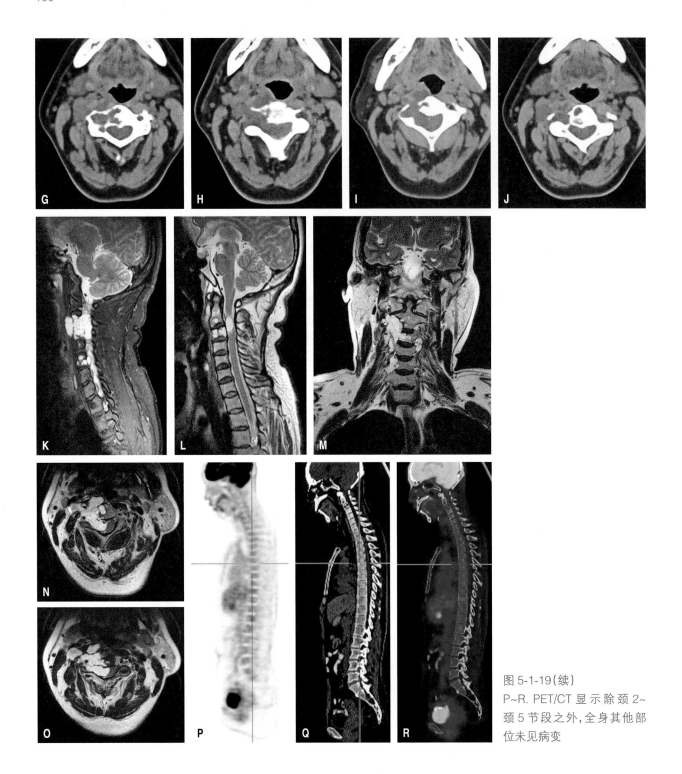

图 5-1-19(续)
P~R. PET/CT 显示除颈 2~
颈 5 节段之外,全身其他部
位未见病变

附件(包括侧块、横突后壁及外侧壁),显露并游离
右侧椎动脉;然后行左侧颈 1 侧块、颈 2 椎弓根至
颈 3~颈 6 侧块螺钉固定,右侧颈 1 及颈 6 侧块螺
钉固定。拟 2 周后进行二期手术,经前方颌下切
口入路切除颈 2~颈 5 椎体,用定制式 3D 打印钛
合金人工椎体植入颈 1 侧块与颈 6 椎体之间,重
建颈椎稳定结构。

治疗原理

　　本病例为同时累及上颈椎及下颈椎的多节
段颈椎肿瘤,诊断及治疗具有一定特殊性。其病
理诊断为脊索瘤,该类型肿瘤恶性程度不高,但其
是一种术后复发率较高的肿瘤,故尽力行边缘性
切除,避免肿瘤组织残留具有重要意义。然而,本

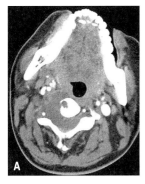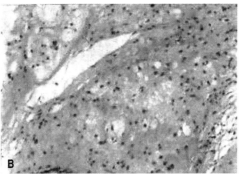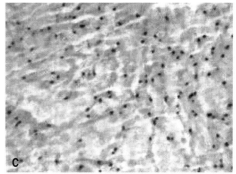

图 5-1-20 术前活检
A. CT 监测下病变活检;B、C. 病理报告:符合脊索瘤

病例肿瘤已经侵及椎管,与硬膜囊相附着,彻底切除难度较大。另外,由于肿瘤累及包括颈 2 在内的 4 节颈椎,切除后颈椎稳定性重建难度亦较大。鉴于颈 2~颈 5 左侧椎弓根及侧块关节骨质尚未受到肿瘤破坏,若手术中保留左侧侧块关节,一方面可以避免左侧椎动脉损伤的风险,另一方面还将有利于肿瘤切除后颈椎稳定结构的重建。

既往病例的术后结果证实,3D 打印钛合金微孔人工椎体具有可靠重建上颈椎稳定性的作用。本例病例虽然除颈 2 外还包括了 3 节下颈椎,但稳定结构重建原理仍然类似,故拟采用定制式多节段 3D 打印钛合金微孔人工椎体假体植入颈 1 侧块至颈 6 椎体之间。计划手术分两期进行,一期手术经后路,切除颈 2~颈 5 椎板及右侧侧块、横突等附件结构,显露并游离右侧椎动脉;根据术后 CT 扫描数据设计并定制置换颈 2~颈 5 椎体的 3D 打印人工椎体假体,于二期行前路颈 2~颈 5 椎体切除后,将该人工枢椎假体植入颈 1 侧块与颈 6 椎体之间。

手术治疗

根据先前的临床经验及理念,以先行后路病椎切除及侧块螺钉固定术。二期再行前路椎体切除及颈椎稳定结构重建的策略施行手术。

本病例一期手术取俯卧位,行颈 1~颈 6 水平项部正中纵向切口显露颈 1 后弓及颈 2~颈 6 椎板并侧块关节,颈 2~颈 5 椎板未见异常。分别行左侧颈 1 侧块、颈 2 椎弓根及颈 3~颈 5 侧块钻孔并拧入螺钉后,行右侧颈 1 及颈 6 侧块钻孔并拧入螺钉。用超声骨刀及咬骨钳行颈 2~颈 5 椎板

及右侧侧块关节切除,同时切开右侧横突后侧及外侧壁,显露并游离椎动脉。可见右侧颈 2、颈 3 侧块及椎弓根已破坏,并见灰白色肿瘤组织侵入右侧椎管,自右侧及腹侧挤压硬膜囊。安装双侧颈 1~颈 6 侧块/椎弓根螺钉尾端连接圆棒,行固定(图 5-1-21)。后路手术失血 700ml。

一期手术后,行颈椎 CT 扫描采集数据,并根据 CT 数据设计并打印颈 2~颈 5 钛合金微孔椎体假体。考虑到术中因患者体位变化及病椎切除等因素造成遗留空隙大小难以精准确定,打印一枚标准高度颈 2~颈 5 人工椎体假体的同时,另打印 +2mm 和 −2mm 高度的假体各一枚备用。

因后路术后患者出现下肢静脉血栓,由血管外科予放置静脉滤网。3 周后,前路手术患者取仰卧位,经颌下颈部横向切口,显露颈 5~颈 6 椎间盘、颈 2~颈 5 椎体,再向头端显露寰椎前弓及颈 1~颈 2 侧块关节。见颈 3 椎体前方膨隆。先切除颈 2~颈 3 椎间盘及颈 5~颈 6 椎间盘,然后行颈 3~颈 5 椎体切除。于枢椎齿突基底部横断,行颈 2 椎体分块切除。用超声骨刀行齿突潜行切除。冲洗伤口并用稀释顺铂液及蒸馏水浸泡伤口后,选取备好的 3D 打印颈 2~颈 5 钛合金微孔人工椎体假体植入颈 1 两侧侧块与颈 6 椎体之间,假体上端以两枚螺钉分别拧入颈 1 左、右侧侧块关节,假体下端用两枚螺钉通过假体上的圆孔拧入颈 6 椎体,完成前方颈椎稳定结构的重建。前路手术失血 2 000ml。术后定期复查(图 5-1-22)。

手术要点及技巧:①由于本例患者手术包括枢椎在内的多节段颈椎切除,作为手术关键环节的椎动脉处理的操作难度也相应增大。此例先行

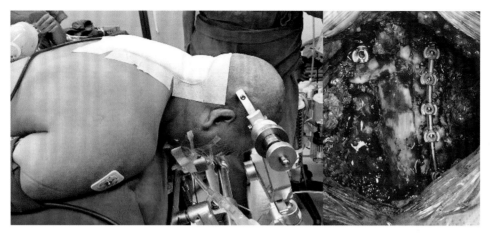

图 5-1-21　术中情况
后路手术体位及侧块螺钉固定所见

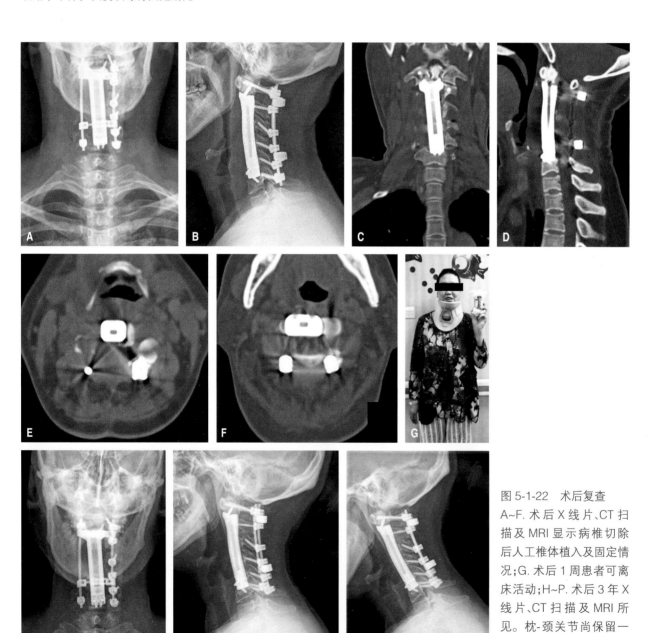

图 5-1-22　术后复查
A~F. 术后 X 线片、CT 扫
描及 MRI 显示病椎切除
后人工椎体植入及固定情
况；G. 术后 1 周患者可离
床活动；H~P. 术后 3 年 X
线片、CT 扫描及 MRI 所
见。枕-颈关节尚保留一
定活动度。人工椎体假体
与相邻骨骼融合状况良好

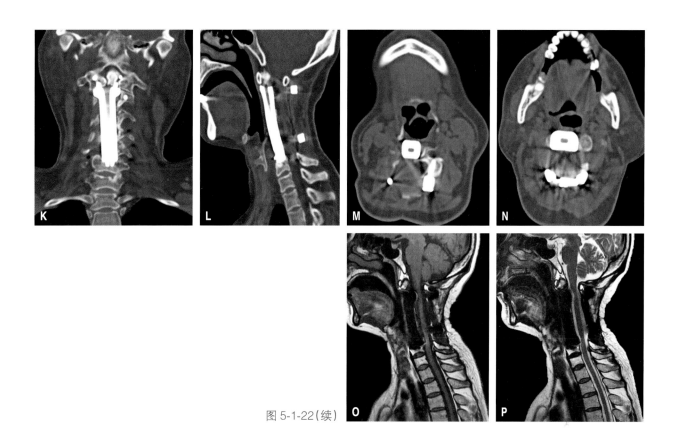

图 5-1-22（续）

后方入路手术,在较为开放的视野和操作空间中进行椎动脉的显露和游离则显得更为合理。②鉴于左侧颈 2~颈 5 附件结构未被破坏,故保留该侧侧块关节不仅可以避免损伤椎动脉的风险,同时还有利于颈椎稳定结构的保留。③由于左侧侧块关节予以保留可为颈椎提供一定稳定性,故后路未行枕-颈固定,而代之以颈 1~颈 6 之间的固定,如此可保留枕-颈关节之间的活动度。枕-颈关节的保留对颈椎运动功能的保持意义较大。④植入颈 1 侧块与颈 6 椎体之间的多节段 3D 打印人工椎体假体跨度较大,然而,一旦用螺钉与颈 1 侧块及颈 6 椎体之间实现固定后,其抗屈曲及旋转的力量仍可达到比较满意的程度。

学习要点

本病例的特殊之处为包括上颈椎在内的多节段颈椎肿瘤,手术操作难度增大,但肿瘤切除的原则及技术仍应力求边缘性切除,彻底切除。应当指出,边缘性切除是指在正常组织界限内切除肿瘤,而并非一定意旨全脊椎切除。本病例颈 2~颈 5 左侧侧块关节为正常骨质,予以保留有利于减

少手术创伤和尽可能多地保留颈椎稳定结构。实际上,保留一侧侧块关节在手术操作难度上对前方椎体切除反而会带来一定困难。患者术后 3 年随访情况依然良好,也说明上述策略合理可行。3D 打印钛合金人工椎体假体在此例多节段颈椎肿瘤切除术中的临床疗效也使采用该技术重建颈椎稳定结构的可靠性得到进一步验证。另外,还应注意到,3D 打印钛合金微孔假体植入术实际上发生了与传统植骨融合理念并不相同的骨性融合,即假体植入部位相邻骨组织长入金属微孔,形成微孔金属与宿主骨的融合。这种融合的长期结果有待进一步观察与研究,但临床实践已显示此种融合的可靠性与临床实用性。

（刘忠军）

（六）分期手术——“先后再前”之二

病例介绍

31 岁女性患者,因“颈部屈曲运动后疼痛 2 个月”主诉入院。查体:右侧 Hoffman 氏征阳性,其余肢体检查未见异常体征。X 线片、CT 扫描及

MRI 显示颈 2 椎体溶骨性破坏伴病理性骨折（图 5-1-23A~F）；PET/CT 显示除颈椎破坏之外，全身未见其他部位病变（图 5-1-23G~I）；CTA 检查显示双侧椎动脉走行无解剖变异（图 5-1-23J、K）。CT 监测下行颈 2 病变经皮穿刺活检，病理报告为"符合脊索瘤"（图 5-1-24）。

根据影像学及病理组织学检查结果，考虑病变为单发，遂确定分两期行颈 2 全脊椎切除的手术方案。一期经后方入路切除颈 2 椎板及其附件（包括侧块、椎弓根、横突后壁及外侧壁），显露并游离双侧椎动脉；然后行左侧颈 1 侧块至颈 3、颈 4 侧块螺钉固定；拟 1~2 周后进行二期手术，经前方颌下切口入路切除颈 2 椎体，用定制式 3D 打印钛合金人工椎体植入颈 1 侧块与颈 3 椎体之间，重建颈椎稳定结构。术前行 CTA 检查（图 5-1-23J、K）。

治疗原理

本病例特点为颈 2 单发破坏性病变伴病理骨折，经皮穿刺活检病理诊断为"脊索瘤"。根据脊柱肿瘤治疗原则，具备颈 2 全脊椎切除手术指征，且应尽力行边缘性切除。先行后路手术显露及游离椎动脉会有助于前路颈 2 椎体的大块，抑或整块切除。

从前述颈 2 全脊椎切除及颈 2~颈 5 脊椎切除后采用 3D 打印人工椎体假体置换重建颈椎前方稳定结构的实践经验来看，当前方枢椎人工椎体假体安装到位之后，其所提供的支撑、抗屈曲及抗旋转作用均可达到相当强度，故后路手术切除颈 2 椎板及附件结构后行颈 1~颈 3、颈 4 侧块螺钉/圆棒系统固定即可获得稳定需求。如此，可保留枕-颈关节之间的活动，从而最大限度地保持患者的生活质量。行颈 1~颈 3、颈 4 侧块螺钉/圆棒代替枕-颈固定的另一优势：二期行前路手术时患者颈部可充分仰伸，增加经颌下切口入路（避免经口咽入路）的概率。

计划手术分两期进行，一期手术经后路，切除颈 2 椎板、双侧侧块及横突等附件结构，显露并游离右侧椎动脉；然后根据术后 CT 扫描数据设计并定制颈 2 椎体的 3D 打印人工假体，于二期行前路颈 2 椎体切除后，将该人工枢椎假体植于颈 1 侧块与颈 3 椎体之间。

手术治疗

根据先前的临床经验及理念，以先行后路病椎切除及侧块螺钉固定术，二期再行前路椎体切除及颈椎稳定结构重建的策略施行手术。

本病例一期手术取俯卧位，行颈 1~颈 4 水平项部正中纵向切口，显露颈 1 后弓及颈 2~颈 4 椎板并侧块关节，颈 2~颈 4 椎板未见异常。行左侧颈 1 侧块及颈 3、颈 4 侧块钻孔并拧入螺钉后，用超声骨刀切除颈 2 椎板。先安装右侧颈 1~颈 3、颈 4 侧块螺钉尾端连接圆棒行临时固定，以增加颈椎稳定性，便于后续手术操作，然后用超声骨刀及咬骨钳将左侧侧块关节切除，同时切开左侧横突后侧及外侧壁骨质，显露并游离左侧椎动脉，同时切除颈 2 左侧椎弓根。安装左侧颈 1~颈 3、颈 4 侧块螺钉尾端连接圆棒并固定，拆除右侧颈 1~颈 3、颈 4 螺钉尾端连接圆棒，切除颈 2 右侧侧块、横突后壁、外侧壁骨质及椎弓根（方式同左侧），安装右侧颈 1~颈 3、颈 4 侧块螺钉尾端连接圆棒，行固定（图 5-1-25）。后路手术失血 400ml。

一期术后，行颈椎 CT 扫描采集数据，并根据 CT 数据设计并打印颈 2 钛合金微孔椎体假体。考虑到术中因患者体位变化及病椎切除等因素造成遗留空隙大小难以精准确定，在打印一枚标准高度颈 2 人工椎体假体的同时，另打印 +2mm 和 -2mm 高度的假体各一枚备用（图 5-1-26）。

1 周后，前路手术患者取仰卧位，经颌下颈部横向切口，显露颈 2~颈 3 椎间盘、颈 2 椎体，再向头端显露寰椎前弓及颈 1~颈 2 侧块关节。先切除颈 2~颈 3 椎间盘，用超声骨刀切断枢椎齿突基底部，切除双侧颈 1~颈 2 侧块关节囊后见颈 2 椎体已成游离状态，遂行整块取出。用超声骨刀行齿突潜行切除。冲洗伤口并用稀释顺铂液及蒸馏水浸泡伤口后，选取合适大小的 3D 打印枢椎钛合金微孔人工椎体假体植入颈 1 两侧侧块与颈 3 椎体之间，假体上端以两枚螺钉分别拧入颈 1 左、右侧侧块关节，假体下端用两枚螺钉通过假体向下延伸尾翼上的螺孔拧入颈 3 椎体，完成前方颈椎稳定结构重建（图 5-1-27）。前路手术中失血 300ml。本例手术后病理学诊断："比较符合骨纤维结构不良""不排除动脉瘤样骨囊肿形成倾向"。

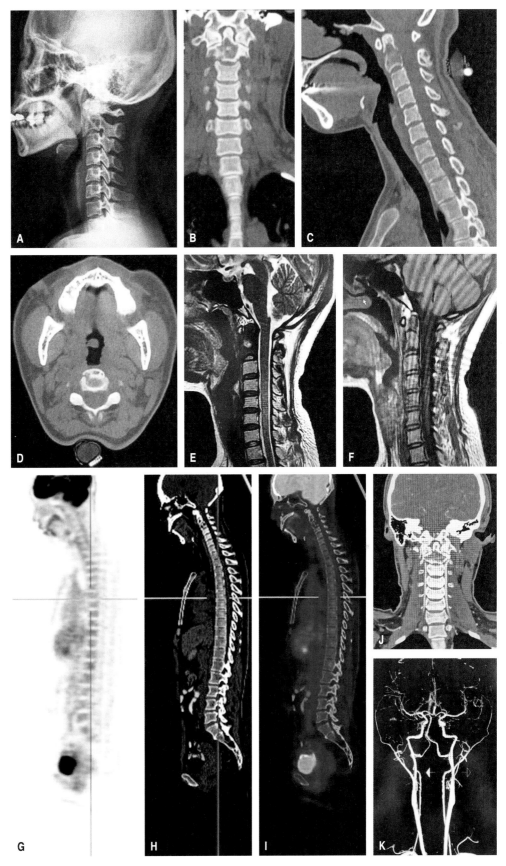

图 5-1-23　术前检查

A~F. X 线片、CT 及 MRI 显示颈 2 椎体呈溶骨性破坏,伴病理性骨折,病变未侵及椎管内,脊髓无受压征象;G~I. PET/CT 显示除颈 2 病变外未见全身其他部位病变;J、K. CTA 显示双侧椎动脉走行无解剖变异

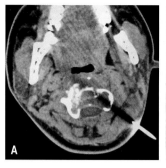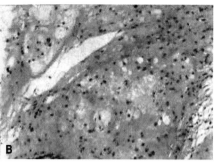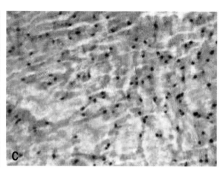

图 5-1-24   术前活检
A. CT 监测下经皮穿刺颈 2 病变活检；B、C. 病理报告："符合脊索瘤"

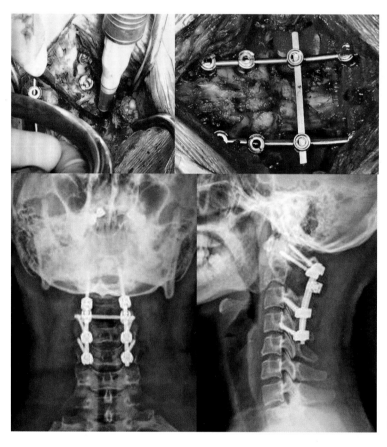

图 5-1-25   第一次术中情况
一期行后路手术，切除颈 2 椎板，双侧侧块、
横突后壁及外侧壁，显露并游离椎动脉

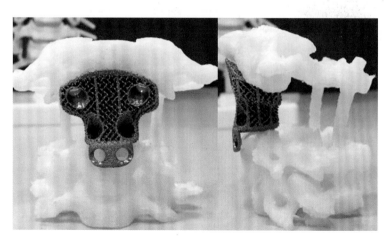

图 5-1-26   3D 打印假体
术后根据 CT 打印模型数据定制 3D 打印
钛合金人工枢椎假体

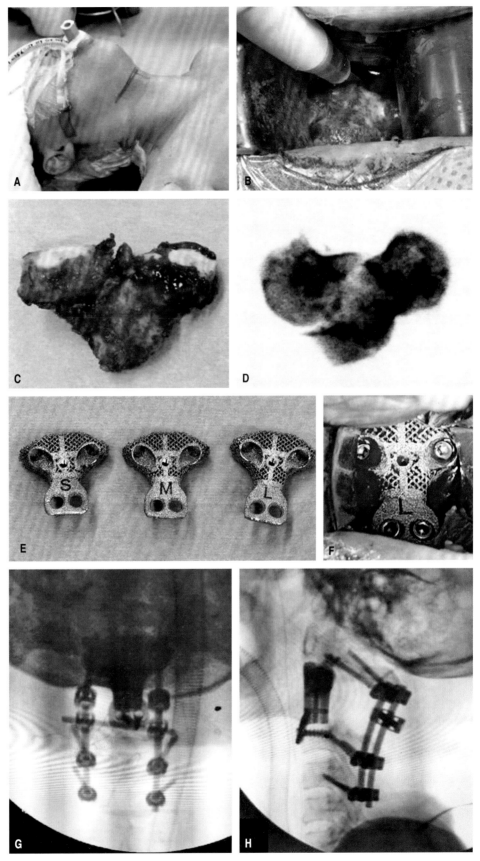

图 5-1-27　第 2 次术中情况

A~H. 前路手术患者取仰卧位,经颌下行颈部横向切口显露,切除颈 2~颈 3 椎间盘、切断颈 2 齿突基底并切除颈 1~颈 2 侧块关节囊后,将颈 2 椎体整块取出。取合适大小的 3D 打印钛合金人工枢椎假体植入颈 1 侧块与颈 3 椎体之间并以螺钉固定前路术后次日患者佩戴费城围领离床活动。手术后发现患者出现伸舌轻度向左偏斜，考虑为舌神经损伤，约 10 天后恢复正常。术后定期复查（图 5-1-28）。

手术要点及技巧：①颈 2 后方骨性结构切除及椎动脉游离充分，从而使颈 2 椎体与后方组织结构间的联系完全离断，因此前路手术过程中实现颈 2 椎体的整块切除，可以达到脊柱肿瘤切除比较理想的状态。由此可见，先行后方入路手术在较为开放的视野和操作空间中进行椎动脉显

露和游离方面具有重要意义。②颈 2 后方结构切除过程中容易残留并阻碍前方颈 2 椎体游离度的组织包括横突后壁、外侧壁及附着于横突的肌肉与韧带组织，切除椎弓根也会降低颈 2 椎体从前方取出的难度。③后路切除椎板及附件结构过程中行两侧侧块螺钉之间的交替临时固定可在颈椎相对稳定的状态下进行切骨操作，既便于操作，提高操作的精准性，还可减少出血。④超声骨刀可明显提高上颈椎肿瘤切除的安全性和精准性，尤其体现在切除侧块关节显露椎动

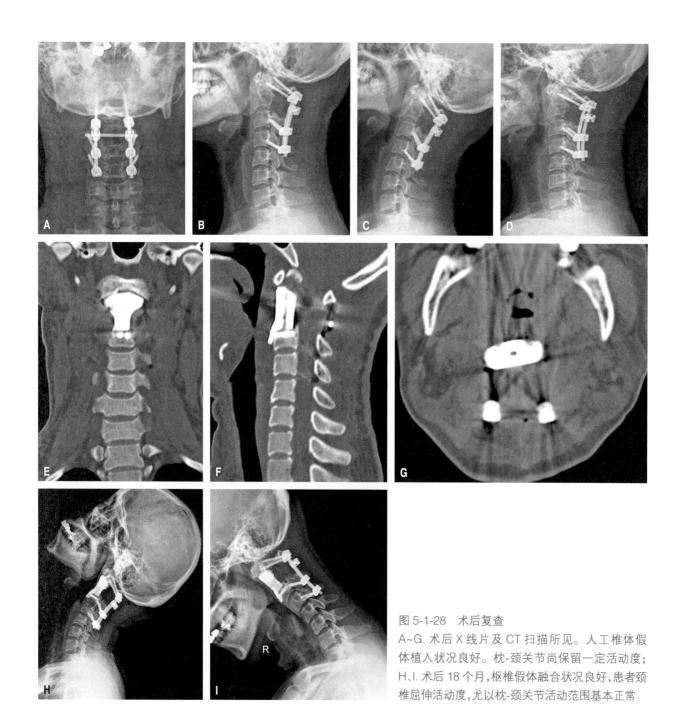

图 5-1-28   术后复查
A~G. 术后 X 线片及 CT 扫描所见。人工椎体假体植入状况良好。枕-颈关节尚保留一定活动度；H、I. 术后 18 个月，枢椎假体融合状况良好，患者颈椎屈伸活动度，尤以枕-颈关节活动范围基本正常

脉,以及切断颈 2 齿突基底和潜行切除齿突的过程中。

学习要点

本病例枢椎全脊椎切除在借鉴前述手术经验的基础上进行改进与提高,通过后路颈 1~颈 3、颈 4 侧块螺钉/圆棒系统的短节段固定使枕-颈关节活动度得以保留,同时前路手术实现枢椎椎体整块切除,由此也基本确定了枢椎全脊椎切除诊断与手术技术的规范化流程:①常规行颈 2 病变经皮穿刺活检,确定病理学诊断;②常规做 CTA 检查,明确椎动脉的解剖形态及走行情况;③行后路手术颈 2 椎板及附件(侧块关节、横突后侧及外侧壁)切除,显露并游离椎动脉,行颈 1~颈 3、颈 4 侧块螺钉/圆棒系统固定;④根据后路术后 CT 扫描数据设计并打印枢椎人工椎体假体(钛合金微孔结构);⑤二期经颌下颈部前方皮肤或经口腔咽后壁黏膜行前路枢椎椎体并齿突整块或大块切除,将备好的人工椎体植入颈 1 侧块与颈 3 椎体之间,假体上、下端以螺钉进行固定。⑥术后早期嘱患者佩戴费城围领离床活动。大多数上颈椎肿瘤病例可依照以上规范流程进行诊治。由此,以往被视为高度疑难疾病的上颈椎肿瘤有望获得日益提高的治疗效果。

(刘忠军)

三、嗜酸性肉芽肿——后路病灶清除植骨固定术

病例介绍

43 岁女性患者,以"颈部疼痛 2 个月,多尿、多饮 1 个月"主诉入院。2 个月前患者出现颈后部疼痛,为持续胀痛,伴有右侧头部放射痛,颈部旋转疼痛加重。自服非甾体抗炎药(NSAIDS)后疼痛好转,但颈部旋转受限。1 个月前患者无明显诱因出现尿量明显增多,伴有烦渴、多饮,每日尿量达 14 000~19 000ml,饮水量达 20 000ml 左右,纳差。20 余天前至我院急诊科就诊,相关检查提示尿比重低、尿液渗透压明显低于血渗透压,收入内分泌科给予"醋酸去氨加压素片 0.1mg 每日 3 次"等综合治疗,患者自觉服药后 2 小时内

多尿、烦渴、多饮症状可缓解,但服药 2 小时后尿量增多、饮水量增加,每日饮水量 5 000~6 000ml,尿量 7 000~8 000ml。查体:颈部左右旋转明显受限,屈伸、左右侧偏时疼痛加重,颈 2 棘突压痛,椎旁叩击痛;无明显四肢感觉运动障碍。颈椎 X 线片显示枢椎棘突及双侧椎板区域模糊,骨质破坏可能(图 5-1-29A~C)。颈椎 CT 三维重建显示枢椎棘突及双侧椎板、小关节骨质破坏(图 5-1-29D~G)。颈椎 MRI 平扫及增强显示枢椎棘突区域高信号,强化明显(图 5-1-29H、I)。PET/CT 显示枢椎棘突及双侧椎板糖代谢异常增高病灶,垂体窝局灶性糖代谢增高灶(图 5-1-29J、K)。

治疗原理

对于存在上颈椎骨质破坏的患者,最重要的是明确病变类型。可通过增强扫描、骨扫描、PET/CT 扫描等进行病变局部及全身检查,必要时可采取穿刺活检、手术切除等方式进行病理学检查。

该患者前期进行了穿刺活检,明确枢椎病变为朗格汉斯细胞组织细胞增生症。对于有明确临床症状的患者,可采取手术治疗,充分清除病灶。若病灶清除后脊柱稳定性受到影响,应进行脊柱稳定性重建。

手术治疗

手术治疗的目的在于清除病灶,明确诊断,并重建脊柱稳定性。术中切除病变棘突,刮除双侧椎板及小关节区域病灶后,于寰枢椎双侧植入椎弓根螺钉。选择髂后取松质骨颗粒植骨,以获得牢固骨性融合(图 5-1-30)。

学习要点

本病例的特点及难点在于诊断。这是一例累及垂体、出现尿崩症的朗格汉斯细胞组织细胞增生症病例,同时合并有枢椎附件的骨质破坏。该患者首发症状为尿崩症,同时出现垂体及枢椎受累,这就提示我们在遇到尿崩症状合并骨质破坏时,需要考虑到朗格汉斯细胞组织细胞增生症累及垂体的可能。可采用病变部位穿刺活检的方式明确诊断。

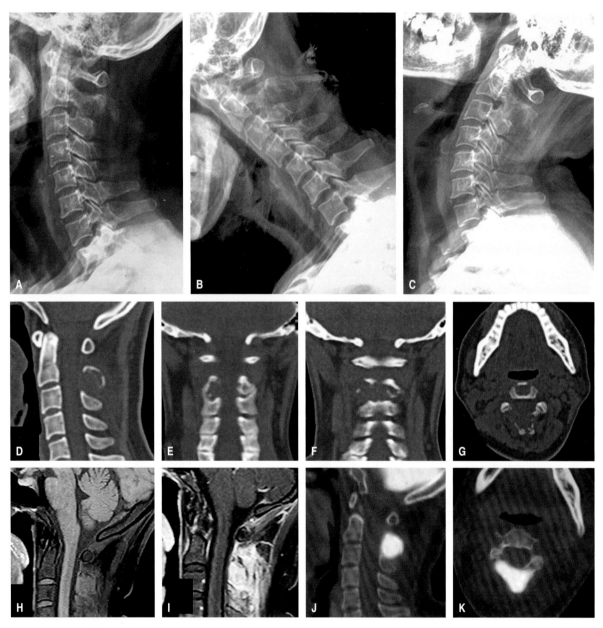

图 5-1-29　术前检查

A. 颈椎 X 线片侧位显示枢椎棘突及椎板区域模糊,骨质破坏可能;B、C. 颈椎 X 线片过屈过伸侧位未见颈椎失稳征象;
D~G. 颈椎 CT 三维重建显示枢椎棘突及双侧椎板、小关节骨质破坏;H. 正中矢状位 MRI 平扫显示枢椎棘突区域高信
号;I. 正中矢状位 MRI 增强扫描提示枢椎棘突区域强化;J、K. PET/CT 显示枢椎棘突及双侧椎板糖代谢异常增高病灶

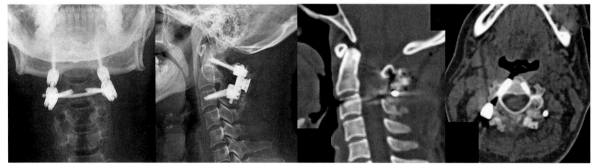

图 5-1-30　术后复查

枢椎棘突及双侧椎板、小关节区域病灶已切除,并通过寰枢椎双侧椎弓根螺钉重建脊柱稳定性,双侧椎板区域可见植骨影

　　朗格汉斯细胞组织细胞增生症是一种组织细胞增生症,可累及多个部位,其临床症状也与累及部位有关。对于累及脊柱的朗格汉斯细胞组织细胞增生症,若出现明显疼痛症状或脊髓神经受压情况,应积极选择手术治疗,同时注意重建脊柱稳定性。

（王贝宇　刘　浩）

四、神经源性肿瘤

(一) 脊膜瘤——"后路"之一

病例介绍

　　45 岁女性患者,以"四肢麻木无力半年,加重伴行走不稳 2 个月"主诉入院。半年前开始出现四肢麻木,并伴有无力,当地按"脑梗"行营养神经及活血等治疗效果不佳。2 个月前,四肢麻木及无力症状加重,并出现行走不稳。X 线片及 CT 三维重建未见明显骨性结构异常(图 5-1-31A、B),在当地行头颅 MRI 检查未见明显异常,行颈椎 MRI 可见颅颈交界区椎管内肿瘤,外院 MRI 检查 T_1WI 显示颅颈交界区椎管内肿瘤等信号,T_2WI 显示稍高信号,相应节段脊髓受压呈线条样(图 5-1-31C、D);转入我院,进一步行 MRI 增强检查,可见肿瘤组织均匀强化,位于硬膜内,髓外,基底较宽大(图 5-1-31E、F),考虑"脊膜瘤"可能。

治疗原理

　　上颈椎椎管内肿瘤涉及手术入路的选择、切除的方法、如何重建等问题。针对本例患者,术前

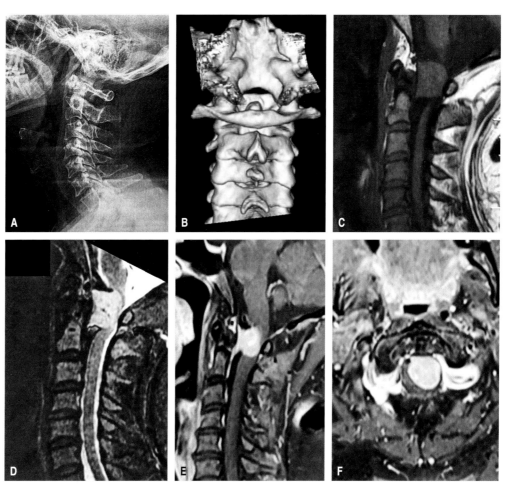

图 5-1-31　术前检查

A、B. X 线片及 CT 三维重建未见明显骨性结构异常;C. 外院 MRI,T_1WI 显示颅颈交界区椎管内肿瘤等信号(相对脊髓);D. 外院 MRI,T_2WI:稍高信号,相应节段脊髓受压呈线条样;E. 增强 MRI 可见肿瘤组织均匀强化;F. 增强 MRI 可见肿瘤位于硬膜内,髓外,基底较宽大

初步判断为"脊膜瘤",位于脊外硬膜内,若通过前路经口腔切除存在位置深,脑脊液漏及感染等风险,因此手术入路选择为后路,术前设计需切除寰椎后弓、寰枕膜,可能包括部分枢椎椎板。可选择在显微镜下切除。因肿瘤较大,压迫延髓及脊髓,切开硬膜,完整切除肿瘤组织可能会造成延髓和脊髓损伤,故选择分块切除。切除的过程也是一种减压过程,应尽可能减少脊髓和延髓的刺激。手术若单纯切除寰椎后弓即可,可能不需要重建,或者切除后的后弓回植等方式即可,这样可保留寰枢椎之间的活动度。若手术切除寰椎后弓不能充分暴露肿瘤,仍需要部分枢椎椎板或更多骨性结构,需进行寰枢椎固定重建,但切除以上组织后植骨床缺失,因此需进行寰椎关节之间的植骨融合。

手术治疗

此例手术患者取俯卧位,头架固定,自枕骨隆凸和枢椎棘突之间取后正中切口,切开皮肤、皮下及深筋膜,触及寰椎后结节,沿骨面向两侧剥离,并显露枢椎椎板等结构。打开寰枕膜后,于寰椎后结界分别两侧各 2cm 处用磨钻磨除后弓,显露硬膜,尖刀于正中切开硬膜,可见肿瘤组织将硬膜顶起,无法完全暴露肿瘤组织,继续向下切除部分枢椎椎板等骨性结构,于左侧切开肿瘤包膜,瘤钳小心分块取出肿瘤组织,切除大部分肿瘤组织,待脊髓组织回落后,清理剩余肿瘤组织及包膜(图5-1-32A)。磨钻打磨寰枢椎侧块关节,植骨,寰枢椎钉棒系统固定(图 5-1-32B)。术后证实为脊膜瘤(图 5-1-33)。

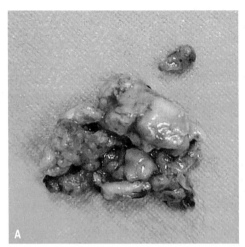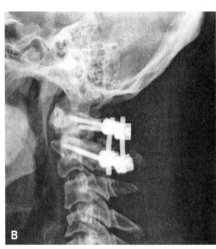

图 5-1-32   术中情况
离体肿瘤组织及内固定装置

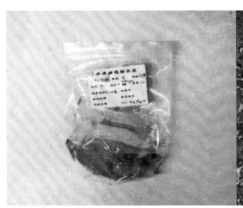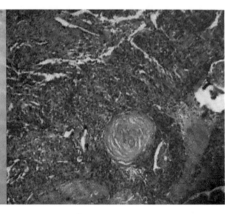

图 5-1-33   术后病理
证实为脊膜瘤

学习要点

脊膜瘤为一种缓慢生长、良性、以硬膜为基底的肿瘤，为第二位常见硬膜下肿瘤。影像学表现主要为硬膜下髓外增强 MRI 均匀强化的肿块，宽基底，少钙化，伴或不伴有硬膜尾征。

脊膜瘤主要与神经鞘瘤相鉴别。神经鞘瘤 T_2WI 上更高信号，常可见突破椎间孔向外呈"哑铃"状，常有囊性变及出血，增强 MRI 可见周边强化的"靶形征"。

手术完全切除肿瘤可取得良好的疗效，但手术需根据肿瘤部位、大小等设计合理的手术入路。如何完全切除肿瘤，是否需要重建及怎样重建等问题，需要具体分析。

（杨宝辉　李浩鹏）

（二）脊膜瘤——"后路"之二

病例介绍

41 岁男性患者，以"左侧肢体麻木 10 年，加重伴左侧肢体疼痛 3 个月"主诉入院。10 年前患者无明显诱因出现左侧肢体麻木，主要部位为左手指及左足趾，程度轻微，未予重视。3 个月前患者自觉左侧肢体麻木较前加重，伴左侧肢体疼痛，疼痛主要为左手中指、双足第 3 趾，麻木部位为左上肢前臂外侧及左手和左下肢外侧，症状逐渐加重。X 线片未见明显异常（图 5-1-34A~C）。CT 未见明显异常（图 5-1-34D~G）。MRI 显示寰枢椎节段占位性病变，脊髓腹侧偏右可见椭圆形肿物，脊髓受压明显（图 5-1-34H~J）。

治疗原理

脊膜瘤起源于蛛网膜内皮细胞或硬脊膜的纤维细胞，是一种良性脊髓肿瘤。主要发病于 40~70 岁的女性。通常采用外科手术治疗，预后良好，复发率极低。脊膜瘤的病损部位绝大多数位于硬膜下髓外，与硬膜关系密切。多有完整包膜，可完整切除。

手术方式主要根据肿瘤位置、大小进行选择。对于位于上颈椎的脊膜瘤，处理原则与下颈椎、胸椎相同，后路打开椎板后行肿瘤切除后即可行椎

板回植。若肿瘤位于寰椎节段，可将寰椎后弓切除而不影响寰枢的稳定性。

手术治疗

此例手术患者取俯卧位，颈部屈曲，梅氏头架固定。取寰枢椎后正中入路，充分显露寰椎、枢椎上缘，椎板咬骨钳切除颈 1 后弓下缘，使用超声骨刀颈 2 双侧椎弓根内侧缘处切断双侧椎板，切断棘间韧带及棘上韧带，将颈 2 椎板及棘突完整取出，调整手术床保持头低脚高位，尖刀及脑膜剪切开颈 1~颈 2 水平硬膜囊后丝线悬吊，切开蛛网膜完整显露肿瘤，分离肿瘤与脊髓的粘连，因肿瘤较大，先囊内部分切除以减轻脊髓的压迫和操作时可能对脊髓的潜在干扰，再用丝线悬吊肿瘤并牵拉，沿硬脊膜的内外层之间进入，将肿瘤连同硬脊膜内层的肿瘤附着处一并切除；肿瘤完整切除后，双击电凝彻底烧灼肿瘤附着的基底部硬脊膜。术中用生理盐水反复冲洗，确认硬膜囊内无明显出血后无创缝线连续严密缝合硬脊膜，并使用硬脊膜修复膜覆盖缝合的硬脊膜，确认缝合口处无明显脑脊液渗出，将修整处理后的颈 2 椎板回植于原解剖位置，使用颈椎后路小钛板进行固定（图 5-1-35A~C），枢椎棘突附着的肌肉重新缝合至原位。术后病理确诊为"脊膜瘤"。术后 9 个月 MRI 显示肿瘤未见复发（图 5-1-35D~F）。

学习要点

该病例瘤体位于脊髓侧方，需将寰枢椎后方的骨性结构打开才能充分显露瘤体。肿瘤位于脊髓腹侧或侧前方时，常需要先囊内切除，以避免操作时对脊髓造成的挤压损伤。若肿瘤较大，可切断脊髓位于肿瘤侧的齿状韧带，使脊髓的可活动性更好。显露时，若寰椎后弓有遮挡，可将后弓下半部分或全部切除，枢椎可行椎板回植，回植固定方式可选择小的直型钛板固定或用颈 2 椎板螺钉的方式固定。重建枢椎后方肌肉附着非常重要，可有效预防远期颈椎的后凸畸形。术中注意肿瘤切除彻底及严密缝合硬膜，避免脑脊液漏。脊膜瘤切除后，基底部硬脊膜外层的广泛烧灼有利于防止肿瘤复发。

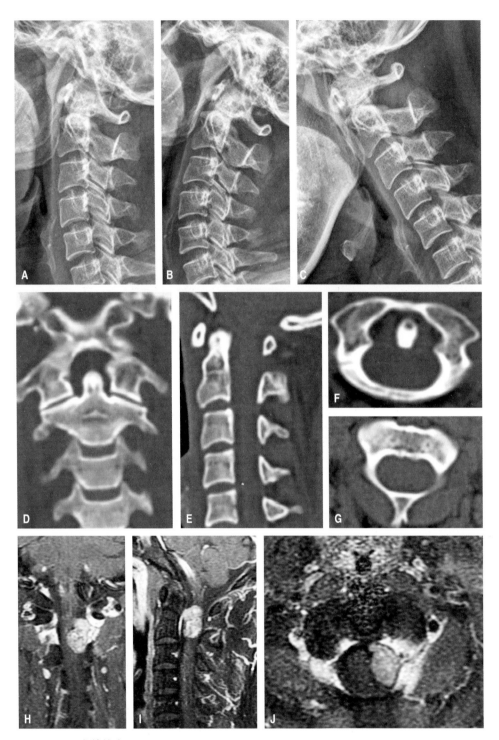

图 5-1-34 术前检查

A~C. 颈椎 X 线片未见明显异常;D~G. 寰枢椎 CT 扫描未见明显异常;H~J. 术前 MRI 显示寰枢椎节段占位性病变,脊髓左侧可见椭圆形肿物,脊髓受压明显

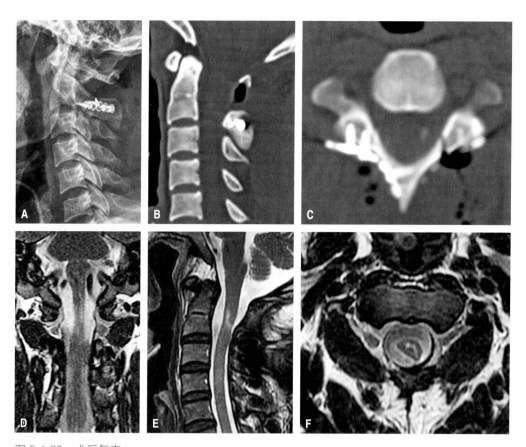

图 5-1-35　术后复查

A~C. 术后 X 线片侧位及 CT 扫描三维重建显示寰椎后弓缺如, 钛板位置及枢椎椎板回植位置理想;
D~F. 术后 9 个月 MRI 显示肿瘤未见复发

（莫少东　艾福志）

（三）脊膜瘤——"后路"之三

病例介绍

34 岁女性患者, 以 "右侧肢体麻木、乏力 1 周" 主诉入院。1 周前无明显诱因出现右侧肢体麻木, 麻木主要集中在手指及右大腿前部, 伴右上肢及右下肢乏力, 指端袖套样感觉。X 线片未见明显异常（图 5-1-36A~C）。CT 未见明显异常（图 5-1-36D~G）。MRI 显示寰枢椎节段占位性病变, 脊髓腹侧偏右可见椭圆形肿物, 脊髓受压明显（图 5-1-36H~J）。

治疗原理

脊膜瘤起源于蛛网膜内皮细胞或硬脊膜的纤维细胞, 是一种良性脊髓肿瘤。主要发病于 40~70 岁的女性。通常采用外科手术治疗, 预后良好, 复发率极低。病损部位绝大多数脊膜瘤位于硬膜下髓外, 与硬膜关系密切。多有完整包膜, 可完整切除。

主要根据肿瘤位置、大小进行手术方式选择。对于上颈椎的脊膜瘤, 处理原则与下颈椎、胸椎相同, 后路打开椎板后, 行肿瘤切除后即可行椎板回植。若肿瘤位于寰椎节段, 可将寰椎后弓切除。

手术治疗

此例手术患者取俯卧位, 梅氏头架固定, 取寰枢椎后正中入路, 充分显露寰椎、枢椎椎板和棘突, 使用超声骨刀双侧切断颈 1 后弓, 宽度约 2cm, 沿颈 2 双侧椎弓根内侧缘切断椎板, 将颈 1 后弓、颈 2 椎板及棘突分别完整取出。调整手术床保持头低脚高位, 尖刀纵向切开颈 1~颈 2 水平硬膜囊后丝线悬吊硬脊膜, 切开蛛网膜, 可见肿瘤

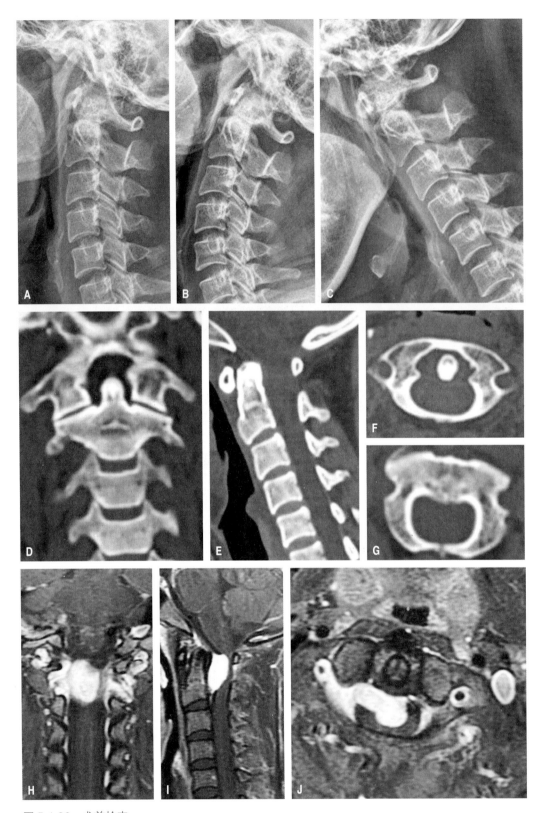

图 5-1-36　术前检查

A~C. 颈椎 X 线片未见明显异常;D~G. 寰枢椎 CT 扫描未见明显异常;H~J. 术前 MRI 显示寰枢椎节段占位性病变,脊髓腹侧偏右可见椭圆形肿物,脊髓受压明显

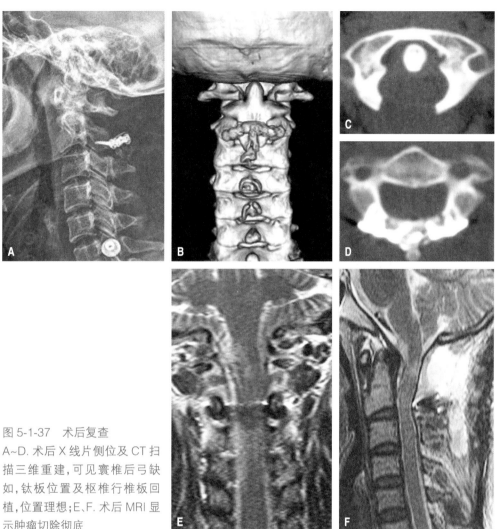

图 5-1-37　术后复查
A~D. 术后 X 线片侧位及 CT 扫
描三维重建,可见寰椎后弓缺
如,钛板位置及枢椎行椎板回
植,位置理想;E、F. 术后 MRI 显
示肿瘤切除彻底

位于脊髓腹侧。切断肿瘤范围内及上下固定脊髓
的齿状韧带后,分离脊髓与肿瘤的粘连,轻微向健
侧牵开已松弛的脊髓,切开肿瘤包膜,先做囊内切
除,缩小肿瘤。于硬脊膜内外两层之间进入肿瘤
基底部,将肿瘤附着部位的硬脊膜内层完全游离,
丝线悬吊肿瘤并牵拉,沿肿瘤边界电凝后切断肿
瘤基底部的硬脊膜内层,将参与的包膜内肿瘤完
整取出。确认无明显出血后无创缝线连续严密缝
合硬脊膜,并使用硬脊膜修复膜覆盖缝合的硬脊
膜,确认缝合口处无明显脑脊液渗出,将修整处
理后的颈 2 椎板回植原解剖位置,使用小直钛板
进行固定(图 5-1-37A~D)。术后 MRI 显示肿瘤
切除彻底(图 5-1-37E、F)。术后病理确认为"脊
膜瘤"。

学习要点

　　该病例瘤体位于脊髓腹侧,需将寰枢椎后方
的骨性结构完全切除才能将瘤体充分显露,寰椎
后弓可直接切除,枢椎行椎板回植,回植固定方
式可选择小钛板或椎板螺钉固定,重建枢椎后
方肌肉附着,术中注意肿瘤切除彻底及严密缝合
硬膜,避免脑脊液漏。脊髓侧前方或腹侧的椎管
内肿瘤若瘤体较大,必须先行囊内切除,以减少
直接剥离显露和完整切除肿瘤时发生脊髓损伤
的风险。一侧影响操作的齿状韧带切断后,可在
无张力状态下轻微牵拉脊髓,手术视野即可充分
显露。

(莫少东　艾福志)

（四）脊膜瘤——"后路"之四

病例介绍

49岁女性患者，以"颈部疼痛1年，加重1周"主诉入院。1年前无明显诱因出现颈部疼痛，伴有一过性双上肢麻木，于入院前1周颈部疼痛症状加重。MRI显示延髓内侧髓外硬膜下可见条片状等T_1等T_2软组织信号影，大小约1.5cm×0.8cm，宽基底，边缘光整；邻增强扫描呈明显均匀强化，可见脑膜尾征，临近脊髓呈受压改变；内侧蛛网膜下腔增宽，周围软组织未见明显肿胀（图5-1-38），符合脊膜瘤。

治疗原理

任何颅颈交界区脊膜瘤都应考虑手术切除。

肿瘤位于脊髓侧前方，硬膜下，选择后外侧入路向外侧延伸，无须切除枕骨髁和寰椎侧块，无须内固定。肿瘤侧的寰椎后弓切除至少20mm，必须包括位于椎动脉沟水平的寰椎后弓。中线旁垂直切开硬膜，以保证切除肿瘤时硬膜覆盖并保护脊髓。肿瘤位于脊髓前方，脊髓被推向后方和对侧，也可显露。

切开硬膜后，首先辨认副神经，有时需切断副神经于颈1神经根的交通支，暴露肿瘤后需切断两条齿状韧带，如此可减少肿瘤引起的脊髓牵拉。肿瘤血供主要来自颈2~颈3水平的脊膜前动脉，因此最好从下极分离肿瘤。大多数情况下，椎动脉在肿瘤上方走行，可较容易分离，并不会损伤位于肿瘤上方的后组脑神经。瘤内大部分切除后，牵拉肿瘤，从脊髓分离切除。常规水密缝合硬膜，防止脑脊液漏。

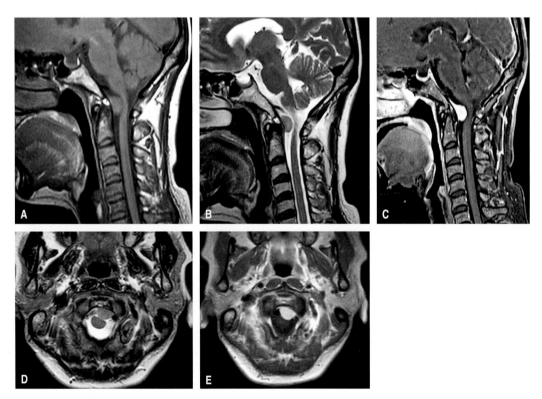

图5-1-38   术前检查

A. 矢状位MRI T_1显示枕骨大孔区脊髓腹侧髓外硬膜下脊膜瘤，脊髓腹侧条片状等T_1信号占位性改变，大小约1.5cm×0.8cm，宽基底，边缘光整，压迫脊髓；B. 矢状位MRI T_2显示枕骨大孔区脊髓腹侧髓外硬膜下脊膜瘤，脊髓腹侧条片状等T_2信号占位性改变，大小约1.5cm×0.8cm，宽基底，边缘光整，压迫脊髓；C. 注射造影剂后邻增强扫描呈明显均匀强化，可见脑膜尾征，临近脊髓呈受压改变；D. 在轴位，肿瘤基底像中线两侧延伸，脊髓受压，右侧椎动脉直径小于对侧；E. 轴位增强扫描后，肿瘤均匀强化

手术治疗

行后方入路侧后方入路颅颈交界区肿瘤切除术。此例手术在显微镜辅助下完成,用超声骨刀完整切除颈 1 后弓,向上扩大磨除枕骨大孔,沿中线剪开硬脊膜并悬吊,探查发现肿瘤上极达延髓腹侧,下极至颈 1 水平;显微镜下从肿瘤下极逐步分离肿瘤,见脊髓软膜周围结缔组织与肿瘤粘连,完整取下肿瘤,严密缝合硬脊膜,复位固定颈 1 后弓(图 5-1-39)。术后病理支持脊膜瘤(图 5-1-40)。

根据轴位上肿瘤的位置,肿瘤于椎动脉、硬膜的关系制订手术方案。后外侧入路向外侧延伸切除肿瘤是最好的方式,术中无须切除枕骨髁和寰椎侧块。弧形或者旁正中切开硬脊膜,保证硬脊膜覆盖脊髓。首先切除齿状韧带以减轻脊髓张力。肿瘤血供主要来源于下方,切除肿瘤从下极开始。

学习要点

颅颈交界区脊膜瘤占颅内脑膜瘤不到 2%,大多症状轻微,如上颈部疼痛、僵硬、单个肢体感觉异常等。

轴位影像判断肿瘤的位置为前方、侧位、后位。脊膜瘤与椎动脉的关系:85% 位于椎动脉的下方,10% 位于椎动脉的上方,5% 位于椎动脉水平。绝大多数脊膜瘤位于硬膜内,有部分位于硬膜外。

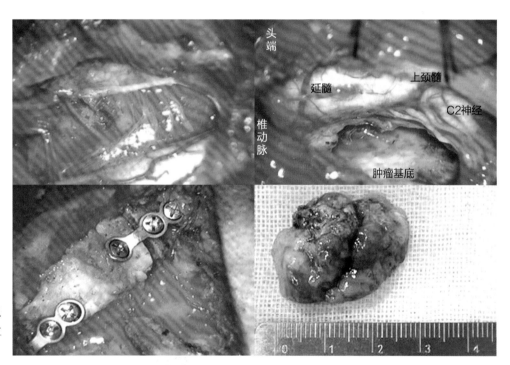

图 5-1-39　术中情况完整取下肿瘤并复位固定颈 1 后弓

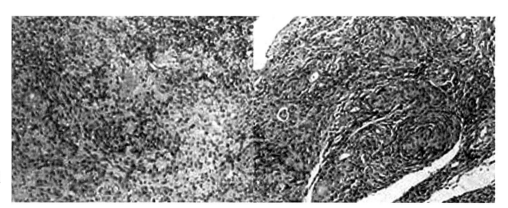

图 5-1-40　术后病理支持脊膜瘤

根据轴位上肿瘤的位置,肿瘤与椎动脉、硬膜的关系制订手术方案。后外侧入路向外侧延伸切除肿瘤是最好的方式,术中无须切除枕骨髁和寰椎侧块。弧形或者旁正中切开硬脊膜,保证硬脊膜覆盖脊髓。首先切除齿状韧带,以减轻脊髓张力。肿瘤血供主要来源于下方,切除肿瘤从下极开始。

同类病例

43 岁男性患者,以"双上肢麻木 2 个月,加重 1 个月"主诉入院。2 个月前无明显诱因开始出现双上肢麻木,以左上肢为著,入院前 1 个月症状加重,出现双侧上肢远端感觉减弱,左侧下肢感觉较右侧下肢减弱明显,左手灵活度降低,握筷、写字等精细动作完成欠佳,并伴有行走不稳、踩棉花感。MRI 显示延髓及上段颈髓左前方见一范围约为 2.0cm×2.0cm×3.5cm(下缘约平寰椎下缘水平)的不规则形等 T_1 等 T_2 信号影,病灶边缘光整,宽基底与脊膜相连,增强扫描病灶呈明显均匀强化,上缘可见脊膜尾症,邻近延髓与颈髓明显受压移位,同水平脑池及蛛网膜下腔变窄(图 5-1-41)。

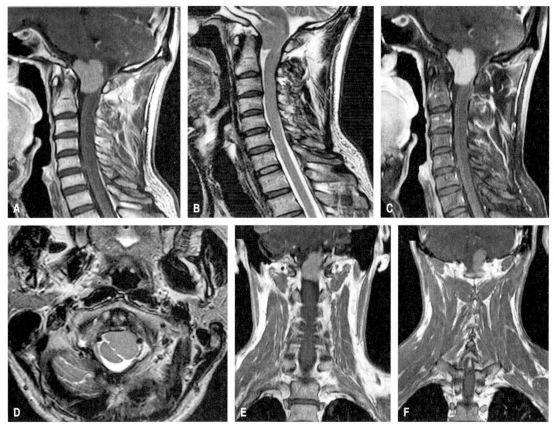

图 5-1-41　术前 MRI 检查
A. 矢状位 MRI T_1 显示枕骨大孔区脊髓外硬膜下脊膜瘤,脊髓腹侧条片状等 T_1 信号占位性改变,大小约 3.5cm×2.0cm,宽基底,边缘光整,压迫脊髓;B. 矢状位 MRI T_2 显示枕骨大孔区脊髓外硬膜下脊膜瘤,脊髓腹侧条片状等 T_2 信号占位性改变,大小约 3.5cm×2.0cm,宽基底,边缘光整,压迫脊髓;C. 注射造影剂后增强扫描呈明显均匀强化,可见脑膜尾征,临近脊髓呈受压改变;D. 在轴位,肿瘤基底向中线两侧延伸,脊髓受压。E、F. 冠状位平扫显示等信号病变压迫脊髓后,强化扫描肿瘤均匀强化

（江　伟）

(五) 神经鞘瘤——"后路"之一

病例介绍

62 岁男性患者，以"四肢麻木伴双侧肩背部发热 3 年，加重 2 年"主诉入院。3 年前长时间头部右侧旋转后出现双上肢麻木，右侧肢体较重，偶有双侧下肢麻木，伴肩背部及双上臂发热，无双上肢乏力，无走路踩棉花感，无胸腹束带感，至当地医院就诊，行颈椎 X 线检查未见明显异常，予以针灸、理疗等治疗，症状未见明显好转。2 年前上述症状加重。X 线片侧位显示枢椎右侧椎板椎弓根形态改变（图 5-1-42A）。CT 显示寰椎右侧侧块、后弓、枢椎右侧关节突、椎板及椎弓根形态改变，骨皮质连续，呈压迹样改变，其余未见明显异常（图 5-1-42B~E）。MRI 显示寰枢椎节段占位性病变，脊髓右侧肿物经颈 1/2 右侧侧块关节后方向

外生长，寰椎右侧后弓及枢椎椎板、椎弓根受压变形，脊髓明显受压（图 5-1-42F~I）。

治疗原理

神经鞘瘤又称许旺细胞瘤，是由周围神经的 Schwann 鞘（神经鞘）形成的肿瘤，亦有人称为神经瘤，为良性肿瘤。常生长于脊神经后根，如肿瘤较大，可有 2~3 个神经根黏附或被埋入肿瘤中。瘤体较大时可压迫脊髓、神经根引起相应症状，或压迫周边骨性结构导致骨质形态改变，多有完整包膜，可完整切除。

切除神经鞘瘤应根据肿瘤位置、大小进行手术方式的选择，若肿瘤切除时不影响脊柱的稳定性，单纯切除肿瘤即可。当不可避免需切除骨性结构显露肿瘤时，应根据实际情况进行固定。寰枢节段的神经鞘瘤椎管内外生长时，一般不会破

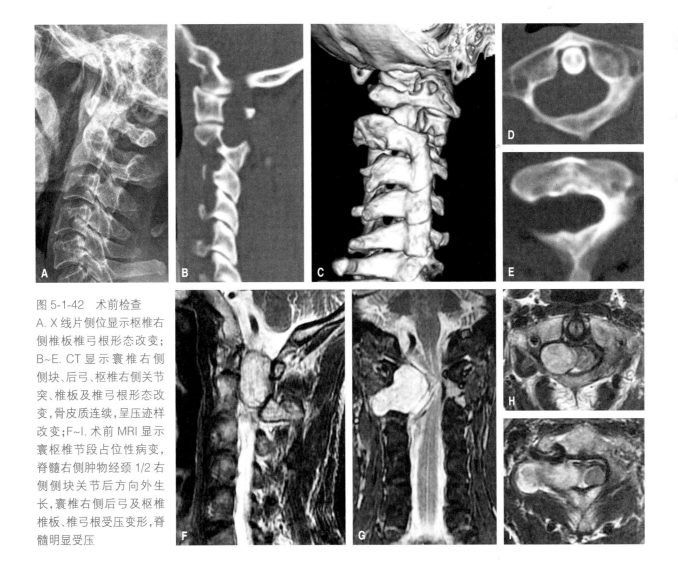

图 5-1-42 术前检查
A. X 线片侧位显示枢椎右侧椎板椎弓根形态改变；B~E. CT 显示寰椎右侧侧块、后弓、枢椎右侧关节突、椎板及椎弓根形态改变，骨皮质连续，呈压迹样改变；F~I. 术前 MRI 显示寰枢椎节段占位性病变，脊髓右侧肿物经颈 1/2 右侧侧块关节后方向外生长，寰椎右侧后弓及枢椎椎板、椎弓根受压变形，脊髓明显受压

坏寰枢关节的稳定,故多不需要内固定融合术。寰椎后弓可切除,颈2椎板可回植。

手术治疗

此例手术患者取俯卧位,梅氏头架固定。取寰枢椎后正中入路,充分显露寰枢椎后方结构,切除寰椎后弓,于颈2双侧椎板制备好椎板螺钉的钉道后,使用超声骨刀沿双侧椎弓根内侧缘切断颈2椎板后取出备用。调整手术床保持头低脚高位,尖刀中线略偏右纵向切开颈1~颈2水平硬膜囊,切开蛛网膜,分离肿瘤与脊髓的粘连,切断齿状韧带后轻微牵开脊髓,先将椎管内的肿瘤部分于扩大的颈2神经根出口位置切断后取出,再沿神经根走行方向水平切开肿瘤生长扩大的神经根外膜(切口与硬脊膜切口不连通),见颈2右侧神经根瘤化,尖刀予以切断,小心分离,自肿瘤与前方椎动脉和静脉丛的间隙进入;静脉丛

的出血使用流体明胶和明胶海绵压迫止血,将神经根部位的残余肿瘤及椎管内向外延伸部分完整切除。确认无明显出血后无创缝线连续严密缝合硬脊膜及神经根外膜,并使用硬脊膜修复膜覆盖缝合的硬脊膜,确认缝合口处无明显脑脊液渗出,将修整处理后颈2椎板回植原解剖位置,于预先制备的椎板钉道植入2枚短尾万向螺钉(图5-1-43A~D)。术后10个月MRI显示未见肿瘤复发(图5-1-43E~H)。

学习要点

该病例瘤体较大,寰椎侧块、后弓及枢椎关节突、椎弓根、椎板受压变形,需将寰枢椎后方的骨性结构打开才能将瘤体充分显露,寰椎后弓可直接切除,枢椎行椎板回植,回植后固定方式可选择小钛板固定或后路颈椎椎板螺钉固定。切除肿瘤时,由于椎管内外生长,应先切除椎管内部分,保

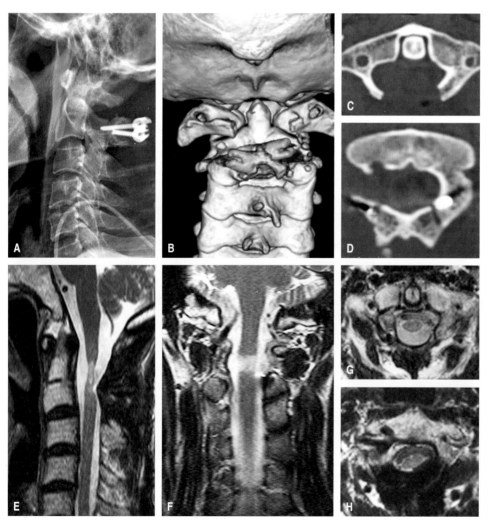

图5-1-43 术后复查
A~D. 术后X线片侧位及CT扫描三维重建,可见寰椎后弓缺如,螺钉位置及枢椎椎板回植位置理想;E~H. 术后10个月MRI显示未见肿瘤复发

证脊髓的安全,再切除椎管外神经根部位的肿瘤。肿瘤若与颈 2 神经根无法分离,可直接切断,不会造成神经功能障碍。重建枢椎后方肌肉附着可有效防止远期的颈椎后凸。术中注意肿瘤切除彻底及严密缝合硬膜,避免脑脊液漏。

(莫少东 艾福志)

(六)神经鞘瘤——"后路"之二

病例介绍

37 岁女性患者,以"四肢麻木、乏力 4 个月"主诉入院。4 个月前无明显诱因出现四肢麻木、乏力,右侧较左侧为重,执笔、持筷等精细动作灵活性下降,伴踩棉花感及胸部束带感,上述症状逐渐加重。X 线片未见明显异常(图 5-1-44A~D)。CT 三维重建未见明显骨质破坏(图 5-1-44E~G)。MRI 显示寰枢椎节段占位性病变,脊髓腹侧肿物经颈 1/2 右侧后方椎板间隙向外生长,脊髓明显受压(图 5-1-44H~K)。

治疗原理

同"神经鞘瘤——'后路'之一"病例。

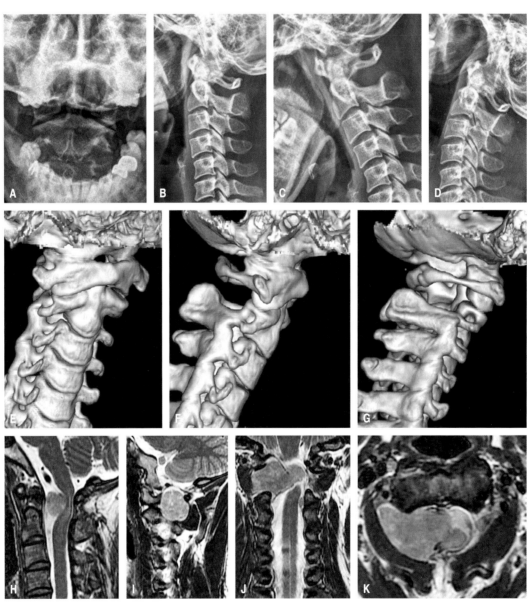

图 5-1-44 术前检查
A~D. 颈椎 X 线片未见明显异常;E~G. 寰枢椎 CT 三维重建显示未见明显骨质破坏;H~K. 术前 MRI 显示寰枢椎节段占位性病变,脊髓腹侧肿物经颈 1/2 右侧后方椎板间隙向外生长,脊髓明显受压

手术治疗

此例手术患者取俯卧位,梅氏头架固定。取寰枢椎后正中入路,充分显露寰椎、枢椎上缘;椎板咬骨钳咬除枢椎右侧上方部分椎板,随后切除寰枢椎间黄韧带,即可充分显露肿瘤;使用神经剥离子将肿瘤与周围组织分离清除,可见右侧颈2神经根与瘤体粘连,将颈2神经根游离清晰后切断颈2神经根,随后将瘤体取出,腹侧可见部分残留,使用髓核钳将脊髓腹侧残留肿瘤取出。确认无明显出血后,无创缝线连续严密缝合硬脊膜及神经根外膜,并使用硬脊膜修复膜覆盖缝合的硬脊膜,确认缝合口处无明显脑脊液渗出。术后MRI显示肿瘤切除彻底(图5-1-45)。

学习要点

神经鞘瘤好发于脊神经后根,瘤体较大时可出现脊髓、神经根受压症状,应根据肿瘤位置选择具体的手术方式。该患者瘤体位于脊髓腹侧,于颈1/2后方间隙向后外生长,脊柱结构未见明显破坏。

因此,通过将枢椎椎板部分切除,切除黄韧带即可显露瘤体。术中应注意精细操作,避免损伤脊髓。若存在神经根粘连,应根据实际情况进行神经根游离;无法游离时,可连同瘤体一并切除,避免复发。对于瘤体较大者,若无法将肿瘤完整切除,应将肿瘤分块切除,避免强行拉出肿瘤导致脊髓损伤。进行肿瘤分块切除时应注意切除彻底,避免残留。术后注意严密缝合硬膜,避免脑脊液漏。

(莫少东　艾福志)

(七) 神经鞘瘤——"后路"之三

病例介绍

33岁女性患者,以"右上肢麻木、乏力4个月,加重伴右下肢麻木、乏力1个月"主诉入院。4个月前无明显诱因出现右上肢麻木、乏力,伴头晕、头痛,无天旋地转、耳鸣,无踩棉花感、胸腹部束带感。初时患者未予重视,未做特殊处理。后患者上述症状多次反复,并逐渐出现右手持物不稳。1个月前患者症状加重,伴右下肢麻木、乏力。X线片右侧斜位显示颈2、3神经根孔扩大,后方关节结构消失,动力位未见明显异常(图5-1-46A~C)。CT显示颈2、3右侧椎弓根、椎板及关节形态改变,骨皮质连续,呈压迹样改变,余未见明显异常(图5-1-46D~F)。MRI显示颈2~颈4节段占位性病变,脊髓右侧肿物经颈2、3神经根孔内外生长,呈哑铃型,脊髓明显受压(图5-1-46G~I)。

治疗原理

同"神经鞘瘤——'后路'之一"病例。

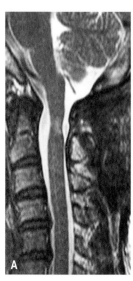
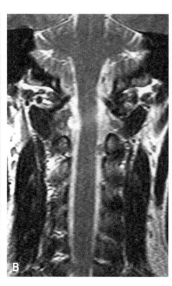
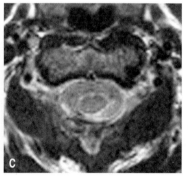

图5-1-45 术后复查
A~C. 术后MRI显示肿瘤切除彻底

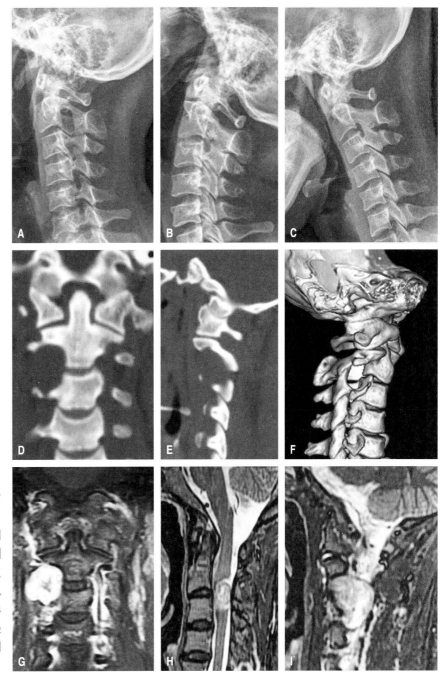

图 5-1-46 术前检查
A~C. 颈椎 X 线片未见明显异常,右侧斜位显示颈 2、3 神经根孔扩大,后方关节结构消失,动力位未见明显异常;D~F. CT 显示颈 2、3 右侧椎弓根、椎板及关节形态改变,骨皮质连续,呈压迹样改变,其余未见明显异常;G~I. MRI 显示颈 2~颈 4 节段占位性病变,脊髓右侧肿物经颈 2、3 神经根孔外扩生长,脊髓明显受压

手术治疗

此例手术患者取俯卧位,梅氏头架固定。取寰枢椎后正中入路,充分显露颈 1 后弓、颈 2~颈 4 侧块及椎板,于颈 1 双侧椎弓根、颈 2 左侧椎弓根、颈 3 左侧侧块(颈 2、颈 3 右侧结构受肿瘤影响,无法植钉)、颈 4 左侧侧块、颈 4 右侧椎弓根依次开口、开路,植入合适长度螺钉,切除颈 2、颈 3 棘突及右侧椎板、颈 2、3 右侧关节突关节,可见肿瘤部位膨大的硬膜囊和神经根管。调整手术床保持头低脚高位,丝线悬吊后尖刀中线略偏右纵向切开颈 2~颈 3 水平硬膜囊,分离肿瘤与脊髓的粘连,再沿神经根走行方向水平切开肿瘤生长扩大的神经根外膜(切口与硬脊膜切口不连通),切断瘤化的颈 3 神经根,小心分离,自肿瘤与前方椎动脉和静脉丛的间隙进入,静脉丛的出血使用流体明胶和明胶海绵压迫止血,将累及椎管内及神经根部位的肿瘤完整切除。确认无明显出血后无创

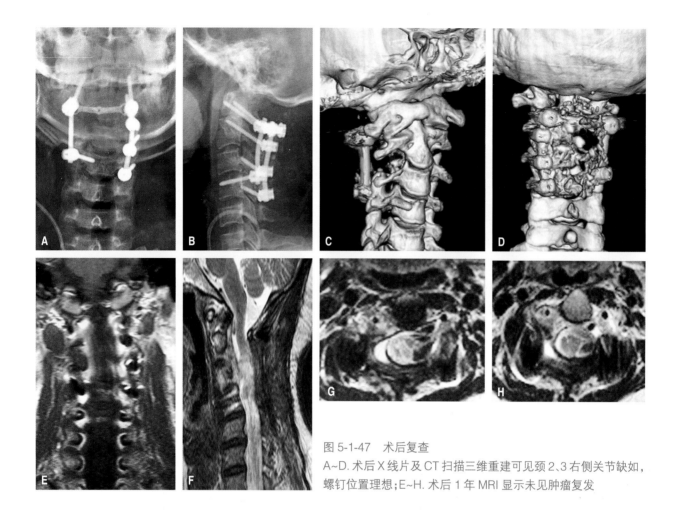

图 5-1-47　术后复查
A~D. 术后 X 线片及 CT 扫描三维重建可见颈 2、3 右侧关节缺如，螺钉位置理想；E~H. 术后 1 年 MRI 显示未见肿瘤复发

缝线连续严密缝合硬脊膜，确认缝合口处无脑脊液渗出，硬脊膜修复膜覆盖硬脊膜缝合处，后仰头部调整至颈椎生理弧度后上棒、锁紧螺帽及安放横连接，磨钻打磨颈 1 左侧后弓、颈 2~颈 4 左侧关节突关节及左侧椎板、颈 4 右侧关节突关节及椎板，植入自体髂骨颗粒（图 5-1-47A~D）。术后 1 年 MRI 显示未见肿瘤复发（图 5-1-47E~H）。

学习要点

该病例瘤体为颈 2~颈 3 椎管内外生长的哑铃型肿瘤，手术时需切除颈 2、3 小关节后才能切除肿瘤，由于破坏了颈椎的稳定结构，故需要固定。因颈 2~颈 3 右侧侧块及椎弓根受肿瘤生长压迫变形而无法植钉，故手术需行颈 1~颈 4 固定。术中注意肿瘤切除彻底及严密缝合硬膜，避免脑脊液漏。

（莫少东　艾福志）

（八）神经鞘瘤——"后路"之四

病例介绍

49 岁男性患者，以"大小便困难 5 年，加重伴双上肢麻木乏力、双下肢乏力 4 年余年"主诉入院。5 年前开始逐渐出现解大小便困难，未予特殊处理。约 4 年前解大小便困难逐渐加重，伴有双上肢乏力、麻木，双下肢乏力，多次外院就诊治疗，效果欠佳。近期出现站立不稳，来我院就诊。查体：颈椎生理前突，颈部活动正常，无压痛；肱二头肌腱反射左侧亢进，肱三头肌腱反射左侧亢进，桡骨膜反射左侧亢进，膝腱反射左侧亢进，跟腱反射左侧亢进。Hoffmann 征双侧阳性，髌阵挛双侧阳性，踝阵挛双侧阳性。X 线片显示颈椎未见明显异常，未见骨质破坏（图 5-1-48A、B）。CT（图 5-1-48C~E）显示颈 1~颈 2 椎体水平左侧椎管内见一横向椭圆状肿块，椎管狭窄；肿物哑铃状，由椎管内延伸至椎管外；椎间孔扩大，脊髓和神经根受压。MRI 显示颈 1~颈 2 水平左侧椎管内、硬膜下见一横向椭圆状肿块,局部椎间孔明显扩大,脊髓明显受压变形变扁,且向右后方移位,对应截面脊髓信号异常(图 5-1-48F~H)。病灶向椎管外延伸,与脊髓分界尚清,边缘尚完整。

治疗原理

上颈椎神经鞘瘤发生于枕骨大孔至颈 2 水平,早期多无典型的脊髓压迫症状,亦无特异性的临床症状,多表现为根性刺激症状,临床上易误诊为颈椎病。

手术切除是目前最有效的治疗方法,切除肿瘤、解除压迫,并重建脊柱稳定性。此种手术可以选择前路手术或者后路手术。该病例选用后路手术是因为肿瘤偏后侧、左侧,椎管内外分布,行单侧固定,保留右边骨性结构。

手术治疗

该病例手术在患者取俯卧位状态下完成。取寰枢椎后正中入路,切除寰椎左侧后弓、枢椎左侧部分椎板,钝性分离,肿瘤位于硬膜外,完整切除肿瘤(图 5-1-49A)。选择寰椎、枢椎椎弓根螺钉固定,可以选择钉板系统或钉棒系统固定。本例患者采用钉棒内固定系统固定(图 5-1-49B、C)。术后病理诊断为神经鞘瘤。

学习要点

神经鞘瘤为椎管内外常见的肿瘤,发生在枕骨大孔至颈 2 水平的神经鞘瘤称为上颈椎神经鞘瘤。影像学上 70%~75% 发生于脊髓外硬膜下、15% 完全位于硬膜外,15% 穿过椎间孔,呈哑铃状,囊性变常见,均质、不均质或周边强化。影像

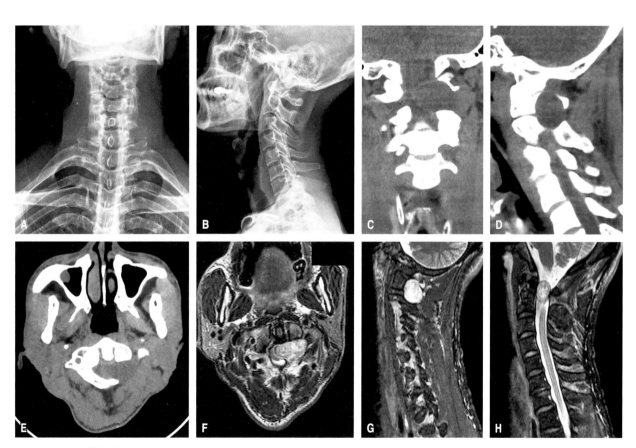

图 5-1-48 术前检查

A、B. 颈椎 X 线片显示颈椎未见明显异常,未见骨质破坏;C~E. 颈椎 CT 显示颈 1~颈 2 椎体水平左侧椎管内见一横向椭圆状肿块,椎管狭窄;肿物哑铃状,由椎管内延伸至椎管外;椎间孔扩大,脊髓和神经根受压;F~H. 颈椎 MRI 显示颈 1~颈 2 水平左侧椎管内、硬膜下见一横向椭圆状肿块,局部椎间孔明显扩大;脊髓明显受压且向右后方移位,脊髓信号异常;病灶向椎管外延伸,与脊髓分界尚清,边缘尚完整

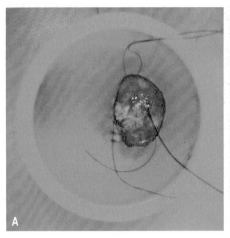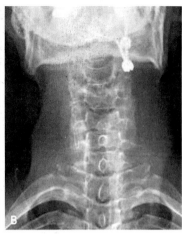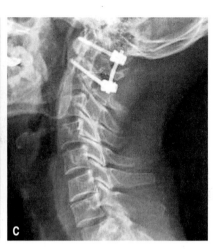

图 5-1-49　术中情况
A. 术中肿瘤完整切除;B、C.X 线片示单侧寰枢椎椎弓根螺钉,术后内固定良好

学需要与神经纤维瘤、周围神经根囊肿、黏液乳头状室管膜瘤、脑膜瘤区别。上颈椎神经根鞘瘤早期多无典型的脊髓压迫症状,常表现为根性刺激症状,临床上易误诊为颈椎病,针对长期颈项部疼痛、肩痛、上肢痛、麻木乏力的患者应警惕本病的可能性,需尽早行 CT 或 MRI 等检查进行鉴别。

　　手术切除是目前治疗上颈椎神经鞘瘤最有效的方法。肿瘤的膨胀性生长对枕颈部的骨性结构产生破坏,因此,切除肿瘤后需对上颈椎进行结构性重建内固定。

　　手术可以选择前路、后路或前后路联合完成,根据肿瘤大小、形状及分布来选择。术中进行肿瘤的切除,需注意保护脊髓,根据肿瘤大小可采取整块或分块切除,小的肿瘤可以完整切除,对于体积较大的肿瘤可以先对硬膜内的部分予以切除,防止在切除硬膜外部分时对脊髓造成二次压迫而损伤颈髓。

　　　　　　　　　　　　　　　(赵朵　陈前芬)

(九) 神经纤维瘤——"后路"之一

病例介绍

　　15 岁男性患者,以"左侧肢体麻木、无力 3 年"主诉入院。3 年前因诊断"颈部神经纤维瘤"于外院行"颈后神经纤维瘤切除术",诉术后出现左上肢麻木,未予重视,后上述症状逐渐加重,并出现左侧肢体及左下肢麻木,伴明显脚踩棉花感,

左手端碗不稳,精细动作灵活性下降。X 线片显示寰枢椎脱位,过伸过屈位未见明显变化,颅骨牵引后可复位(图 5-1-50A~D)。CT 显示寰枢椎脱位,寰齿间隙明显增大,椎管空间缩小,寰齿及双侧侧块关节未见明显骨连结(图 5-1-50E~H)。MRI 显示寰枢椎脱位,脊髓受压明显,寰枢椎后方可见条索样占位性病变(图 5-1-50I~L)。

治疗原理

　　神经纤维瘤病为常染色体显性遗传病,是基因缺陷使神经嵴细胞发育异常导致的多系统损害。根据临床表现和基因定位分为神经纤维瘤病 I 型(NF I)和 II 型(NF II)。主要特征为皮肤牛奶咖啡斑和周围神经多发性神经纤维瘤。神经纤维瘤病可导致先天性骨发育异常或肿瘤本身直接压迫导致骨骼改变,如压迫神经脊髓可导致相应临床症状。

　　治疗主要根据肿瘤位置、大小进行手术方式的选择。对于存在先天性骨发育异常如脊柱侧弯等表现的患者,应根据实际情况进行内固定,该患者神经纤维瘤主要位于寰枢椎后方软组织中,未对骨骼产生压迫,但并发寰枢椎脱位,牵引后可复位,CT 显示未见明显阻碍复位因素,因此,切除肿瘤后可直接进行后路钉棒复位植骨融合内固定术。

手术治疗

　　此例手术患者取俯卧位,梅氏头架固定。取寰枢椎后正中入路,切开皮肤、皮下及筋膜层,显

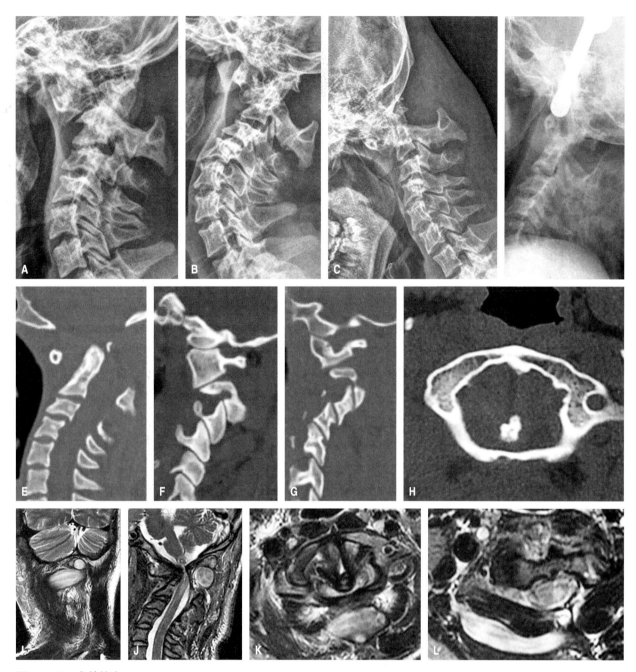

图 5-1-50　术前检查

A~D. X 线片显示寰枢椎脱位,过伸过屈位未见明显变化,颅骨牵引后可复位;E~H. 术前 CT 显示寰枢椎脱位,寰齿间隙明显增大,椎管空间缩小,寰齿及双侧侧块关节未见明显骨连结;I~L. MRI 显示寰枢椎脱位,脊髓受压明显,寰枢椎后方可见条索样占位性病变

露肿瘤,丝线悬吊肿瘤并逐步游离,见肿瘤深部与颈 2 神经根延续,于瘤体和神经根交界处电凝切断后,完整取出肿瘤。然后常规显露颈 1、颈 2 后弓及侧块,于颈 1、颈 2 双侧椎弓根植入椎弓根螺钉,剪取合适长度连接棒植入螺钉尾槽,使用钉棒系统进行复位后,充分打磨颈 1 后弓、颈 2 椎板,自体髂骨骨粒植入植骨床(图 5-1-51A~D)。术后

半年 CT 后方获得牢固骨性融合,MRI 显示未见肿瘤复发(图 5-1-51E~I)。

学习要点

该病例为神经纤维瘤合并寰枢椎脱位患者,瘤体主要集中于寰枢椎后方软组织中。因瘤体多发并不连续,术中应根据术前影像资料准确判断

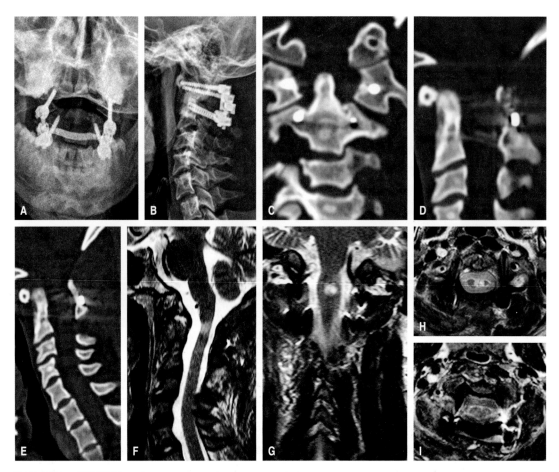

图 5-1-51　术后复查

A~D.术后X线片及CT三维重建显示寰枢椎复位,各螺钉均位于骨质,椎管空间恢复,寰枢椎后方充分植骨;
E. 术后半年 CT 显示寰枢椎后方获得牢固骨性融合;F~I. 术后半年 MRI 显示未见肿瘤复发

肿瘤位置,彻底切除,避免残留。肿瘤切除后即可按常规寰枢椎后路技术进行植钉复位植骨融合。

（莫少东　艾福志）

（十）神经纤维瘤——"后路"之二

病例介绍

22 岁女性患者,以"左侧肢体麻木伴行走不稳 2 个月"主诉入院。6 个月前患者在单位体检时提示"颈椎异常"(具体不详),未行诊治。2 个月前无明显诱因出现进行性加重的左上肢麻木,1 周后出现左下肢麻木及行走不稳。自述 2 年前于外院行"枕颈部及左手食指远节血管瘤切除术"。

X 线片显示明显寰枢椎脱位,椎体发育不良,颈 2~颈 5 后方呈扇形(图 5-1-52A~D)。CT 显示椎管增宽,寰齿间距显著增加(21mm),颈 1 节段脊髓严重受压(图 5-1-52E~G)。MRI 显示移位的齿突压迫脊髓左侧,寰椎前弓和齿突之间有大块软组织肿块,横韧带断裂,颈椎、胸椎和骶骨水平广泛硬脑膜扩张(图 5-1-52H~N)。

治疗原理

患者诊断为寰枢椎脱位伴不全脊髓神经损害,保守治疗效果差,手术治疗为主要的治疗方式。手术目的为实现寰枢椎复位,解除脊髓压迫,重建寰枢椎稳定性。

手术计划采用后路寰枢椎脱位切开复位,椎管减压,取自体髂骨及人工骨植骨融合,悬臂梁支撑内固定术。术中因颈部皮下及肌肉组织血管丰富,血管脆性较大,大量出血,电刀及电凝止血困难,颈 2~颈 4 侧块畸形变小,变异较大,侧块螺钉

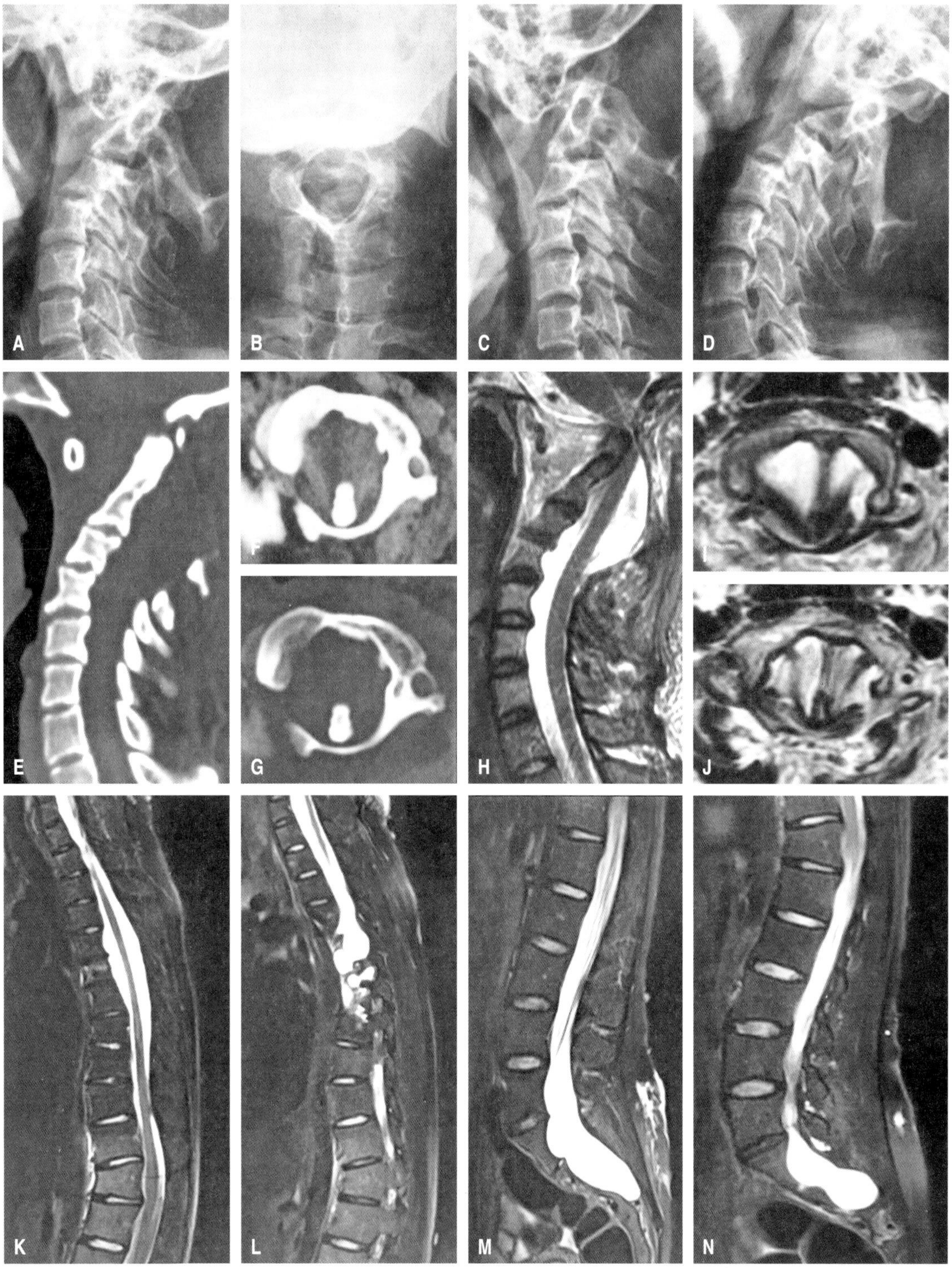

图 5-1-52　术前检查

A. 颈椎 X 线片侧位显示寰枢关节脱位，椎体发育不良，颈 2~颈 5 后部呈扇形；B. 颈椎 X 线片正位；C、D. 颈椎 X 线片过屈过伸位；E~G. 寰枢椎矢状位及轴位 CT 显示椎管增宽，齿突尖靠近寰椎后弓，寰齿间距显著增加；H~J. 正中矢状位及轴位 MRI 显示硬脑膜扩张，寰椎平面脊髓极度受压，寰齿关节处大软组织肿块，横韧带断裂；K~N. 胸腰段 MRI 显示胸腰段硬脑膜扩张，胸腰椎椎管内囊性占位

和椎弓根螺钉植钉困难,遂改为寰枢椎线缆内固定术。

手术治疗

术前行床旁颅骨牵引治疗,患者神经功能逐渐恢复,寰枢椎复位良好(图5-1-53)。

后路手术:俯卧位用Mayfield头架固定头部,取寰枢椎后正中入路。行寰枢椎线缆内固定术+右髂后上棘皮下组织、颈后部皮下组织及肌肉取活检术。神经剥离子分离寰椎后弓两侧的上下缘,钩型剥离子经双侧寰椎后弓前缘穿通形成通道,带导丝的钛缆从寰椎后弓结节处前缘通道穿过并绕过颈2棘突固定于颈2棘突上,收紧器收紧钛缆,复位寰枢椎;C臂透视可见寰椎后弓后移复位良好,寰枢椎位置良好。大量生理盐水冲洗创面,止血纤丝、止血纱布、棉片、纱布交替压迫创面止血,创面无明显活动性出血后,将取下的条状及颗粒状髂骨及人工骨植入寰枢椎后外侧(图5-1-54A~C)。取皮下组织病检结果为神经纤维瘤。

由于单根钛丝固定效果较差,患者前3个月严格卧床休息(图5-1-54D~G),随后3个月佩戴颈椎矫形器。术后6个月复查,患者步态正常,左侧肢体麻木症状缓解,四肢肌肉力量完全,寰枢椎融合良好(图5-1-54H~L)。术后18个月复查,寰齿间距2.6mm,无脊髓压迫(图5-1-54M~O)。

学习要点

神经纤维瘤病I型(NFI)是由于17号染色体上NFI基因表达异常而导致神经纤维蛋白的缺失所致。具有以下两项或两项以上时即可确诊神经纤维瘤病:①有6个或更多的牛奶咖啡斑,每个斑直径成人应>1.5cm,儿童应>5mm;②有两个或更多类型的神经纤维瘤,或至少有1个为丛状;③腋窝或腹股沟区有雀斑;④视神经胶质瘤;⑤有两个或更多的Lisch结节;⑥特征性的骨骼病变;⑦有家族史。

脊柱畸形是NFI患者最常见的骨骼问题,报道发病率从10%~69%不等。由NFI引起的颈椎异常在临床上比较少见,其主要影像学特征包括神经孔扩大、椎弓根缺损、椎体扇形、硬脑膜扩张、颈椎后凸,在某些病例中合并脱位。寰枢脱位在NFI中较为罕见。本病例提示,对于NFI患者,术前应考虑明显出血的可能性。手术复位、固定结合牢固的融合是一种有效的治疗方法。

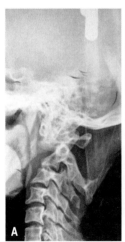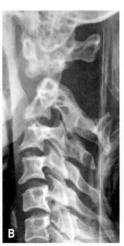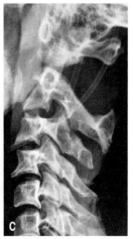

图5-1-53 术前牵引
A. 牵引1天,牵引重量3kg;B. 牵引4天,牵引重量4kg;C. 牵引7天,牵引重量5kg。7天时寰枢椎脱位基本复位,牵引重量减为3kg。颈椎连续X线片显示颈椎颈2、3孔增大,颅骨牵引后脱位逐渐复位

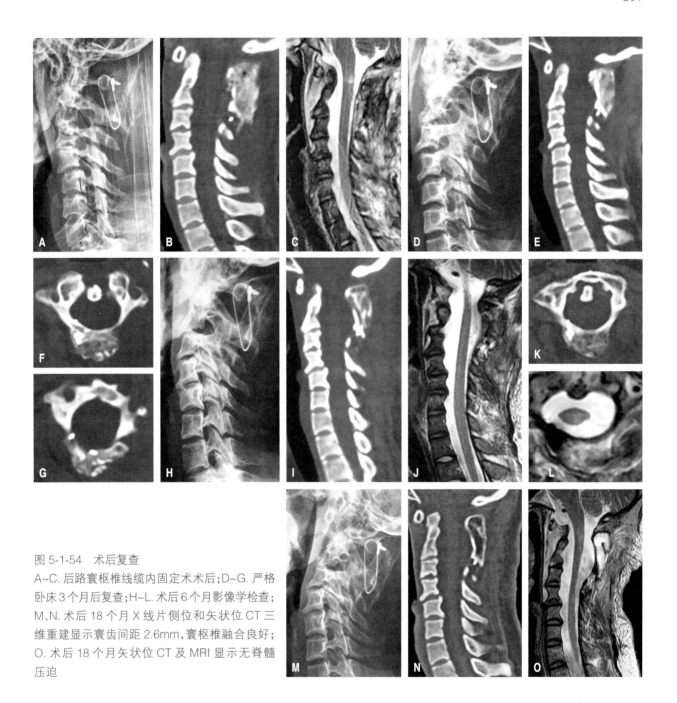

图 5-1-54　术后复查
A~C. 后路寰枢椎线缆内固定术术后；D~G. 严格卧床 3 个月后复查；H~L. 术后 6 个月影像学检查；M、N. 术后 18 个月 X 线片侧位和矢状位 CT 三维重建显示寰齿间距 2.6mm，寰枢椎融合良好；O. 术后 18 个月矢状位 CT 及 MRI 显示无脊髓压迫

（王贝宇　刘　浩）

（十一）神经纤维瘤——"后路"之三

病例介绍

17 岁男性患者，以"四肢麻木、乏力 2 个月，加重 10 天"主诉入院。患者于 2 个月前无明显诱因下渐起四肢麻木、乏力，以左侧为重。伴左侧大腿疼痛不适，持续性，行走不稳，走路时有踩棉花感，无头晕、头痛、恶心、呕吐，无视物模糊、肢体

抽搐，无胸腹部束带感。曾至当地医院诊治，症状稍好转。10 天前患者自觉症状加重，行走困难。专科检查：全身散在牛奶咖啡斑，全身可触及散在无痛性皮下肿物，以胸腹部为甚，大小不一；颈椎生理曲度存在，颈部活动稍受限，无压痛；四肢感觉稍减退；上肢肌力 3 级，下肢肌力 3~4 级；四肢肌张力增高，腱反射亢进，Hoffmann 征双侧阴性，Babinski 征左侧阳性。X 线片显示颈椎未见明显

异常,未见骨质破坏,过伸位片显示椎间孔增大(图 5-1-55A~D)。CT 显示颈椎两侧椎间孔-椎旁见多发不规则软组织影,边缘欠清,相应节段椎间孔增大(图 5-1-55E、F)。MRI 显示颈、胸、腰、骶椎椎间孔-椎旁、软组织间隙见多发不规则、类圆形 T_1WI 等信号、T_2WI 高信号影,边缘欠清,脊髓受压,相应节段椎间孔增大,未见明确骨质破坏(图 5-1-55G~K)。

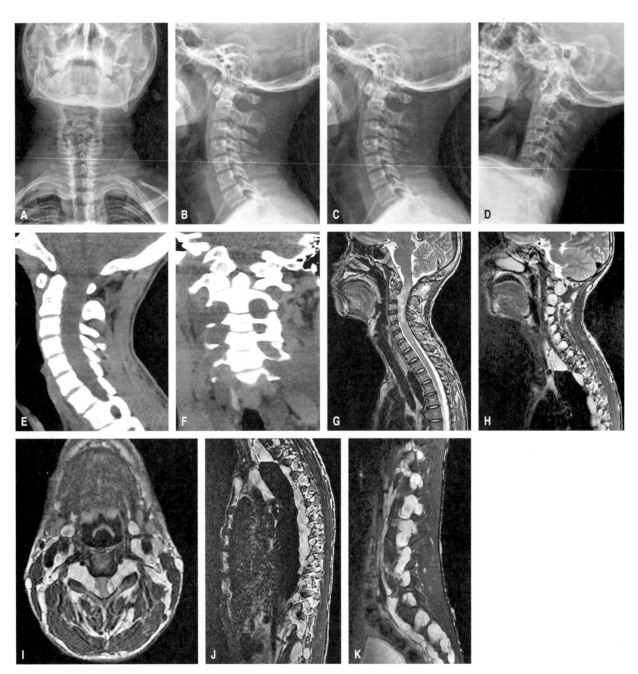

图 5-1-55   术前检查

A~C. 颈椎 X 线片正侧位显示颈椎未见明显异常,活动稍受限;D. 颈椎 X 线片过伸位显示椎间孔增大;E. 颈椎 CT 显示椎体及附件骨质结构完整,未见明显骨质破坏;F. 颈椎 CT 显示颈椎两侧椎间孔-椎旁见多发不规则软组织影,边缘欠清,相应节段椎间孔增大;G. 颈椎 MRI 显示颈椎管内可见肿块,颈 1~颈 4 水平脊髓受压;H. 颈椎 MRI 显示颈胸椎旁软组织可见多发不规则肿块;I. 颈椎 MRI 显示颈椎两侧椎间孔-椎旁、软组织间隙见多发不规则、类圆形 T_1WI 等信号、T_2WI 高信号影,边缘欠清,相应节段椎间孔增大,未见明确骨质破坏,脊髓受压;J. 胸椎 MRI 显示胸椎椎间孔及软组织可见多发不规则肿块;K. 腰、骶椎 MRI 显示腰、骶椎椎间孔及软组织可见多发不规则肿块

治疗原理

神经纤维瘤病是周围和中枢神经系统的一种单基因遗传性疾病,以神经嵴细胞的异常增生为特征,通常分为两型:NFⅠ,又称周围型神经纤维瘤病,常伴有骨骼、肌肉及皮肤方面的改变,伴发椎管内肿瘤;NFⅡ,90% 以上表现为双侧听神经瘤,极少引起骨骼方面的改变。椎管内肿瘤的治疗,手术切除是唯一有效的方法。原则上应尽量做到肿瘤的边界性切除,以降低肿瘤的局部复发率,通常选择后路手术。后路肿瘤切除、椎板减压手术时常破坏脊柱后柱张力带的稳定,在切除其伴有椎管内肿瘤的过程中,更应充分考虑脊柱的稳定性重建。

该病例为 NFⅠ 型神经纤维瘤病伴发椎管内外肿瘤,颈、胸、腰和骶椎均累及,并出现脊髓压迫的表现,根据患者的病史和影像学资料,脊髓压迫区域为颈 1~颈 4 水平,应行肿瘤切除、脊髓减压和颈椎内固定术,以解除脊髓压迫,重建颈椎稳定性。后路手术直接减压,且较易切除肿瘤,手术入路安全,效果明显。该病例手术选择颈椎后路肿瘤切除、椎板扩大减压、钉棒内固定术。

手术治疗

该手术采用颈椎后正中入路,术中暴露颈 1~颈 5 椎体后侧附件。为避免寰枢椎钉棒固定后带来的颈椎旋转活动损失过大,颈 1 后弓下缘咬除部分骨质,进行切除肿瘤并椎管减压。颈 2~颈 5 椎体则行钉棒内固定,全椎板切除,切除肿瘤,扩大减压椎管。颈 2 行经椎弓根螺钉固定,颈 3~颈 5 行颈椎侧块螺钉固定。术后复查及随访 X 线片显示效果满意(图 5-1-56)。术后病理诊断为神经纤维瘤。

学习要点

NFⅠ 型神经纤维瘤病伴发椎管内外肿瘤的特点:①肿瘤常穿经椎间孔而形成椎管内外哑铃状肿瘤。②临床可见孤立的肿瘤病灶,可多发,甚至呈跳跃状分布在椎管内。③肿瘤可穿经多个椎间孔,在椎旁形成多基底的巨大瘤体。④常见病理学类型为神经纤维瘤和神经鞘瘤,少数患者经手术或放疗刺激后可恶性变。椎管内脊髓任何平面均可发生单个或多个神经纤维瘤,可合并脊柱畸形、脊髓膨出和脊髓空洞症。病史、CT 和 MRI 等检查可以进行诊断,术后病理可以确诊,需要与神经纤维瘤、周围神经根囊肿、黏液乳头状室管膜瘤、脑膜瘤、颈椎病进行区别。

该病例椎管内神经纤维瘤压迫脊髓,沿神经根走行,从椎间孔出椎管。因此选择后路行椎管内肿瘤切除,椎管扩大减压,神经根松解,及钉棒内固定术。为保留颈椎旋转功能,在保障上颈椎肿瘤完整切除情况下,颈 1 椎体后弓部分切除,颈 2~颈 5 钉棒内固定,椎管扩大减压,切除椎板、棘突,减压椎管并完整切除肿瘤。

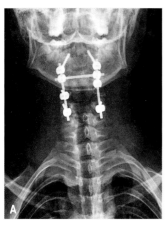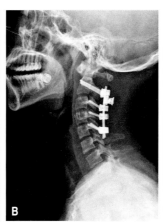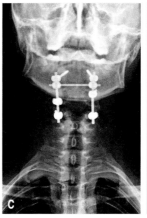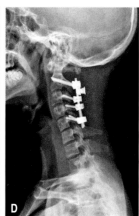

图 5-1-56 术后复查
A、B. 术后 X 线片正侧位均显示颈 2~颈 5 椎体钉棒内固定位置良好;C、D. 术后 1 个月 X 线片正侧位均显示颈 2~颈 5 椎体钉棒内固定位置良好,内固定未见移位及松动

手术难点在于肿瘤的完整切除。因其来源于神经组织，肿瘤与神经粘连较重，分界不清，肿瘤较大，压迫脊髓严重，术中沿神经剥离出椎间孔，难度较大。

（李晓峰　陈前芬）

（十二）原始外胚层肿瘤——分期手术——"先后再前"

病例介绍

12 岁男性患者，以"颈部疼痛伴颈部活动受限逐渐加重 2 个月"主诉入院。2 个月前患儿在踢足球运动中颈部屈曲伤后出现颈部疼痛，2 周后症状加重，并有间断性发热、头晕等症状。X 线片显示颈 2 椎体轻度向前脱位，CT 及 MRI 显示颈 2 椎体及椎板呈溶骨性破坏（图 5-1-57A~H）。行 CT 监测下颈 2 棘突经皮穿刺活检，病理报告为"小圆细胞恶行肿瘤，符合原始外胚层肿瘤（PNET）"。PET/CT 显示除颈 2 病变外未见全身其他部位病变（图 5-1-57I~K）。体格检查：颈部活动受限，四肢肌腱反射均活跃，未见其他神经损害阳性体征。

根据影像学及病理组织学检查结果，颈 2 原始外胚层恶性肿瘤（PNET）诊断成立，遂确定分两期行颈 2 全脊椎切除的手术方案。一期经后方入路切除颈 2 椎板及附件结构（包括两侧侧块、横突后壁及外侧），显露并游离两侧椎动脉；然后行枕骨至颈 3~颈 5 侧块螺钉固定。拟 1~2 周后进行二期手术，经前方颌下切口入路切除颈 2 椎体，用定制式 3D 打印钛合金人工椎体植入颈 1 侧块与颈 3 椎体之间，重建颈椎稳定结构。

治疗原理

本病例为枢椎原发性肿瘤，鉴于此例为恶性程度较高的肿瘤，血运一般较丰富，肿瘤与周围正常组织的边界往往更难以区分，使所谓"边缘性切除"（marginal excision）的难度更大，而从获得长期疗效角度，边缘性切除则显得更为重要。患者为仅 12 岁的未成年人，治疗依从性及对围手术期佩戴 Halo 氏头颈胸支架的耐受性均相对较差，因此，改进手术方式，减少手术创伤，尤其改进前路枢椎椎体切除后颈椎稳定结构重建的技术，免除

佩戴 Halo 氏头颈胸支架，具有十分现实的意义。

经对病例的深入分析，并结合当时 3D 打印钛合金微孔人工椎体前期临床试验所取得的验证结果，本例手术上颈椎前方稳定结构的重建拟采用定制式 3D 打印钛合金微孔人工枢椎植入术。计划手术分两期进行，一期手术经后路，切除枢椎椎板、侧块及横突等附件结构，显露并游离椎动脉；然后根据术后 CT 扫描数据设计并定制 3D 打印人工枢椎，于二期行前路枢椎椎体切除后，将该人工枢椎假体植于颈 1 侧块与颈 3 椎体之间。

手术治疗

枢椎全脊椎切除术先行后路病椎切除及枕-颈侧块螺钉固定，二期再行前路枢椎椎体切除及上颈椎稳定结构重建是具有优势的。

本病例一期手术做枕骨下部至颈 6 水平项部正中纵向切口，显露枕骨下部、颈 1 后弓及颈 2~颈 6 椎板，见颈 2、颈 3 后方为隆起之肿瘤包块，包膜完整。继续向两侧显露颈 1~颈 6 侧块关节。分别于枕骨下部及双侧颈 4~颈 6 侧块钻孔并拧入螺钉后，行颈 2、颈 3 肿瘤软组织包块与正常组织剥离后，将肿瘤包块切除，颈 3 棘突及椎板为正常骨质，颈 2 椎板被肿瘤部分破坏。用咬骨钳分块切除颈 2 椎板、左侧侧块关节、横突后方及外侧骨质，显露并游离左侧椎动脉，可见较细。先安装左侧枕骨至颈 3~颈 6 侧块螺钉尾端连接圆棒，行固定，使颈椎获得临时稳定；再用咬骨钳切除颈 2 右侧侧块、横突后方及外侧骨质，显露并游离右侧椎动脉，可见其直径明显大于左侧者。安装右侧枕骨下部至颈 3~颈 6 侧块螺钉尾端连接圆棒进行固定（图 5-1-58A、B）。

一期术后，根据颈椎 CT 扫描采集的数据，设计并打印颈 2 钛合金微孔人工椎体假体。考虑到前路手术中因患者体位变化及手术操作等因素会导致颈 2 椎体切除后遗留空隙的不确定性，在按测量数据打印一枚标准高度人工椎体假体的同时，另打印 +2mm 和 -2mm 高度的假体各一枚，以备用（图 5-1-58C）。

13 天之后，患者行前路手术，取仰卧位。根据患者颈部较长且尚可较充分仰伸，前方手术采用经颌下颈部横向切口，先显露颈 2~颈 3 椎间盘、

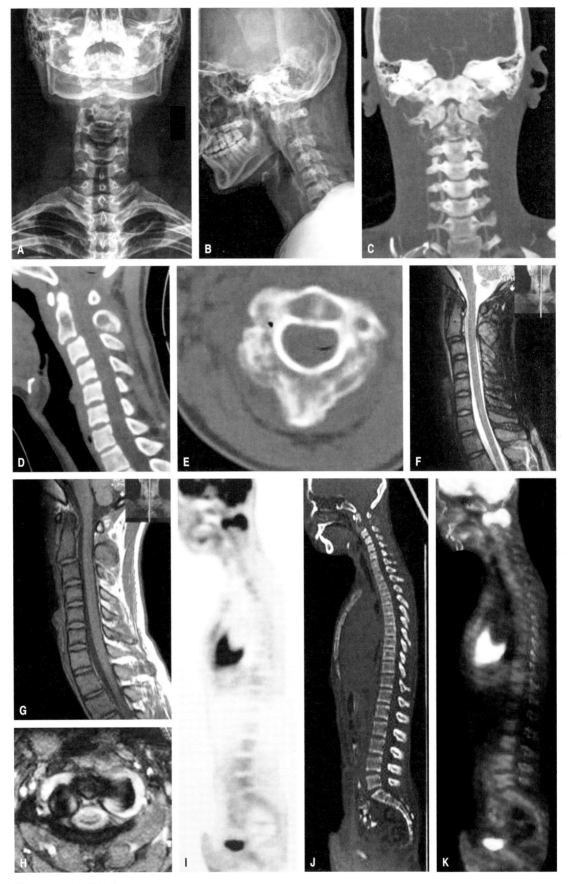

图 5-1-57 术前检查

A~H. X 线片、CT 及 MRI 显示颈 2 前方及后方结构均呈溶骨性破坏,颈 2 椎体轻度向前滑移;I~K. PET/CT 未见除颈 2 以外全身其他部位病变

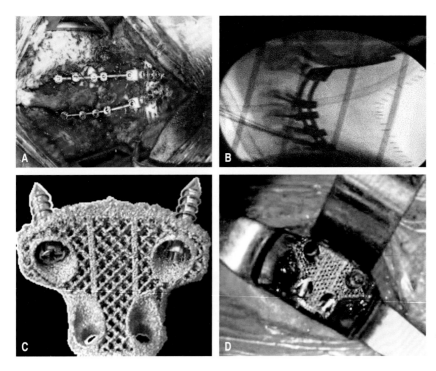

图 5-1-58 术中情况
A、B. 一期手术内固定装置;C. 假体;
D. 二期手术植入假体

枢椎椎体,再向头端显露寰椎前弓。颈 2 肿瘤向前方显著隆起,大部椎体及齿突已被肿瘤破坏。先切除颈 2~颈 3 椎间盘,然后行颈 2 椎体肿瘤切除。颈 2 节段后纵韧带已被肿瘤部分侵及,予以切除。冲洗伤口并用稀释顺铂液及蒸馏水依次浸泡伤口后,选取 3 枚备用 3D 打印钛合金微孔人工椎体假体中高度合适者植入颈 1 两侧侧块与颈 3 椎体之间,假体上端以两枚螺钉分别拧入左、右侧侧块关节,行固定。假体下端原设计用两枚螺钉通过假体上的圆孔拧入颈 3 椎体,但因下颌骨遮挡,使拧入螺钉的操作难以完成,遂在颈 3 椎体上缘部位钻骨孔两个,用钛缆穿过颈 3 椎体骨孔和人工椎体下端圆孔后拧紧固定,完成前方颈椎结构重建(图 5-1-58D)。本例患者术后未佩戴 Halo 氏头颈胸支架。术后定期复查(图 5-1-59)。

手术要点及技巧:①椎动脉的处理是枢椎肿瘤切除过程中的关键环节,也是操作难度较大的环节。故先行后方入路手术,在较为开放的视野和操作空间中进行椎动脉的显露和游离。同时从后方入路最大限度地切除侧块及横突骨性结构,会对前路手术切除枢椎椎体提供便利。②本例枢椎人工椎体采用个体化-自稳型设计对颈 2 全脊椎切除后颈椎稳定结构重建的改进作用十分显著。假体上端以螺钉与颈 1 侧块固定,大大

增强了抗颈部旋转和屈曲的作用,假体前方低切迹设计对组织愈合的干扰变为最小。③人工椎体假体的微孔结构可供植入部位相邻骨组织长入其中,实现直接融合,从而也省略了植骨操作环节。

学习要点

现代脊柱肿瘤,尤其胸腰椎肿瘤外科治疗的理念趋向“边缘性”切除及“整块性”切除,上颈椎肿瘤的治疗亦然。虽然由于解剖部位的特殊性,上颈椎肿瘤切除难度更大,但施行肿瘤“边缘性”“整块性”切除的目标仍应不断追求。

上颈椎肿瘤手术治疗的核心内容主要包括肿瘤的彻底性切除及颈椎稳定结构重建。本病例在肿瘤切除技术运用中的成功之处在于选择了经颌下颈椎前方切口入路。与经口腔咽后壁切口入路相比,该入路属于一类手术切口,且皮下软组织较丰富,更利于伤口一期愈合,伤口不愈合及感染等并发症的发生率会明显降低。本例的另一成功之处为应用定制式 3D 打印人工枢椎假体完成颈椎前方的稳定结构重建。与此前国内外报道的任何一种内固定技术相比,本例无论从固定可靠性还是从融合方式方面,均具有非常显著的优越性和里程碑意义。

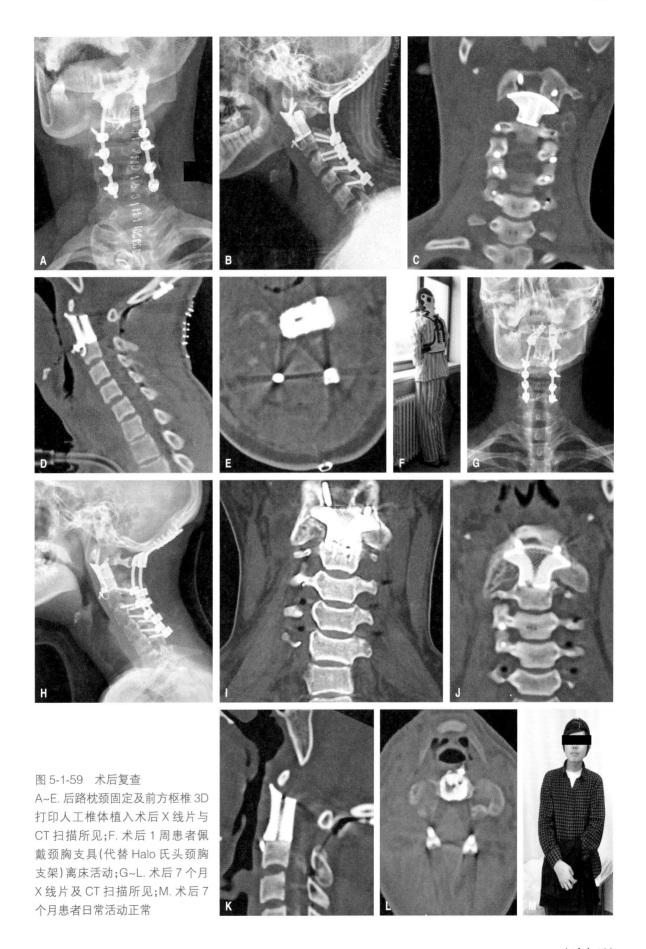

图 5-1-59 术后复查
A~E. 后路枕颈固定及前方枢椎 3D 打印人工椎体植入术后 X 线片与 CT 扫描所见；F. 术后 1 周患者佩戴颈胸支具(代替 Halo 氏头颈胸支架)离床活动；G~L. 术后 7 个月 X 线片及 CT 扫描所见；M. 术后 7 个月患者日常活动正常

（刘忠军）

（十三）未定类型——"后路"

　　55 岁男性患者,以"发现颈肩部包块 2 个月"主诉入院。2 个月前无意间发现左侧颈部包块,压之不痛,活动度差;不伴四肢疼痛、麻木无力等症状。X 线片未见明显异常(图 5-1-60A、B)。CT 三维重建显示寰椎侧块、枢椎椎体左侧占位病变,骨质破坏(图 5-1-60C~F)。MRI 显示寰椎、枢椎左侧椎管内外占位病变,肿块边界清楚,肿块内信号均匀;椎管内肿物压迫寰枢椎水平脊髓及硬膜囊,脊髓少许变形(图 5-1-60G~J)。

　　神经源性肿瘤是颈椎椎旁肿瘤最常见的类型,肿瘤的生长可累及周围毗邻结构,出现相关临床症状。轻者破坏椎体骨质结构致颈部疼痛不适,重者压迫神经或脊髓,出现神经功能损伤。上颈椎神经源性肿瘤若压迫上颈段脊髓和延髓,可能出现高位截瘫,甚至影响到患者的呼吸和循环。

　　对于上颈椎神经源性肿瘤,治疗主要为手术切除为主。但需根据肿瘤的位置、大小、累及的周围毗邻结构情况,以及患者神经功能状态,选择不同的手术入路及手术方式。同时还需注

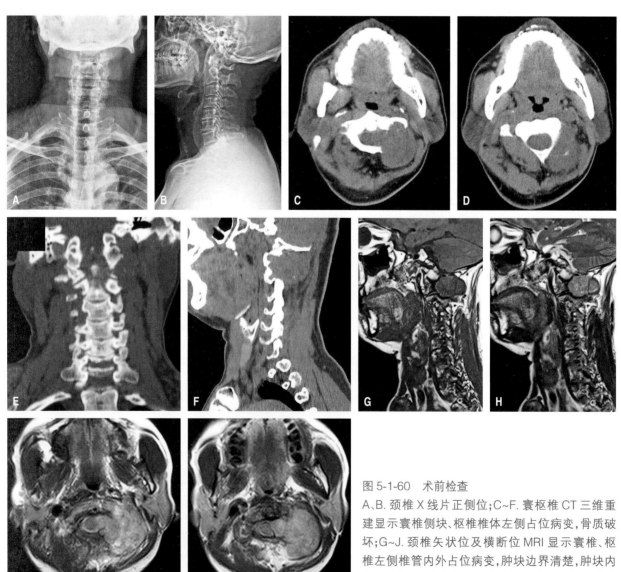

图 5-1-60　术前检查

A、B. 颈椎 X 线片正侧位;C~F. 寰枢椎 CT 三维重建显示寰椎侧块、枢椎椎体左侧占位病变,骨质破坏;G~J. 颈椎矢状位及横断位 MRI 显示寰椎、枢椎左侧椎管内外占位病变,肿块边界清楚,肿块内信号均匀;椎管内肿物压迫寰枢椎水平脊髓及硬膜囊,脊髓少许变形

意脊髓功能的保护、脊柱稳定性的保护及重建等问题。

在该病例中,肿瘤累及寰枢椎后外侧结构,椎管脊髓无明显受压,可采用单纯后路即可完成肿瘤的完整显露及切除;另外,肿瘤切除过程中,在原有骨质破坏的基础上,仍需切除部分骨性结构,以完整显露并安全切除肿瘤,进而导致寰枢椎稳定性的进一步变弱。因此,仍需行后路内固定并融合处理。

手术治疗

此例手术患者在俯卧位状态下完成。取寰枢椎后正中入路,完整显露椎旁肿瘤,切除部分寰椎后弓及枢椎椎板,显露椎管内硬膜外肿瘤,将肿瘤做完整切除。考虑左侧寰椎侧块及枢椎椎弓根被肿瘤挤压破坏无法行椎弓根螺钉固定,遂仅行右侧颈 1~颈 3 固定并行融合手术(图 5-1-61)。固定后使用高速磨钻将右侧寰椎后弓、枢椎椎板、颈 3 椎板打磨毛糙。髂后上棘取松质骨颗粒进行植骨。因寰椎单侧固定抗旋转能力差,存在术后内固定失效可能性,故嘱咐寰椎术后佩戴头颈胸支具至少 3 个月,直至骨性融合。

学习要点

脊柱神经源性肿瘤是一种脊柱原发性良性肿瘤,影像学上表现为累及椎管内外的占位病变,可累及椎体,导致椎体破坏。影像学上需与其他原

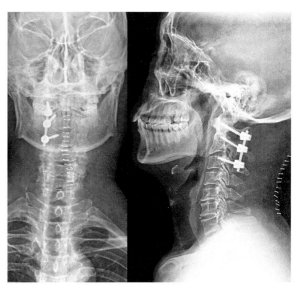

图 5-1-61 术后复查
寰枢椎椎管内外肿瘤切除病后路单边固定术后

发性肿瘤如脊膜瘤相鉴别。

上颈椎神经源性肿瘤因累及颈椎位置较高,周围毗邻结构较复杂,导致手术难度及风险相对较高。手术切除上颈椎神经源性肿瘤要面临的问题包括手术入路的正确选择、脊髓功能及椎动脉的保护、脊柱稳定性的重建等。可根据 Asazuma 或北京大学第三医院关于颈椎哑铃状肿瘤的分型进行肿瘤的评估及手术入路的选择,并根据骨质破坏及颈椎稳定性情况决定是否行脊柱的固定或融合处理。

(廖 晖 李 锋)

第二节
转移性肿瘤

一、肺腺癌骨转移

(一)前后路联合手术

病例介绍

59 岁女性患者,以"枕颈部疼痛 1 个月,吞咽困难 10 天"主诉入院。1 个月前患者开始出现枕颈部疼痛,低头时症状明显加重,不伴有四肢麻木无力、行走不稳。10 天前患者枕颈部疼痛加重,疼痛剧烈,同时出现吞咽困难。CT 三维重建显示枢椎椎体骨质破坏伴椎体病理性骨折,骨皮质膨胀性改变,病变累及左侧横突孔(图 5-2-1A~C)。

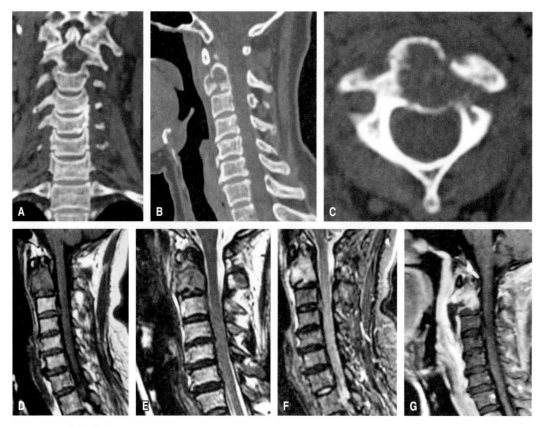

图 5-2-1 术前检查

A~C. 颈椎 CT 三维重建显示枢椎椎体骨质破坏并累及下终板；枢椎椎体骨质破坏伴椎体病理性骨折；骨质破坏累及左侧横突孔，骨皮质膨胀性改变；D~G. 矢状位 MRI 显示枢椎椎体 T_1 加权呈低信号改变，T_2 加权呈混杂中低信号改变，T_2 抑脂像呈混杂高信号并下终板受累，增强扫描呈高信号改变

MRI 显示枢椎椎体 T_1 加权呈低信号改变，T_2 加权呈混杂中低信号改变，T_2 抑脂像呈混杂高信号并下终板受累，增强扫描呈高信号改变（图 5-2-1 D~G）。PET/CT 显示左肺上叶恶性肿瘤改变伴多处淋巴结及骨转移（颈 2、胸 6）。穿刺活检符合肺腺癌表现。

治疗原理

目前诊断考虑肺腺癌伴多发骨转移（颈 2、胸 6），并伴有颈 2 椎体病理性骨折。临床表现为枕颈部持续性疼痛、吞咽困难。枢椎肿瘤虽然没有造成脊髓压迫和神经症状，但根据脊柱肿瘤研究组织（SOSG）提出的脊柱不稳肿瘤评分为 14 分，提示脊柱不稳，需要行脊柱稳定手术治疗；参考 Tomita 评分系统评分为 6 分，推荐姑息手术治疗；患者身体状况良好，可以耐受手术治疗，因此最终考虑手术治疗。手术方案可选择前路肿瘤切除重建+后路固定手术或单纯后路固定手术治疗。本

病例患者同时存在吞咽困难，考虑为肿瘤局部压迫所致，因此选择前路肿瘤切除重建+后路固定治疗。

手术治疗

此例患者行前后路联合手术治疗。患者取仰卧位，颈肩部垫高使颈椎过伸。于常规颈 3/4 水平做横切口，采用标准颈前路（Smith-Robinson 入路）从动脉鞘及气管食管鞘自然间隙暴露上颈椎，经颈前咽后入路后路暴露上颈椎，分块切除颈 2 椎体肿瘤、齿突及颈 2、3 椎间盘（内镜辅助下操作）（图 5-2-2A）。将钛网进行修剪（图 5-2-2B），头端 H 形结构嵌入颈 1 前弓，尾端坐于颈 3 椎体上并用螺钉固定，完成颈 1~颈 3 椎体腹侧重建（图 5-2-2C）。调整患者为俯卧位，经正中入路暴露，钉棒系统固定颈 1 和颈 3 椎体。将寰椎后弓、枢椎及颈 3 椎板与棘突使用高速磨钻打磨后，将松质骨颗粒植于其间，缝合切口。术后复查（图 5-2-3）。

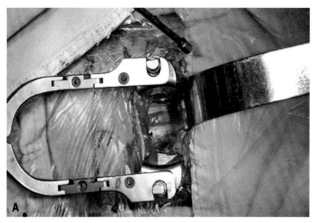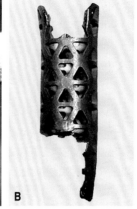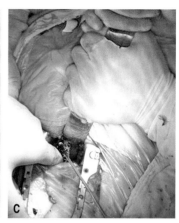

图 5-2-2　术中情况

A. 颈前咽后入路；B. 修剪后的钛网，上方固定于颈 1 前弓，下方固定于颈 3 椎体；C. 肿瘤切除后安装钛网

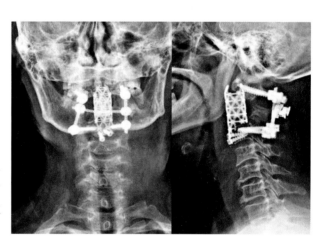

图 5-2-3　术后复查

术后 X 线片正侧位显示前路钛网重建+后路颈 1、颈 3 椎弓根钉固定位置良好

学习要点

脊柱转移性肿瘤是所有恶性肿瘤骨转移中最常发生的部位，约 80% 病例累及椎体，20% 病例累及脊柱后方结构。脊柱转移性肿瘤常会导致神经症状、疼痛或机械性不稳的表现。

随着化学药物治疗和糖皮质激素治疗的进展、新型靶向药物的出现、脊柱立体定向放疗的应用，脊柱转移性肿瘤的内科治疗有了更多的选择。脊柱手术可以纠正力学的不稳定，减轻神经压迫并缓解疼痛。脊柱转移性肿瘤的治疗可选的方法越来越多，也越来越复杂，因此，制订治疗方案需要从多学科、多角度对病情复杂的患者进行全面评估，决定是否需要手术治疗需要多方面考虑，包括患者一般健康状况、临床表现(神经功能、脊柱稳定性、疼痛症状)、肿瘤分期、手术方案可行性等。

（廖晖　李锋）

（二）后路手术

病例介绍

70 岁女性患者，以"颈部疼痛 3 个月"主诉入院。3 个月前患者出现颈部疼痛，为钝痛，以夜间痛为主，近来症状持续加重，活动后明显，不伴有四肢无力麻木、行走不稳、踩棉花感等。

X 线片显示枢椎椎体呈溶骨性破坏，寰椎轻度向前脱位(图 5-2-4A、B)。CT 三维重建显示齿突基底部不连、枢椎体中份溶骨性骨质破坏，周围骨皮质尚连续(图 5-2-4C~E)。胸部 CT 显示右下肺可见一大小约为 1.5cm 的结节，带有毛刺改变(图 5-2-4F)。MRI 显示枢椎椎体信号异常，脊髓无受压表现(图 5-2-4G、H)。患者行 PET/CT 检查提示右肺下叶可见大小约 1.5cm 的高代谢灶，颈 2 椎体及多发肋骨骨质破坏，考虑右肺癌伴骨转移。

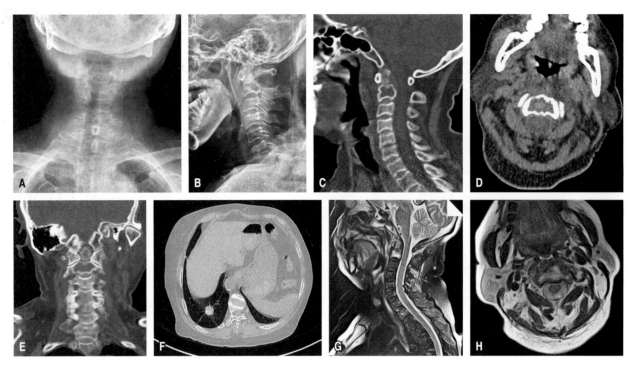

图 5-2-4　术前检查

A、B. 颈椎 X 线片正侧位显示枢椎椎体呈溶骨性破坏,寰椎轻度向前脱位;C~E. 寰枢椎 CT 三维重建显示齿突基底部不连、枢椎椎体中份溶骨性骨质破坏,周围骨皮质尚连续;F. 胸部 CT 显示右肺下叶肺结节,伴有毛刺征;G、H. 颈部 MRI 显示枢椎椎体信号异常,脊髓无受压表现

治疗原理

枢椎转移癌伴有寰枢椎不稳,有手术治疗指征。手术治疗的目的在于稳定脊柱,提高生活质量,具有姑息手术性质,因此此例治疗的计划在于姑息手术配合术后的放化疗等综合治疗,手术方式选择后路枕颈融合、内固定术。

手术治疗

后路手术,俯卧位用 Mayfield 头架固定头部,取寰枢椎后正中入路,显露枕骨隆凸至颈 5 椎体后方,于枕骨及颈 2、颈 3~颈 5 植入适当长度的螺钉,然后经颈 2 关节突间部穿刺,用小号刮匙取活检,完成枕颈固定,最后使用高速磨钻将枕骨鳞部

及寰椎后弓及颈 2~颈 5 椎板去皮质,选择同种异体骨颗粒植入其间,完成后方植骨(图 5-2-5A~E)。术后患者获得了病理结果提示为肺腺癌,进一步基因检测后,采用靶向药物联合 Denosumab 治疗,术后 6 个月复查,颈 2 椎骨破坏明显修复,溶骨性破坏灶完全消失,患者右肺结节也较术前明显缩小(图 5-2-5F~J)。

学习要点

枢椎转移癌的治疗主要以放、化疗等综合治疗为主。手术治疗的指征在于脊柱失稳或有神经脊髓的压迫。随着肿瘤综合治疗的进展,疗效已经大为提高。

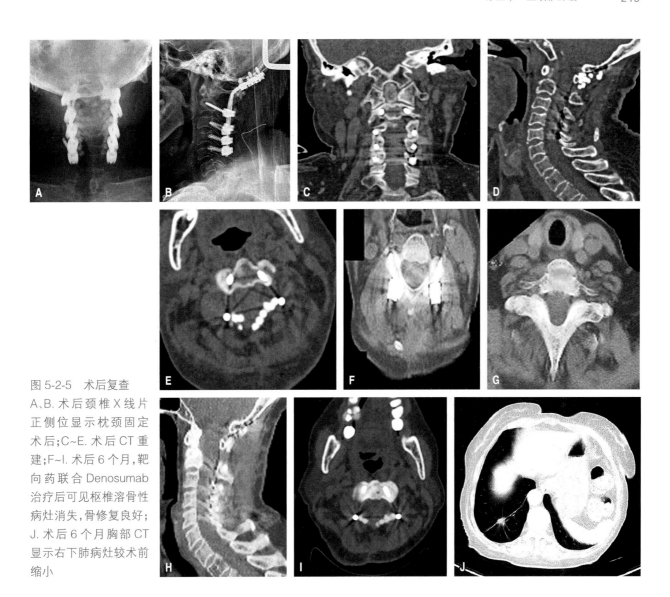

图 5-2-5　术后复查
A、B. 术后颈椎 X 线片正侧位显示枕颈固定术后；C~E. 术后 CT 重建；F~I. 术后 6 个月，靶向药联合 Denosumab 治疗后可见枢椎溶骨性病灶消失，骨修复良好；J. 术后 6 个月胸部 CT 显示右下肺病灶较术前缩小

（王贝宇　刘浩）

二、腺癌骨转移——后路手术

病例介绍

70 岁，男性患者，以"颈部疼痛伴活动受限 3 个月"主诉入院。3 个月前患者出现颈部疼痛，为钝痛，夜间痛为主，近来症状持续加重，伴颈部活动受限，以颈部左侧侧屈活动时疼痛最为明显，不伴有四肢无力麻木、行走不稳、踩棉花感等神经功能障碍。

X 线片显示颈椎轻度左侧偏，枢椎椎体呈溶骨性破坏，寰枢椎矢状位序列无明显异常（图 5-2-6 A、B）。CT 三维重建显示枢椎左侧侧块呈溶骨性骨质破坏，伴有侧块的病理性骨折塌陷，齿突与双侧寰椎侧块间距不对称（图 5-2-6C~E）。颈部

MRI 显示枢椎椎体左侧信号异常（图 5-2-6F、G）。PET/CT 显示左侧咽旁间隙软组织影，寰枢椎椎体、颈 4 椎体、腰 1 椎体、肋骨及颈部淋巴结糖代谢增高，SUV 值 11.54，考虑左侧咽旁肿瘤伴多发骨转移及淋巴结转移（图 5-2-6H、I）。

治疗原理

枢椎转移癌伴病理性骨折塌陷，疼痛剧烈，且病灶性质不明，有手术治疗指针，手术治疗的目的在于稳定脊柱，提高生活质量，同时取得病理学诊断依据，为后续的综合治疗提供参考。手术治疗具有姑息手术性质，手术方式选择后路颈 1~颈 3 椎内固定术。

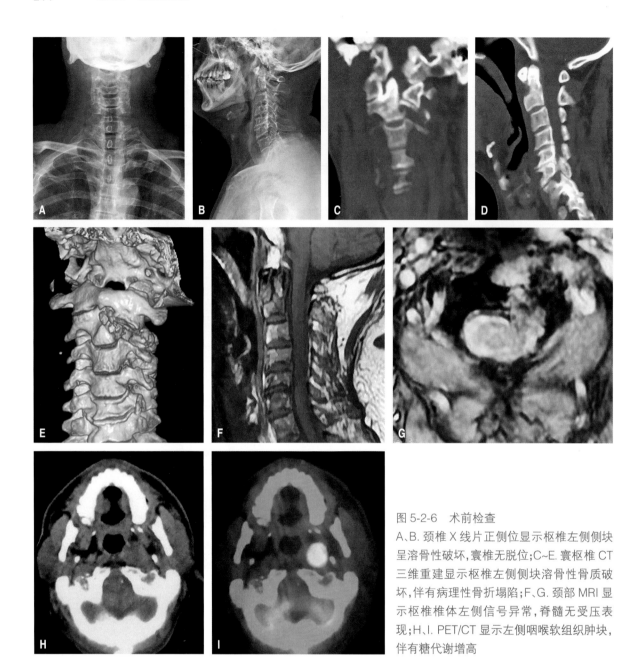

图 5-2-6　术前检查

A、B. 颈椎 X 线片正侧位显示枢椎左侧侧块呈溶骨性破坏,寰椎无脱位;C~E. 寰枢椎 CT 三维重建显示枢椎左侧侧块溶骨性骨质破坏,伴有病理性骨折塌陷;F、G. 颈部 MRI 显示枢椎椎体左侧信号异常,脊髓无受压表现;H、I. PET/CT 显示左侧咽喉软组织肿块,伴有糖代谢增高

手术治疗

后路手术,患者取俯卧位,用 Mayfield 头架固定头部,取寰枢椎后正中入路,显露寰椎至颈 4 椎后方附件,于颈 1 侧块及颈 2、颈 3 椎弓根植入适当长度的螺钉,然后经左侧颈 2 关节突间部显露颈 2 左侧侧块,用小号刮匙取活检;通过在颈 1~颈 3 左侧椎弓根之间进行适度撑开,尽可能恢复枢椎左侧侧块的高度,完成颈 1~颈 3 固定,最后使用高速磨钻将寰椎后弓及颈 2~颈 3 椎板去皮质,选择同种异体骨颗粒植入其间,完成后方植

骨。术后复查 CT 三维重建显示枢椎左侧侧块高度部分恢复,颈椎序列良好(图 5-2-7)。术后病理结果提示为转移性腺癌,转入头颈部肿瘤科进行下一步的治疗。

学习要点

枢椎转移癌的治疗主要以放、化疗等综合治疗为主。手术治疗的指征在于脊柱失稳或有神经脊髓的压迫,手术目的是提高生活质量,具有姑息性质。

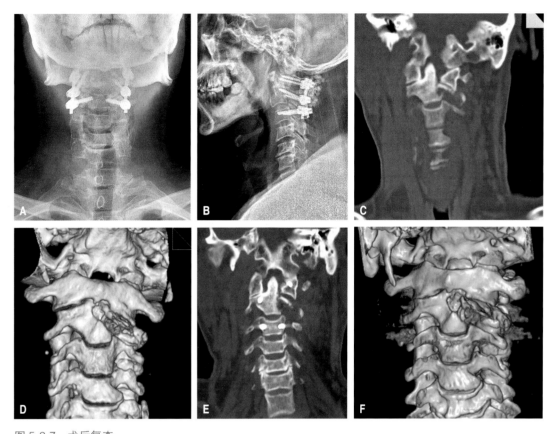

图 5-2-7　术后复查

A、B. 术后颈椎 X 线片正侧位；C、D. 术前冠状位 CT 及三维重建；E、F. 术后冠状位 CT 及三维重建显示枢椎左侧侧块塌陷部分纠正

（王贝宇　刘　浩）

第三节
其他肿瘤

一、骨软骨瘤

病例介绍

22 岁男性患者，以"颈痛 1 年，右侧肢体无力半年余"主诉入院。患者 1 年前开始有间断颈痛，逐渐加重，半年前出现手部精细动作困难、持物不稳，伴右下肢无力、双下肢麻木、大小便困难等症状。患者四肢肌张力明显升高，右侧上下肢肌力 4/5 级，左侧肢体肌力正常，四肢腱反射亢进，Hoffmann 征及 Babinski 征阳性。膝关节 X 线片显示膝关节周围股骨胫骨干骺端骨软骨瘤（图 5-3-1A、B）。颈椎 X 线片未见明显异常（图 5-3-1C、D）。CT 三维重建显示与枢椎后弓连接的大小为 2.1cm×1.8cm×1.7cm 的硬膜外骨性突出物，该肿物向椎管内突出，压迫脊髓神经（图 5-3-1E~H）。MRI 显示椎管内硬膜外占位病变，肿块与枢椎椎板相连，肿块边界清晰、信号均匀，呈 T_1、T_2 像高信号，肿块压迫寰枢椎水平脊髓及硬膜囊，脊髓变形（图 5-3-1I~L）。

治疗原理

骨软骨瘤是最常见的良性骨肿瘤，有 1%~4%

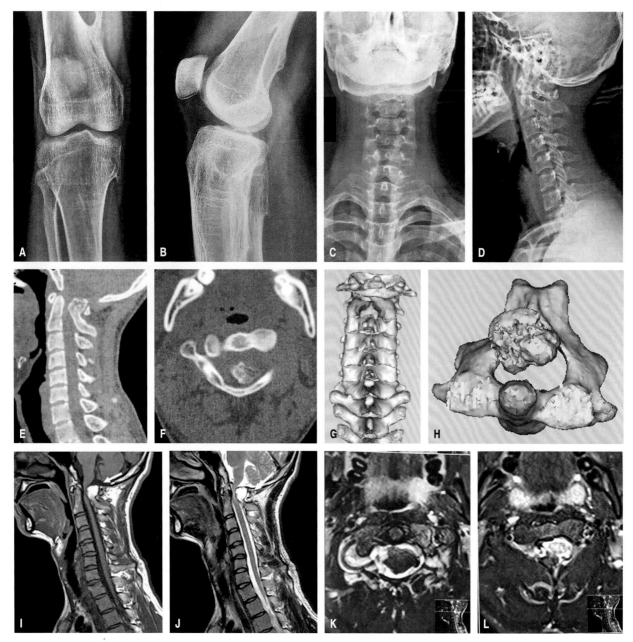

图 5-3-1　术前检查

A、B. 膝关节 X 线片正侧位；C、D. 颈椎 X 线片正侧位；E~H. 颈椎 CT 三维重建显示与枢椎后弓连接的大小为 2.1cm×1.8cm×1.7cm 的硬膜外骨性突出物；I~L. 颈椎 MRI 矢状位及横断位显示椎管内硬膜外占位病变，边界清晰、信号均匀，呈 T_1、T_2 像高信号，压迫寰枢椎水平脊髓及硬膜囊，脊髓变形

的骨软骨瘤发生在脊柱，其中 49% 发生在颈椎，而颈椎各节段中以枢椎的发生率最高。颈椎骨软骨瘤常伴有全身其他部位骨软骨瘤，如膝关节等。对于颈椎骨软骨瘤，大部分常不引起症状，因为肿瘤常生长于后弓上，仅少部分肿瘤向椎管内生长，压迫脊髓神经引起脊髓功能受损。极少数情况下，上颈椎骨软骨瘤可能压迫上颈段脊髓和延髓，出现高位截瘫，甚至影响呼吸及循环。

对于上颈椎骨软骨瘤，治疗主要以手术切除为主。由于该肿瘤主要发生在椎体后弓上，常运用后路全椎板或半椎板切除术切除与椎板相连的肿瘤。但该肿瘤部分切除常伴有较高的原位复发率，因此对于压迫脊髓的肿瘤，应当选择全部切除，同时需要注意术中保护脊髓功能，保护及重建脊柱稳定性等问题。

该病例中，肿瘤与枢椎椎板相连，向头端生

长,瘤体位于寰椎后弓腹侧,脊髓受压明显,采用单纯后路即可完成肿瘤的完整显露及切除,而在术中需谨慎将肿瘤与硬膜分离,做好神经监测,防止术中神经功能恶化。由于骨软骨瘤并未破坏原有骨质,因此在术中切除肿瘤时,可尽量保留原有枢椎后方椎弓结构,以便保护及重建上颈椎脊柱稳定性,由于在全切肿瘤过程中无法避免破坏寰枢椎后方的结构,因此肿瘤切除后仍需行后路内固定并融合处理。

手术治疗

此例手术在患者取俯卧位状态下完成。取寰枢椎后正中入路,完整显露寰枢椎后方结构,完整切除寰椎后弓后显露肿瘤,将肿瘤与硬膜小心分离后,在肿瘤与枢椎椎板连接处离断肿瘤基底部,整块切除取出肿瘤。考虑肿瘤切除后枢椎椎板仍完整,而寰椎后弓取下后缺少植骨床,无法行寰枢椎融合,将两侧离断切除的寰椎后弓复位并用椎弓钢板固定两侧,至此寰椎后弓重建完毕。行颈1~颈2椎弓根螺钉固定,使用高速磨钻将右侧寰椎后弓、枢椎椎板打磨毛糙,并取髂骨大块骨行寰枢椎后方植骨。术后1周复查X线片见内固定位置良好(图5-3-2)。术后嘱咐患者佩戴头颈胸支具至少3个月,直至骨性融合。

学习要点

脊柱骨软骨瘤是一种少见的脊柱原发性良性肿瘤,影像学上表现为与椎板相连的骨性占位病

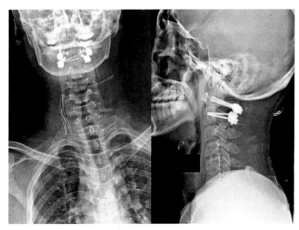

图 5-3-2　术后复查
行枢椎肿瘤切除寰枢椎融合内固定术后颈椎 X 线片正侧位

变,可向椎管内生长压迫脊髓神经。影像学上需与其他原发性肿瘤如动脉瘤样骨囊肿、骨巨细胞瘤相鉴别。

上颈椎骨软骨瘤大部分不引起症状。对于少数压迫脊髓引起神经症状者,由于累及颈椎位置较高,周围毗邻结构较复杂,导致手术难度及风险相对较高。手术切除上颈椎骨软骨瘤要面临的问题包括需要全部切除防止复发、脊髓功能及周围椎动脉的保护、脊柱稳定性的重建等。由于该肿瘤较少破坏正常骨质结构,可根据术中情况选择是否行脊柱稳定性重建及融合内固定等。

(廖晖　李锋)

二、齿突假瘤——后路手术

病例介绍

67 岁男性患者,以"颈部间断性疼痛 10 年,伴四肢麻木、无力 1 个月"主诉入院。X 线片显示颈椎发育性椎管狭窄,动力位无不稳(图 5-3-3 A~C)。CT 显示颈椎明显退变,齿突内囊性变,齿突后占位(图 5-3-3D)。MRI 显示上颈椎齿突后肿物,T_1 及 T_2 增强扫描均无明显强化,脊髓变性,下颈椎椎管狭窄,脊髓变性(图 5-3-3E、F)。

治疗原理

本例患者脊髓损害症状及体征均明显,因此手术指征明确。下颈椎发育性椎管狭窄,颈脊髓变性,行后路单开门椎管扩大成形术可以解除下颈椎脊髓压迫。

齿突后方肿物在 MRI 及增强 MRI 均显示为低信号,考虑为良性病变;CT 提示上颈椎明显退变,齿突囊性变。因此,该肿物为齿突后方假瘤可能性大,其发病的原因是局部的应力增大引起的反应性增生。

寰枢关节固定后齿突后假瘤可自行消失,但如果不切除假瘤,缺点也是明显的:假瘤自愈需要时间,持续的静态压迫影响脊髓功能的恢复,且存在漏诊肿瘤的风险。因此,对于良性病变,一期后路切除内固定术既能切除假瘤,也能将寰枢关节不稳定的潜在病因解除。

后路切除齿突后方的假瘤需要将寰椎后弓切

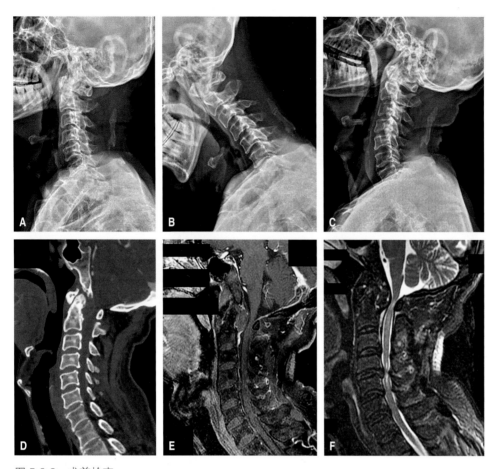

图 5-3-3　术前检查

A~C. X 线片显示颈椎发育性椎管狭窄,动力位无不稳;D. CT 显示颈椎明显退变,齿突内囊性变,齿突后占位;E、F. MRI 显示上颈椎齿突后肿物,T_1 及 T_2 增强扫描无强化,下颈椎椎管狭窄,脊髓变性

除,寰枢后弓间的植骨床受到破坏,因此寰椎后弓及枢椎椎板无法完成植骨。可以将侧块关节打磨植入自体颗粒骨,也能达到满意的融合。

手术治疗

取颅底-颈 1~颈 7 后正中切口长约 16cm,依次切开皮肤、皮下组织、深筋膜,骨膜下剥离两侧椎旁肌至椎板,充分暴露棘突及椎板,以颈 3~颈 7 左侧为门轴,右侧开门,分别于颈 3、颈 5、颈 7 左侧棘突与侧块之间安装 Z 形钢板及螺钉固定牢靠。切除寰椎后弓中部约 3.5cm,结扎左侧颈 2 神经根,刮匙探入硬膜前方,反向刮匙,刮匙交替应用,从齿突后方刮除大量韧带样软组织,该组织与硬膜分界不清,彻底刮除后探查见硬膜

腹侧压迫解除(图 5-3-4)。向颈 2 两侧植入 2 枚椎弓根螺钉,颈 1 植入侧块螺钉,安装连接棒固定。刮匙刮除侧块关节软骨面,修剪去除的部分棘突成骨颗粒,植骨于侧块关节间。术后复查(图 5-3-5)。

学习要点

寰枢关节不稳或退变,应力增加可导致齿突后方假性肿瘤。

稳定寰枢关节后,假性肿瘤可自愈;明显压迫脊髓的假性肿瘤,后路一期切除内固定术可解除脊髓压迫,避免漏诊。

骨结构重建可采用寰枢固定、侧块植骨融合,能保留寰枕关节活动。

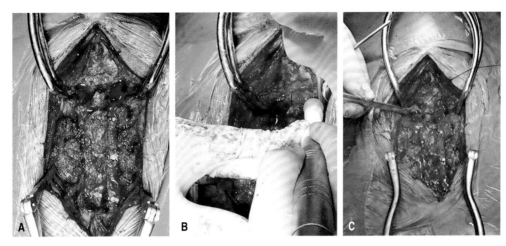

图 5-3-4　术中情况
A. 以颈 3~颈 7 左侧为门轴,右侧开门,安装 Z 形钢板及螺钉固定牢靠;B. 切除寰椎后弓;C. 从齿突后方刮除大量韧带样软组织

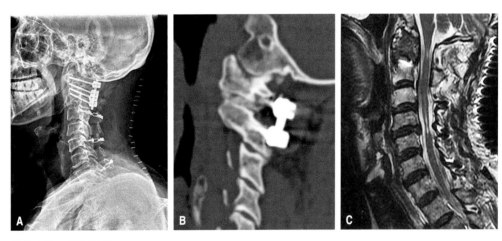

图 5-3-5　术后复查
A. X 线片显示寰枢关节固定,颈 3~颈 7 单开门;B. CT 显示侧块关节植骨;C. MRI 显示脊髓压迫完全解除

（高　坤　高延征）

三、肠源性肿瘤——后路

病例介绍

48 岁女性患者,以"左上肢抽痛伴行走不稳 2 个月"主诉入院。2 个月前,患者无明显诱因出现右上肢放射样抽痛,并伴有行走不稳等症状,遂就诊于当地医院。颈椎 X 线片正侧位显示骨性结构未见明显异常;过屈过伸侧位显示稳定性良好(图 5-3-6A~D)。经一步行颈椎 MRI 检查,可见颈 2 椎体后方椎管内占位(图 5-3-6E、F)。当地医院考虑"颈椎椎管内肿瘤"可能,转入我院。查看外院 MRI

T_1WI 显示颈 2 椎体后方椎管内占位为等低信号(相对脊髓);T_2WI 可见明显高信号,因此考虑囊肿可能(图 5-3-6E、F)。进一步入我院行增强 MRI 示:占位性病变无强化,进一步考虑囊肿的可能(图 5-3-6G)。

治疗原理

上颈椎椎管内占位性病变涉及病变切除和重建等问题。针对本例患者,年龄较轻,对颈部活动度要求相对较高,病变主要位于颈 2 椎体后方椎管内,可能切除颈 2 椎板即可完全暴露病变,并摘除病变,因此考虑超声骨刀切除颈 2 椎板,摘除病

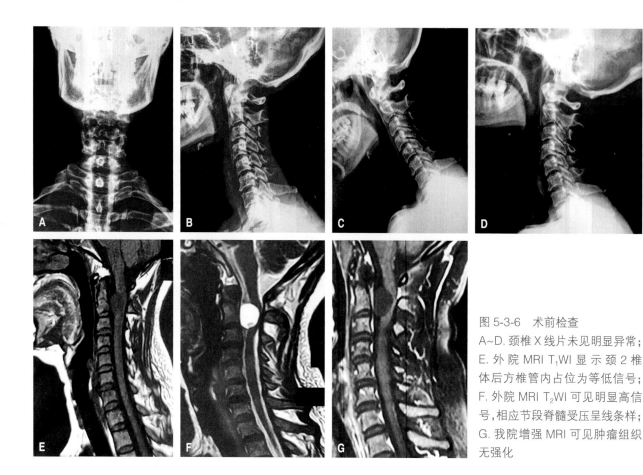

图 5-3-6   术前检查

A~D. 颈椎 X 线片未见明显异常;
E. 外 院 MRI T_1WI 显 示 颈 2 椎体后方椎管内占位为等低信号;
F. 外院 MRI T_2WI 可见明显高信号,相应节段脊髓受压呈线条样;
G. 我院增强 MRI 可见肿瘤组织无强化

变后,采用回植固定颈 2 椎板。该方案,一方面避免了应用钉棒等系统后需要融合寰枢椎,部分丧失颈椎活动度的影响;另一方面,可以减少行椎弓根螺钉系统时植钉损伤椎动脉等可能。但同时,因为颈 2 棘突为颈部多块小肌肉附着部位,需要重建肌肉韧带,避免"鹅颈"畸形等情况的发生。

手术治疗

此例手术患者取俯卧位,头架固定,以颈 2 棘突为中点,取后正中切口。切开皮肤,皮下及深筋膜,触及寰椎后结节,沿骨面向两侧剥离,并显露枢椎椎板等结构。打开寰枕膜后,将双侧侧静脉窦小心向外稍剥离,即可见椎管外缘;神经剥离子探查到枢椎椎管内壁,于椎板标记内壁,超声骨刀切除枢椎椎板,即可见硬膜组织,尖刀于正中切开硬膜,可见囊性病变组织,切开该囊性组织,可见清亮液体流出,囊肿变瘪,切除囊壁组织,严密缝合硬膜,并将所切除枢椎椎板回植入原位置,微型小钛板固定(图 5-3-7)并于枢椎棘突用电钻打孔,将于其上剥离肌肉缝回原位。术后复查 CT 见

椎板回植部位及内固定物位置满意(图 5-3-8A);MRI 可见囊肿消失,脊髓无受压(图 5-3-8B)。术后病理回报:肠源性囊肿。

学习要点

内肠源性囊肿(spinal intradural extramedullary neurenteric cyst)又称神经管和原肠囊肿,是胚胎发育时由来源于前肠的胚胎残余组织异位,在椎管内破坏中胚层的产生而导致的先天性疾病。临床上比较少见。据 Fortund 报道,内肠源性囊肿占脊髓囊肿性疾病的 12%。

首发症状多为囊肿所在部位的脊神经根性疼痛,后很快地出现脊髓压迫症;MRI 表现为圆形或类圆形,边界清晰,脊髓局部受压变扁,较脑脊液等或稍断的 T_1 信号和等长或稍长 T_2 信号。增强 MRI 往往无明显强化。对囊肿手术切除是本病唯一有效的治疗方法,因此,一旦确诊后,应及时手术。术式宜用显微外科技术,仔细分离粘连,并保护好脊神经和脊髓。彻底摘除后很少复发,多数能完全治愈,预后良好。

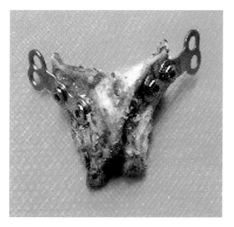

图 5-3-7　术中情况
微型小钛板固定枢椎椎板回植

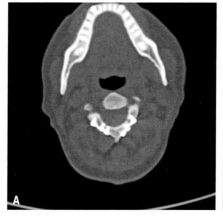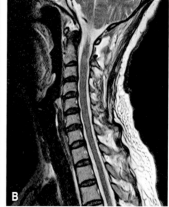

图 5-3-8　术后复查
A. 术后复查 CT 见椎板回植部位及内固定物位置满意；B. 术后复查 MRI 可
见囊肿消失，脊髓无受压

（杨宝辉　李浩鹏）

参 考 文 献

[1] TSUI W,FUNG K,CHAN P,et al. Cervical spine tenosynovial giant cell tumor involving the atlantoaxial joint in a pediatric patient with medulloblastoma [J]. Skeletal radiology. 2022;51（6）:1317-1324.

[2] GOEL A,DANDPAT S,SHAH A,et al. Atlantoaxial and Subaxial Cervical Spinal Instability in Two Cases with Neurofibromatosis-Type 1 [J]. Neurology India. 2021;69（6）:1763-1766.

[3] KOLZ J,WELLINGS E,HOUDEK M,et al. Surgical treatment of primary mobile spine chordoma [J]. Journal of surgical oncology. 2021;123（5）:1284-1291.

[4] PASSER J,ALVAREZ-BRECKENRIDGE C,RHINES L,et al. Surgical Management of Skull Base and Spine Chordomas [J]. Current treatment options in oncology. 2021;22（5）:40.

[5] SINGH A,SHEIKH A,PANDEY T,et al. Congenital Mobile Atlantoaxial Dislocation with Cervicomedullary Astrocytoma in Pediatric Patient [J]. Neurology India. 2021;69（1）:194-197.

[6] DING C,GUO Y,WU T,et al. Atlantoaxial Dislocation Associated with Type 1 Neurofibromatosis: Case Report and Review of the Literature [J]. World neurosurgery. 2020;143:261-267.

[7] GONG F,CHEN Y,YU N,et al. A ventral midline primary schwannoma of the cervical spinal cord: A case report [J]. Medicine. 2020;99（40）:e21433.

[8] TANIOKA S,KURAISHI K,MIZUNO M,et al. Dysphagia following C1 laminectomy and posterior atlantoaxial fixation for retro-odontoid pseudotumor: a case report [J]. British journal of neurosurgery. 2020;34（5）:508-511.

[9] ALSHAFAI N,GUNNESS V. The High Cervical Anterolateral Retropharyngeal Approach [J]. Acta neurochirurgica. Supplement. 2019;125:147-149.

[10] DELAVARI N,GEH N,HERVEY-JUMPER S,et al. Transnasal and Transoral Approaches to Atlantoaxial Synovial Cysts: Report of 3 Cases and Review of the Literature [J]. World neurosurgery. 2019;132:258-264.

[11] HEINRICH C,GOSPODAREV V,KHERADPOUR A,et al. Benign Giant Cell Lesion of C1 Lateral Mass: A Case Report and Literature Review [J]. Brain sciences. 2019;9（5）:105.

[12] NICHOLAS P 3RD,GARRAHY I. A case of multisystem Langerhans cell histiocytosis presenting as central diabetes insipidus [J]. Journal of community hospital internal medicine perspectives. 2019;9（6）:515-517.

[13] ZHOU J,LU Y,LU F. Combined transoral and endoscopic approach for cervical spine tumor resection [J]. Medicine. 2019;98（22）:e15822.

[14] KADAM A,RATHOD A,DHAMANGAONKAR A. Giant cell tumor with pathological fracture of C2 with C1-C2 instability: A rare case with review of literature [J]. Journal of craniovertebral junction & spine. 2018;9（3）:205-208.

[15] WEI F,LIU Z,LIU X,et al. An Approach to Primary Tumors of the Upper Cervical Spine With Spondylectomy Using a Combined Approach: Our Experience With 19 Cases [J]. Spine. 2018;43（2）:81-88.

第六章

上颈椎翻修

随着社会经济发展、人口老龄化,以及近年来上颈椎手术的相对普及,上颈椎疾病手术率较前增高。但是由于多种因素的影响,部分患者术后出现并发症或再次出现脊髓压迫症状,导致上颈椎术后翻修率也逐年递增。

上颈椎翻修手术的最终目的是解除脊髓压迫,恢复颈椎解剖结构,以及重建脊柱的稳定性。通常来说,二次翻修手术的复杂性及难度均较初次手术大大增加,上颈椎翻修手术则是难上加难。通常上颈椎内固定翻修的主要原因如下:①初次手术减压不彻底。早期由于手术器械、技术条件及临床医生经验等原因,导致术中减压不彻底,术后神经根和脊髓仍有压迫,后期由于瘢痕组织增生、后纵韧带肥厚及椎体后缘骨赘增生等,可能会对脊髓和神经根产生新的压迫。②内固定装置松动、断裂、感染等。颈椎翻修的目的是去除脊髓压迫,缓解症状,矫正颈椎后凸畸形,恢复及稳定颈椎序列。③术后假关节形成导致脊柱不稳定。④内固定的使用或选择不当导致患者出现新的临床症状。⑤远期邻近节段退变等。对于脊柱外科医生来说,出现首次减压不彻底、脊髓和神经根致压物依旧存在、经正规保守治疗一段时间无效等情况时可考虑再次手术。

第一节

前路翻修手术

一、寰枢椎脱位术后——前路齿突及部分枢椎体切除翻修

病例介绍

60 岁男性患者,以"双下肢乏力伴抽搐 16 年,加重 1 年"主诉入院。患者 16 年前行走时出现双下肢乏力伴抽搐,抽搐可以自行缓解,在外院行颈椎手术(具体不详),术后效果不佳;于 10 年前外院行"寰椎后弓切除 + 枕颈融合术",术后症状缓解,半年后症状加重;5 年前开始出现大小便急促,控制困难;2 年前因颈椎内固定处疼痛行内固定拆除术。近 1 年来,症状明显加重,四肢抽搐更频繁,不能完全负重,双上肢无力,使用筷子不灵活,大小便控制困难。X 线片侧位(图 6-1-1)显示颈椎术后改变,枕骨与颈 2 后方棘突、椎板形成骨连结;动力位(图 6-1-1B、C)显示寰椎前弓后缘与枢椎椎体前缘之间的距离无明显变化,后方骨连结未见明显活动度。寰枢椎 CT 三维重建(图 6-1-2)显示颈椎术后改变,枢椎齿突陈旧性骨折,枕颈后方可见长节段骨连结,寰枢椎双侧侧块关节在脱位状态下骨性融合。MRI(图 6-1-3)显示枢椎齿

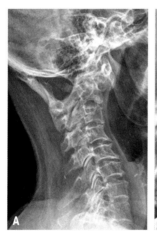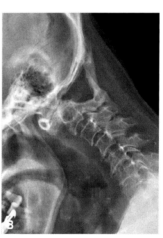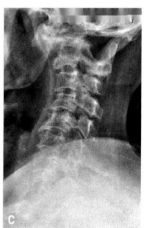

图 6-1-1 颈椎 X 线片
A、B、C. 颈椎术后改变,枕骨与颈 2 后方棘突、椎板形成骨连结;B、C. 动力位寰椎前弓后缘与枢椎椎体前缘之间的距离无明显变化,后方骨连结未见明显活动度

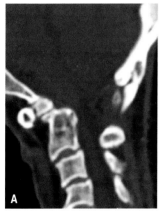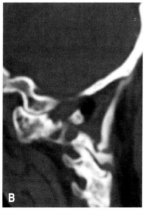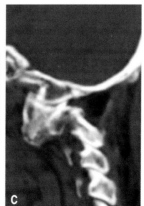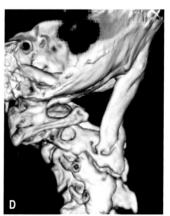

图 6-1-2 寰枢椎 CT 三维重建
A、D. 枢椎齿突陈旧性骨折,枕颈后方可见长节段骨连结;B、C. 寰枢椎双侧侧块关节在脱位状态下骨性融合

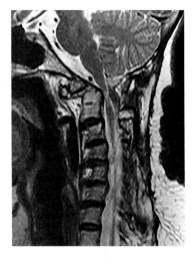

图 6-1-3　正中矢状位 MRI
枢椎齿突陈旧性骨折,寰枢椎脱位,寰枢节段脊髓空间减小,脊髓受压明显,髓内有高信号改变

突陈旧性骨折,寰枢椎脱位,寰枢节段脊髓空间减小,脊髓受压明显,T_2WI 相髓内有高信号改变。

治疗原理

该患者为伴陈旧性齿突骨折的寰枢椎脱位,于外院已行多次手术,虽已行寰椎后弓切除术,但陈旧性齿突骨折伴寰枢椎脱位仍存在,术后枢椎椎体后上方仍对脊髓存在压迫,导致患者出现相应的神经损伤症状。术前 X 线及 CT 检查提示枕骨与枢椎后方棘突、椎板等结构已形成牢固骨性融合,而寰枢椎双侧侧块均已自发融合,提示枕骨、寰椎与枢椎三者已形成稳定结构。

针对上述原因,手术翻修的主要目的为解除脊髓压迫,因此选择前路经口齿突及部分枢椎体切除进行翻修,减压后无须内固定。

手术治疗

此例手术在患者先取仰卧位颅骨牵引状态下进行。常规消毒口腔后 Codman 撑开器牵开口腔,显露咽后壁,拉钩上提悬雍垂;小圆刀取咽后正中切口约 5cm,纵向切开咽后壁黏膜,剥离显露寰椎前弓及枢椎椎体,见寰椎向前方脱位,枢椎体部向后上倾斜,右侧寰枢椎侧块已经融合,左侧寰枢椎侧块有微动,椎板咬骨钳咬除寰椎部分前弓,并将切下的骨质制备成颗粒骨植骨,磨钻切除齿突的下半部分,显露出压迫脊髓的齿突下方枢椎体部后,在椎体中央部分开槽,减压至硬脊膜。术中见齿突骨质切除彻底,可见枢椎后方硬膜搏动良好,将左侧侧块关节面打磨粗糙,形成植骨床,植入颗粒骨,常规分层缝合咽后壁。术后可见枢椎齿突及部分枢椎体切除术后改变(图 6-1-4A、B),椎管空间恢复,脊髓减压充分(图 6-1-4C)。

学习要点

对于已行植骨融合手术治疗的寰枢椎脱位患者,应准确判断前面术式是否已形成可靠骨性融合;此外,应判断患者神经损伤症状是否仍存在脊髓压迫,并应准确分析压迫因素来源,从而选择最准确的直接减压方式。

该患者前面手术已形成可靠骨性融合,属于稳定状态,且压迫主要来源于前方,因此进行单纯齿突及部分枢椎体切除方式进行翻修即可获得满意的临床效果。

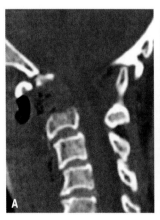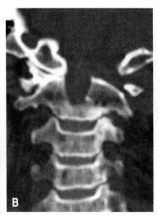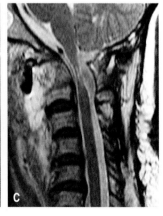

图 6-1-4　齿突切除术后
A、B. CT 可见枢椎齿突及枢椎体中央部分切除,椎管空间恢复;C. 术后 MRI 可见脊髓减压充分

（莫少东　艾福志）

二、颅底凹陷症——前路翻修手术

病例介绍

49岁男性患者,以"左上肢乏力、麻木5年,后颅凹减压术后5个月,全身无力3个月"主诉入院。5年前无明显诱因出现左上肢乏力、麻木,无肿痛,未予重视。5个月前就诊于外院神经外科,行头颅MRI显示"寰枕融合、颅底凹陷、小脑扁桃体下缘变尖,颈2椎体下缘脊髓内异常信号缘,考虑缺血灶",予以行"后颅凹减压术"治疗,术后症状无明显改善;3个月前上述症状逐渐加重,并发展至全身麻木、乏力。遂就诊于我院,门诊以"颅底凹陷症"收住院。查体:脊柱四肢无畸形,颈椎活动度可。颈枕处可见手术切口瘢痕,甲级愈合。双上肢肌张力正常,双下肢肌张力降低,四肢各肌群肌力约4级;双侧膝反射亢进,余深反射正常;双侧Hoffmann征、Babinski征阴性。颈椎X线片侧位(图6-1-5A)显示寰齿关节间隙明显增大,寰椎后弓缺

如;过屈过伸侧位(图6-1-5B、C)未见寰齿关节间隙变化。术前CT检查显示寰齿间隙达到8.08mm(图6-1-5D);寰枕融合畸形,齿突向上进入枕骨大孔中,枕骨后方及寰椎后弓缺如(图6-1-5E)。3D打印模型可见枕骨后方及寰椎后弓缺如(图6-1-5F)。

治疗原理

患者为颅底凹陷症,动力位显示寰枢椎之间脱位,两者之间脱位为不可复位性脱位。第一次手术采取了扩大枕骨大孔及切除寰椎后弓的减压术,但未改变寰枢椎之间的脱位状态,延脊髓腹侧仍然受压,因此术后再次出现神经症状。要彻底减压,需要通过松解后恢复寰枢椎之间的关系解除延脊髓腹侧压迫,再行寰枢椎之间的固定。但因枕骨大孔及寰椎后弓均已切除,行后路固定存在困难。而前路固定所需要的内固定器械较少,因此笔者设计了前路钢板固定寰枢椎,在松解复位后行相关固定融合。

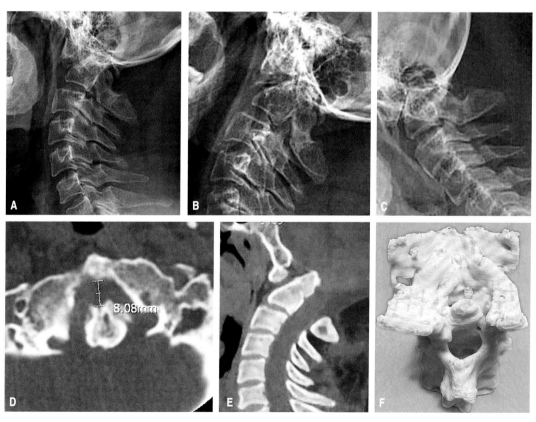

图6-1-5　术前影像资料

A. 颈椎X线片侧位显示寰齿关节间隙明显增大,寰椎后弓缺如;B、C. 颈椎X线片过屈过伸侧位未见寰齿关节间隙变化;D. 轴位CT显示寰齿关节间隙明显增大,寰椎后弓缺如;E. 矢状位CT重建显示齿突向上进入枕骨大孔中,枕骨后方及寰椎后弓缺如;F. 3D打印模型显示枕骨后方及寰椎后弓缺如

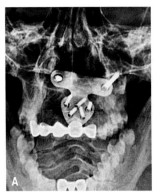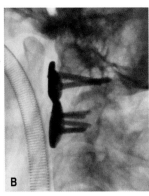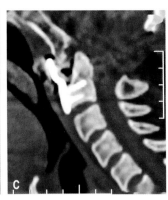

图 6-1-6　前路 3D 打印寰枢椎固定钢板术后
A. 术后 X 线片正位；B、C. 术后 X 线片侧位及 CT 显示齿突向下方移动，大部分复位

手术治疗

本例手术患者在全麻仰卧位状态下完成。头颈保持中立位，轻度后伸，颅骨牵引 9kg，牵引后寰枢椎之间未见明显复位。Codman 开口器开口后，纵向切开咽后壁黏膜、肌肉，向双侧牵拉。切断前纵韧带及颈长肌，将寰椎前结节及前弓显露，刮匙处理寰椎前弓及枢椎之间的挛缩瘢痕组织，处理寰枢椎侧块关节。充分松解后选取 3D 打印寰枢椎前路钢板固定。在寰枢椎之间及侧块关节之间植骨，固定融合。术后复查颈椎 X 线（图 6-1-6A、B）及 CT（图 6-1-6C）显示内固定装置位置良好，寰枢椎之间固定融合良好。

学习要点

颅底凹陷症是寰枢椎畸形的一种，经第一次手术治疗后症状缓解，但很快出现症状加重的情况。其原因是寰枢椎之间的解剖关系未恢复，且两者之间的稳定结构遭到部分恢复。再次出现症状后应首先明确影响复位的因素，采取何种固定方案。因后路枕骨及寰椎后弓已切除，难以在后路行固定手术，因此手术选择将固定物放置在寰枢椎腹侧，完成固定融合。

本病例所用的钢板为根据寰枢椎解剖形态设计的寰枢椎固定钢板。其根据寰枢椎之间的解剖形态设计，分别固定在寰椎与枢椎上，所有螺钉采取锁定螺钉设计，增加了螺钉把持力及固定效果。且手术一次性完成，无须翻身再行后路固定。

翻修手术应该明确前期手术导致效果不佳的原因，再根据寰枢椎的剩余骨质结构条件及血管状态，明确是否能够行相关手术治疗。

（臧全金　曹凯　李浩鹏　贺西京）

三、寰枢椎脱位外院枕颈术后内固定松动——前路 TARP 手术翻修

病例介绍

30 岁男性患者，以"右侧肢体乏力 2 年余，外院术后 1 个月"主诉入院。2 年前无明显诱因出现右侧肢体乏力，右手精细活动灵活性下降，右下肢较左下肢欠灵活，右踝背伸活动受限，伴脚踩棉花感。无胸带束缚感，无躯干麻木等。1 个月前就诊于当地医院，诊断为"寰枢椎脱位"，后行"后路枕颈植骨融合内固定术"。术后上述症状未见明显好转，并出现右下肢针刺感，主要分布于大腿、小腿、足背及足底。X 线片侧位（图 6-1-7A）显示颈椎术后改变，颈 2~3 螺钉在位，枕骨板松脱，枕骨螺钉位于枕骨骨质后方；椎椎齿突游离小骨，寰枢椎脱位，寰椎前结节与枢椎椎体间隙增大。X 线片动力位（图 6-1-7B、C）显示寰枢椎之间活动度很小，寰椎前弓后缘与枢椎椎体前缘之间的距离无明显变化。CT 三维重建显示颈椎术后改变，枕骨螺钉松动，齿突游离小骨，齿突基底部与枢椎椎体分离，且齿突基底部与枢椎椎体上方均圆钝、硬化，寰枢椎脱位（图 6-1-8A）；寰枢椎双侧侧块关节间隙模糊，有部分增生的骨痂（图 6-1-8B、C）。MRI（图 6-1-9）显示齿突小骨与枢椎椎体分离，枢椎椎体与寰椎前弓间距离增大并向后上方移位压迫脊髓，对应节段脊髓信号异常。

图 6-1-7 颈椎侧位及过屈过伸位 X 线片
A、B、C. 颈椎术后改变,颈 2~3 螺钉在位,枕骨板松脱,枕骨螺钉位于枕骨骨质后方;枢椎齿突陈旧性骨折,寰枢椎脱位,寰椎前弓后缘与枢椎椎体间隙增大;B、C. 动力位显示寰枢椎之间活动度很小,寰椎前弓后缘与枢椎椎体前缘之间的距离无明显变化

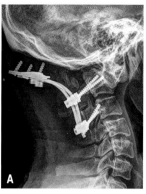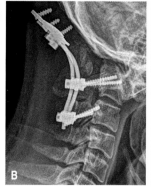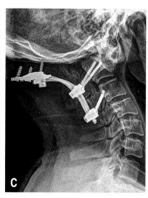

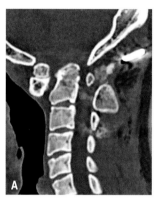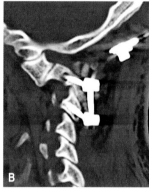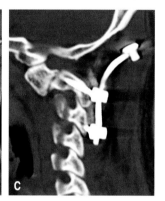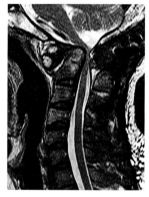

图 6-1-8 寰枢椎 CT 三维重建
A. 颈椎术后改变,枕骨螺钉松动,齿突游离小骨,齿突基底部与枢椎椎体分离,且齿突基底部与枢椎椎体上方均圆钝、硬化,寰枢椎脱位;B、C. 寰枢椎双侧侧块关节间隙模糊,有部分增生的骨痂,寰枢脱位明显

图 6-1-9 正中矢状位 MRI
齿突小骨与枢椎椎体分离,枢椎椎体与寰椎前弓间距离增大并向后上方移位压迫脊髓,对应节段脊髓信号异常

治疗原理

该患者为齿突游离小骨引起的寰枢椎脱位,齿突与枢椎椎体因解剖连续性破坏,寰枢椎稳定性下降,发生脱位。脱位状态下相应节段脊髓受压,长期反复不稳刺激脊髓发生脊髓变性,出现神经症状。

该患者首次手术是进行了后路枕颈固定手术,但第一次的外院手术后并未获得满意复位(并无术后即刻片子,不能完全断定未满意复位),故患者术后相关症状并未缓解。内固定松脱的原因考虑如下:①松解不够。该患者为难复性寰枢椎脱位,未进行彻底松解的情况下单纯依靠内固定器械无法获得理想复位是必然的结果,勉强依靠器械获得小部分复位后,内固定承受的应力非常大;②固定不牢。CT 显示患者颅骨内板皮质连续,考虑第一次手术时枕骨螺钉并未突破内板皮质,

非双皮质螺钉,把持力不够坚强;③植骨材料选择不合理。影像学及术中确定患者使用的植骨材料为异体骨,单独使用异体骨材料进行上颈椎后路手术的植骨已经被临床上大量病例证实,发生不融合的概率明显增高,故不融合也是导致内固定松脱的原因之一。因术后 1 个月短期内即发生脱位,前两个原因应该是该患者出现相关症状并未缓解的主要因素。

针对上述原因,手术翻修原则为彻底松解、理想复位、坚强内固定及自体骨植骨。考虑患者寰枢椎双侧侧块关节前方均存在骨痂和瘢痕,松解需要从前方进行会更彻底,故手术翻修选择先拆除后方内固定,再一期翻身前路松解 TARP 钢板复位植骨融合内固定。

手术治疗

此例手术患者先取俯卧位并在颅骨牵引状态

下进行。取寰枢椎后正中入路，常规显露分离至枕骨隆凸、寰椎和枢椎，将原内固定物拆除，后方植骨予以保留，常规缝合后路伤口。随后患者取仰卧位，颅骨牵引，常规消毒口腔后 Codman 撑开器牵开口腔，显露咽后壁，拉钩上提悬雍垂；小圆刀取咽后正中切口约 6cm，纵向切开咽后壁黏膜，单极剥离显露寰椎前弓及枢椎椎体、双侧侧块关节，高速磨钻及小枪钳切除寰椎前弓下半，宽度约 1.5cm，探钩探查可见寰枢关节间隙瘢痕组织增生，关节间隙狭窄，齿突与脱位上移的枢椎体间充满增生的瘢痕。彻底清除寰枢前部的瘢痕、骨痂，并清除齿突小骨与枢椎体间的瘢痕，行侧块关节撑开撬拨后，仍复位困难。遂继续切除部分枢椎体部直至硬脊膜，并用超薄 2mm 的 Kerrison 枪

式咬骨钳逐渐咬除寰枢椎两侧侧块关节的后关节囊，行寰枢关节的 360° 松解。彻底松解后，撬拨寰枢侧块关节明显松动，预判可复。铰刀和刮匙去除寰枢侧块关节面软骨，磨钻打磨植骨面。寰椎侧块螺钉钉道内拧入 2 枚自攻皮质骨螺钉，将钢板与寰椎固定，在枢椎椎体拧入 1 枚临时复位螺钉，使用寰枢椎复位器联合 TARP 钢板完成寰枢椎的最终复位。透视下观察复位满意后，在枢椎体 TARP 钢板最远端孔，拧入 2 枚锁定皮质骨螺钉固定。去除复位器后，双侧植入枢椎逆向关节突螺钉 2 枚。取自体髂骨骨粒植入双侧侧块关节及寰枢前方骨面（图 6-1-10）。术后可见脊髓减压充分，3 个月后 CT 可见牢固骨性融合（图 6-1-11）。

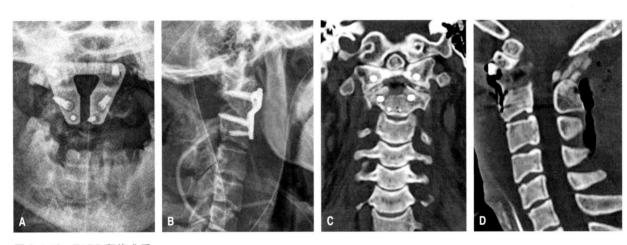

图 6-1-10　TARP 翻修术后
A、B. 术后 X 线片显示寰椎前弓与枢椎椎体间对应关系恢复，寰枢椎复位理想；C、D. 术后 CT 显示螺钉位置满意，侧块关节间隙内植骨充分，椎管空间恢复

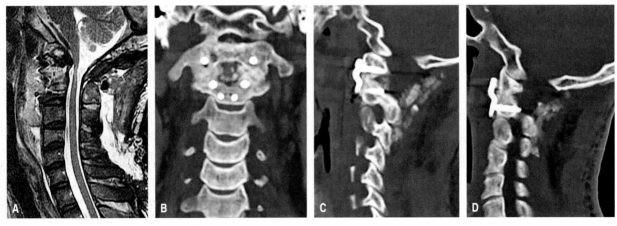

图 6-1-11　术后 MRI 及术后 3 个月寰枢椎 CT
A. MRI 可见脊髓减压充分；B、C、D. 3 个月后 CT 可见牢固骨性融合

学习要点

寰枢椎脱位进行手术治疗时应根据脱位情况及脊髓受压情况选择正确的手术方式。对于寰枢椎关节间无明显阻碍复位因素的可复性脱位，可选择后路手术；但对于难复性脱位，必须先进行彻底的寰枢关节松解，才能达到理想复位的效果。进行后路枕颈固定时，应注意正确选用枕骨螺钉，制备钉道时尽量突破内板皮质半个或一个螺纹，达到双皮质固定效果。注意突破内板后，小心不要突破硬膜，一旦硬膜破裂，选用骨蜡封堵并拧紧螺钉的方式，便不会发生脑脊液漏。

翻修手术更应注意术式选择的正确性。该患者侧块关节可见明显骨痂形成，单纯后路松解无法获得满意复位效果，因此应选择前路松解才能获得满意复位。选用 TARP 钢板进行固定可避免术中多次翻身，缩减手术时间，减少损伤。

（莫少东　艾福志）

四、寰枢椎脱位颈枕固定术后前路翻修手术——经口枢椎前移旋转截骨减压内固定术

病例介绍

56 岁女性患者，以"跌倒致四肢无力伴行走困难 4 个月，加重 1 个月"主诉入院。患者 20 年前因诊断为齿突不连伴寰枢关节脱位，于当地医院行后路枕颈固定植骨融合术治疗。术后患者恢复欠理想，未长期随访观察。4 个月前不慎跌倒致四肢无力加重伴行走困难，近 1 个月来症状加重，来我院就诊。查体：躯干及四肢皮肤浅感觉明显减退，左侧更为显著；左上肢、右上肢、左下肢、右下肢的肌力等级分别为 Ⅱ 级、Ⅲ 级、Ⅰ 级、Ⅲ 级；四肢肌张力增高，腱反射及膝反射亢进，髌阵挛（+），踝阵挛（+），双侧 Hoffmann 征（+），双侧 Babinski 征（+）。X 线片（图 6-1-12A、B）显示枕颈融合失败，寰枢椎脱位，后方颈 2~颈 4 骨性融合，并且钢丝进入椎管。CT（图 6-1-12C~F）显示后方的植骨融合范围为颈 2~颈 4，矢状位三维重建提示寰枢椎为脱位状态，钢丝横在颈 1 后弓前方，在后方压迫脊髓，同时脊髓前方受到枢椎椎体

后上方的压迫；颈 2~颈 4 椎体后方均有较多融合的骨性组织形成，而颈 1~颈 2 未融合。MRI（图 6-1-12G、H）显示后路固定用的钢丝在后方压迫脊髓，同时脊髓前方受到枢椎椎体后上方的压迫，导致脊髓严重受压伴信号改变。

治疗原理

该患者 20 年前已行后路钢丝固定植骨融合术，后方钢丝与前方枢椎椎体后上方之间的空间非常狭窄，分别从前方和后方压迫脊髓。首次术后的寰枢椎脱位没有复位，脊髓仍有压迫，而入院前跌倒所致的外伤加重了脊髓损伤，导致神经症状加重。

解除脊髓压迫是治疗该例患者的首要任务。CT 显示钢丝横向穿过脊髓后方并且紧压脊髓，任何操作试图移除后方钢丝及骨的复合体结构都可能造成钢丝移动，增加其对脊髓的压迫，导致脊髓损伤的可能。患者术后极易出现瘫痪进一步加重及脑脊液漏的风险。因此，此例患者选用前路手术相比后路手术更为合理。然而，前路齿突切除术对于该患者而言也存在较大的风险，一方面，手术过程可能导致已压迫的脊髓进一步损伤；另一方面，齿突的切除可能会引起脊髓损伤和脑脊液漏，甚至导致严重颅内感染和死亡。由此，我们设计了经口枢椎前移旋转截骨减压内固定术（axis slide and rotation osteotomy，ASRO）。这项新技术并没有通过直接切除齿突进行减压，而是通过对枢椎体进行腹侧方向的旋转和滑动，以恢复椎管空间的方式达到减压的目的。

手术治疗

此例手术患者取仰卧位，在颅骨牵引状态下完成。经口咽入路，暴露颈 1~颈 3 区域行手术操作。首先常规方式切除颈 2、3 椎间盘，然后使用高速磨钻磨平颈 1 前弓和颈 2 椎体前下方凸起部分，以及增生的骨赘，以利于接骨板的摆放和复位，使颈 2 和接骨板产生阶梯感。紧接着使用超声骨刀于颈 2 椎体两侧行截骨术，截骨轨迹上起寰枢椎侧块内 1/3~1/2 处，下至颈 2、3 钩突关节内侧，垂直截骨至突破后层骨皮质；同时切除颈 1 侧块内下方的一小部分骨质，使得有足够的空间利

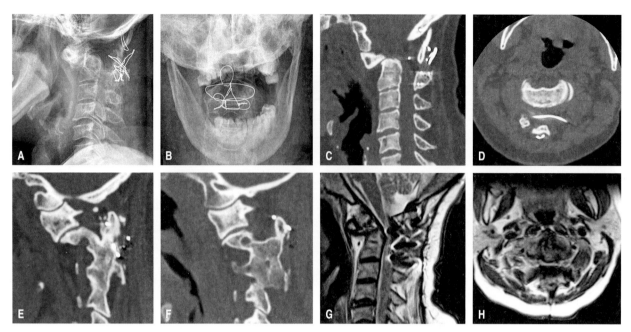

图 6-1-12　术前影像学表现

A、B. X 线片显示枕颈融合失败,寰枢椎脱位,且后路钢丝固定;C、D. CT 显示钢丝横在颈 1 后弓前方,在后方压迫脊髓,同时脊髓前方受到枢椎椎体后上方的压迫;E、F. CT 显示颈 2~颈 4 椎体后方均有较多融合的骨性组织形成,而颈 1~颈 2 未融合;G、H. MRI 显示后方钢丝与前方枢椎椎体后上方之间空间狭窄

于截骨后的枢椎椎体向腹侧进行移动。使用神经剥离子及 1~2mm Kerrison 咬骨钳对截骨块两侧进行松解,去除粘连的软组织及瘢痕组织,以利于截骨块的移动。使用神经剥离子轻轻将松解后的截骨块钩起,使得颈 2 截骨块处于漂浮状态。在颈 1~颈 3 椎体前方放置颈前路板,通过控制 Allis 钳,使得截骨块旋转前移,最终使得颈 2 截骨块和板服贴,因此命名该技术为经口枢椎旋转前移截骨减压内固定术。先在颈 1 及颈 3 椎体前方各植入 2 枚椎体螺钉,颈 2 截骨块需先由 Allis 钳提起稳定在板的后方,然后用高速磨钻制作钉道,再沿钉道植入两枚椎体螺钉,以固定颈 2 截骨块于板后方。将预留的松质骨颗粒植于寰枢关节、截骨部位及颈 2、3 椎间盘处,以获得牢固骨性融合(图 6-1-13)。

术后寰枢椎张口位和侧位片显示板和螺钉固定位置满意(图 6-1-14A、B),颈 2 椎体和截骨块通过腹侧方向的移动和旋转处于理想的位置。术后 CT 结果显示椎管空间明显增加,枢椎椎体后上缘与后方钢丝之间矢状面上的距离由术前 6.58mm 增加到术后 15.2mm,MRI 显示脊髓前方压迫已解除(图 6-1-14C~E)。

学习要点

ASRO 的最佳适应证应为枕颈部后路融合术后前方仍有脱位压迫的患者。钢丝固定植骨融合术是后路螺钉内固定应用之前普遍使用的寰枢椎脱位后路治疗手段,对于此类手术失败的患者,行后路手术或前路的齿突切除术都将会加重脊髓受压,导致脊髓损伤可能,并且患者术后极易出现瘫痪进一步加重和脑脊液漏的风险,而 ASRO 将是一个很好的翻修策略。

该术式、术中注意事项如下:①颈 2 椎体的前下和颈 1 前弓凸起部分需要通过高速磨钻磨薄至平整,以利于前路板的贴合。对于骨赘遮挡的患者,其骨赘也需彻底去除。②枢椎截骨上端可选为侧块内侧 1/3~1/2 范围,能够充分解除脊髓前方的压迫,同时注意避免椎动脉孔结构的破坏。③截骨槽用超声骨刀切除,若仍有少许骨质相连,可用 1mm 的椎板咬骨钳咬除。④在截骨块螺钉植入的过程中,悬浮状态的截骨块必须通过 Allis 钳或其他工具夹持紧贴于板后方,避免截骨块向后移动,导致脊髓压迫。

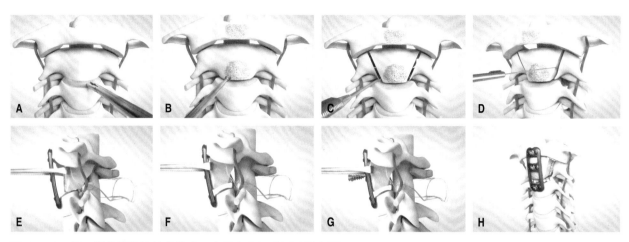

图 6-1-13 经口枢椎前移旋转截骨减压内固定术（ASRO）示意图
A. 切除颈 2、3 椎间盘；B. 用高速磨钻磨平颈 1 前弓和颈 2 椎体前下方凸起部分；C. 使用超声骨刀于颈 2 椎体两侧行截骨术，截骨轨迹上起寰枢椎侧块内 1/3~1/2 处，下至颈 2、3 钩突关节内侧；D. 使用神经剥离子轻轻将截骨块钩起；E、F. 使用 Allis 钳夹住截骨块，旋转前移截骨块至下部贴近板，使得截骨块和板服贴；G. 在截骨块植入两枚椎体螺钉；H. 将松质骨颗粒植入寰枢关节、截骨部位及颈 2、3 椎间隙处

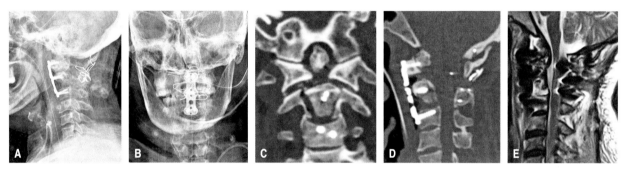

图 6-1-14 经口枢椎前移旋转截骨减压内固定术（ASRO）术后影像学表现
A、B. 术后 X 线片张口位和侧位显示板和螺钉位置良好；C. 术后冠状位 CT 显示截骨轨迹位置良好，双侧椎动脉孔未破坏；D. 术后矢状位 CT 像显示腹侧滑动和旋转后的截骨块位于理想位置，术后椎管空间明显增加；E. 术后 MRI 显示脊髓前方压迫已解除

（金海明 王向阳）

第二节
后路翻修手术

一、游离齿突术后翻修

病例介绍

44 岁男性患者，以"颈枕融合术后 10 年，四肢无力加重 10 天"主诉入院。20 年前出现四肢活动不灵活，左侧较重，未予以重视。10 年前症状加重，就诊于外院，诊断为"齿突畸形、寰枢椎畸形"，行"颈枕融合术"，术后症状无明显变化。10 天前无明显诱因出现症状加重，伴轻度呼吸困难。为求进一步治疗来我院，门诊以"颈髓压迫

症;寰枢椎畸形,颈枕融合术后"收住院。发病以来饮食差、精神差,二便正常,体重减轻。查体:脊柱四肢无畸形,颈部屈伸、旋转角度明显降低。四肢触觉轻度减退,双下肢肌张力增大,左侧较重;左下肢肌力Ⅱ级,右下肢肌力Ⅲ级,左上肢肌力Ⅲ级,右上肢肌力Ⅳ级,双侧 Hoffmann 征、Babinski 征阳性,踝阵挛阳性;双侧膝反射、踝反射、肱二头肌反射、肱三头肌反射、桡骨膜反射亢进,左侧较重。辅助检查:颈椎 X 线片侧位显示颈枕融合术后,寰椎向前下方移位;内固定位于枕骨与颈 2 及颈 3,内固定后方可见枕骨及枢椎之间植骨融合。X 线片动力位未见寰枢椎之间位置发生改变(图 6-2-1)。CT 矢状位重建显示寰齿间隙正常,齿突与枢椎椎体之间分离,枢椎椎体上方圆钝,向后上方移位,枕骨与枢椎后方融合良好,寰椎后弓未与后方植骨融合(图 6-2-2B),枕骨及枢椎棘突之间骨性融合(图 6-2-2A、C)。冠状位 CT 重建(图 6-2-2D)显示左侧寰枢椎侧块间隙清晰,无骨性融合,右侧间隙外侧似有骨性融合。颈椎 MRI

(图 6-2-3)显示寰椎向前下方移位,枢椎椎体上方圆钝,向后上方移位,相应节段椎管狭窄,颈髓受压变细。入院诊断:颈脊髓压迫症并不全瘫,游离齿突畸形,颈枕融合术后。

治疗原理

此例患者为游离齿突畸形,存在寰枢椎脱位,寰椎与齿突之间的关系存在。寰枢椎之间脱位是因为齿突与枢椎椎体之间的连接丧失,导致寰椎、齿突这个整体与枢椎椎体之间位置关系发生改变。目前颈枕之间融合固定,寰枢椎之间处于脱位状态,手术应该首先去除颈枕之间的内固定及骨性融合,再根据寰枢椎之间的位置关系选择手术方式,若通过牵引可以复位,则直接选择寰枢椎固定融合;若通过牵引难以复位,则需行前路经口咽松解后再行后路固定融合。

手术治疗

本例患者手术在采用全麻状态下取俯卧位完

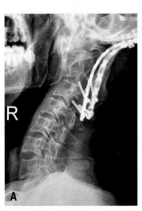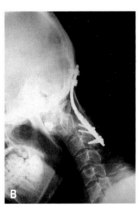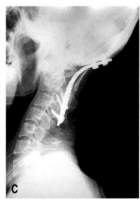

图 6-2-1　颈椎 X 线片
A. 颈椎 X 线片侧位显示颈枕融合术后,寰椎向前下方移位;后方可见枕骨及枢椎之间植骨融合;B、C. X 线片动力位未见寰枢椎之间位置发生改变

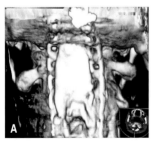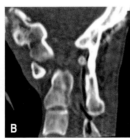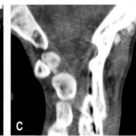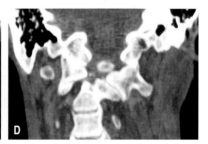

图 6-2-2　颈椎 CT 三维重建及矢状位、冠状位重建
A. CT 三维重建显示颈枕融合术后,骨性融合良好;B. 矢状位 CT 重建显示枕骨与枢椎后方融合良好,寰椎后弓未与后方植骨融合;C. 矢状位 CT 重建显示齿突与寰椎前结节位置正常;D. 冠状位 CT 可见左侧寰枢椎侧块间隙清晰,无骨性融合,右侧间隙外侧似有骨性融合

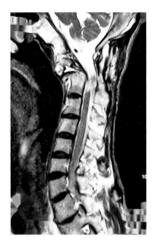

图 6-2-3　颈椎 MRI
枢椎向后上方移位,枢椎斜坡角度减小,相应节段椎管狭窄,脊髓受压变性

成。头颈保持中立位,颅骨牵引 9kg,手术床调整至头高脚低 30° 位,通过牵引后寰椎部分复位。沿前次手术切口瘢痕切开,由中线将枕下小肌群向两侧分开,显露固定板,见枕骨与枢椎棘突间已骨性融合。将内固定板表面骨质去除,显露全部钢板,去除内固定物。使用磨钻与尖嘴咬骨钳将寰椎后弓后方植骨横断,见寰枢椎之间关节活动可。去除所有植骨,保护颈 2 神经根及静脉丛,在寰枢椎椎弓根分别植入螺钉,使用钉板装置复位固定。透视寰枢椎位置恢复,内固定位置满意。预处理寰椎后弓及枢椎棘突及椎板,取自体髂骨松质骨颗粒植骨。术后复查颈椎 X 线片(图 6-2-4A)及 MRI(图 6-2-4B)显示寰枢椎脱位已复位,枢椎斜坡角恢复,枢椎椎体前方与寰椎前结节之间距离恢复正常。

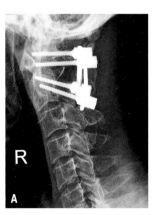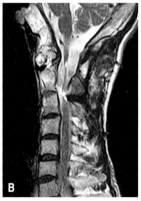

图 6-2-4　游离齿突畸形翻修术后
A. 术后 X 线片侧位显示寰枢椎脱位已复位;B. 术后 MRI 显示枢椎斜坡角恢复,枢椎椎体前方与寰椎前结节之间距离恢复正常

寰枢椎之间的畸形各异,多合并有寰枢椎脱位,要制订正确的治疗方案首先应该正确判断解剖形态及脱位原因,选择正确的复位及固定方案。本例患者本身为游离齿突畸形,寰枢椎的解剖结构可,可选择寰枢椎融合固定。前期手术采用了颈枕融合固定的方式,但没有固定寰椎,后方植骨较薄弱,且钢板固定后弹性模量等原因,导致术后寰枢椎再次脱位,且脱位逐渐加重,使相应节段脊髓受压明显,出现神经症状。手术的目的是复位寰枢椎,解除脊髓压迫,首先需要将原内固定物及植骨材料去除,再根据寰枢椎之间的解剖状态及两者之前的连接情况确定治疗方案。根据术中通过牵引寰枢椎之间存在活动度,基本可以判断寰枢椎之间活动度可。去除植骨及内固定后见寰枢椎之间活动度可,表明寰枢椎之间无明显骨连结,术前冠状位 CT 怀疑右侧侧块关节间的骨连结并不存在。而通过持续的颅骨牵引可以发现寰枢椎之间基本可以恢复解剖形态,说明脱位的寰椎与枢椎前方的纤维连结及瘢痕并不明显,可以通过牵引对抗,无须行前路手术。再根据术前 CT 判断寰椎侧块及枢椎椎弓根骨质可,选择行后路寰枢椎椎弓根螺钉固定,钉板系统固定,自体松质骨颗粒植骨,促进寰枢椎两者之间的融合稳定。

(臧全金　李浩鹏)

二、颅底凹陷畸形——后路翻修手术

59 岁男性患者,以“颈枕融合术后 13 年,双手麻木 1 年”主诉入院。13 年前因肢体麻木就诊于外院,诊断为“寰枢椎畸形”,行“后路颈枕融合术”。自诉术后肢体麻木症状减轻。1 年前无明显诱因出现双手麻木,伴双下肢无力,无肢体抽痛不适,就诊于我院。行颈椎正侧位 X 线检查,显示内固定断裂,螺钉松动。现患者为求诊治,门诊以“寰枢椎脱位术后,脊髓压迫不全瘫,脊柱内固定断裂”诊断收住院。发病以来饮食、精神、睡眠可,神志清,大便正常,尿频、尿急。体重未见明显异常。查体:颈椎生理弯曲消失,颈椎棘突压痛,阳性,颈椎活动度明显受限;双手手指触觉减退,肌力Ⅳ级,肌张力可;肱二头肌反射亢进;双下肢感觉正常,下肢肌力Ⅴ级,肌张力高,双侧膝反射亢进,跟腱反射亢进;双侧 Babinski 征及 Hoffmann 征阳性,踝阵挛阳性。颈椎 X 线片侧位(图 6-2-5A)、过屈过伸侧位(图 6-2-5B、C)显示寰枕融合畸形,颈 2、3 椎体融合,枕颈融合术后,钢板分别固定于枕骨与颈 2~5 侧块,其中,左侧颈 5 侧块螺钉脱出,钢板于颈 2 后方断裂。X 线片过屈过伸侧位可见枕骨与枢椎棘突之间存在活动度,枕骨与枢椎之间没有骨性融合。CT(图 6-2-6A、B)显示齿突与双侧侧块之间距离不等,齿突与寰椎前方间隙增大;左侧钢板断裂,枕骨后方可见骨性融合。MRI(图 6-2-6C)显示齿突与枕骨前方间隙增大,齿突与枕骨大孔后方之间脊髓有效空间较小,脊髓受压变细。

治疗原理

　　患者为寰枕融合畸形,颈 2、3 融合畸形,颈 6/7 融合畸形,为 Klippel-Feil 综合征。因颈 2、3 融合,颈 3/4 及以下节段与上方并无不稳,无须固定;第一次手术后内固定断裂的原因在于枕骨与枢椎之间未达到骨性融合,同时固定范围过大,下方未达到骨性融合,导致下方螺钉脱出。内固定断裂表明寰枢椎之间存在不稳,未达到骨性融合。影像学显示枕骨与枢椎之间无骨性融合,动力位 X 线片可见两者之间存在活动度,证实两者不稳。手术首先需去除内固定物,再观察枕骨与枢椎之间的活动度。若两者之间活动性尚可,则行复位,达到寰枢椎之间的复位,恢复脊髓的有效空间,解除压迫,并行枕骨与枢椎之间的固定融合手术,达到两者之间的稳定。

手术治疗

　　此例手术患者取俯卧位在颅骨牵引状态下完成。取后正中入路,自枕后隆凸至颈 5 棘突行后正中入路,逐层切开显露骨性结构及内植物。术中见内固定周围组织灰黑色,钢板及螺钉松动、断裂,枕骨处钢板稳定,无松动,予以整体去除。探查枕骨与枢椎之间存在活动度,牵引后透视枕骨与枢椎复位满意。在枢椎侧块沿椎弓根方向穿刺、扩大、探查,植入椎弓根螺钉;枕骨板固定在枕骨后,预弯钛棒,先固定枢椎螺钉,将钛棒向前下

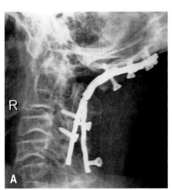
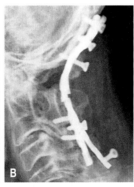
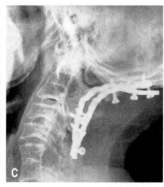

图 6-2-5　颈椎 X 线片
颈枕融合术后寰枢椎脱位,内固定断裂、脱出

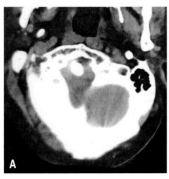
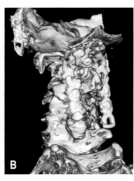
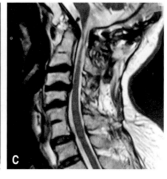

图 6-2-6　术前 CT 及 MRI
A. CT 显示齿突与双侧侧块之间距离不等,齿突与寰椎前方间隙增大;B. CT 显示左侧钢板断裂,枕骨后方可见骨性融合;C. MRI 显示脊髓受压变细,信号异常

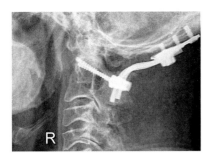

图 6-2-7 翻修术后 X 线片

方推压,将钛棒植入枕骨板螺钉尾端槽内,锁紧。透视见复位满意。高速磨钻将枕骨后方、枢椎棘突、椎板打磨毛糙,取髂后松质骨颗粒植于其间(图 6-2-7)。

学习要点

寰枕融合畸形、颈 2、3 融合畸形是常见的上颈椎畸形,大都合并寰枢椎的脱位压迫脊髓,出现神经症状。诊断上需明确畸形状态。行侧位 X 线检查可初步判断畸形状态,CT 三维重建可更加清晰地显示畸形情况,行冠状位及矢状位重建观察侧块关节之间有无骨连结。若无骨连结,可通过牵引达到复位,可在全麻状态下通过牵引判断其复位情况;若牵引后无法完成复位,则需手术松解,可行前路经口咽或后路经侧块关节松解,具体可根据术者掌握的手术技巧、熟练程度及组织挛缩、骨连结情况决定。

固定方案需根据畸形情况选择:本例患者因存在颈 2、3 融合畸形,而颈 3、4 下方存在正常的椎间关节,活动度可,因此无须过长固定。若存在骨质疏松或者颈 2、3 融合椎体因解剖或血管等因素无法固定时,可向下延伸固定;但应注意固定节段均需行植骨融合。若未植骨达到融合,则可能出现本例病例内固定断裂的情形。

螺钉植入后,钛棒或钢板的固定遵循"先固定远端、再固定近端"的原则。钛棒或钛板根据复位后枕骨与枢椎之间的位置预弯,固定枢椎螺钉钉尾后将钛棒或钛板向前下方推压,使内固定结合枢椎椎体向前下方移位,可以更进一步复位枢椎,最终完成固定融合。

(臧全金)

三、寰枢椎脱位 TARP 术后植骨吸收——后路枕颈手术翻修

病例介绍

38 岁女性患者,以"寰枢椎脱位术后 9 个月"主诉入院。9 个月前因诊断"寰枢椎脱位"行"经口寰枢椎复位植骨融合内固定术",术后影像资料提示复位理想,植骨充分,脊髓减压充分(图 6-2-8)。术后 9 个月常规复查时发现植骨区域未见骨融合迹象,存在骨吸收。X 线片(图 6-2-9A~C)显示颈椎术后改变,TARP 钢板及螺钉固定在位,复位未见明显丢失。CT(图 6-2-9D、E)显示颈椎术后改变,双侧侧块关节及寰枢椎前方植骨吸收,未见明显融合迹象。

治疗原理

该患者为伴寰枕融合的寰枢椎脱位,寰齿关节间隙增大,寰椎向前发生脱位。脱位状态下相应节段脊髓受压,且为难复性脱位,因此第一次术式选择前路 TRAP 手术进行治疗。

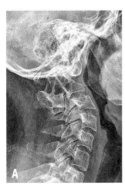
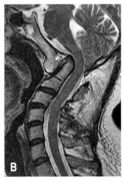
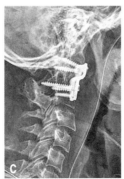
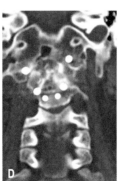
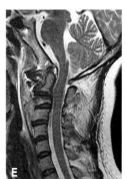

图 6-2-8 第 1 次 TARP 术前术后影像资料
A、B. 术前 X 线片侧位显示寰枢椎脱位,脊髓受压;C、D、E. TARP 术后可见寰枢椎复位,寰枢关节间充分植骨,脊髓减压充分

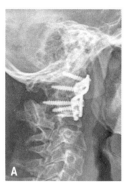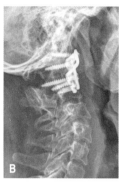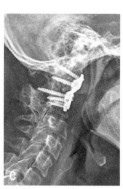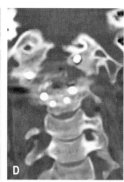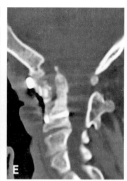

图 6-2-9　寰枢椎 X 线片及 CT 三维重建

A~C. X 线片侧位显示 TARP 钢板固定在位,复位未见明显丢失;动力位未见寰枢存在明显活动;D、E. CT 三维重建显示寰枢椎双侧侧块关节及寰枢前方植骨吸收

术后患者复位理想,植骨充分,但因钉板系统应力遮挡因素导致植骨块吸收。患者复位并未丢失,前方固定亦未见明显松动。翻修手术目的主要为进行可靠的植骨融合,若选择前路翻修手术,植骨吸收风险仍存在,因此该病例选择后路枕颈植骨融合内固定术。

手术治疗

此例手术患者取俯卧位,在 Mayfield 头架固定状态下完成。取寰枢椎后正中入路,常规暴露分离至枕骨隆凸、枢椎,于颈 2 左侧椎弓根钉进钉点植入椎弓根螺钉,右侧颈 2 椎板植入椎板螺钉;磨钻磨平枕后骨面,选取合适大小的枕骨钢板植于枕后,植入 3 枚枕骨螺钉固定;剪取 2 根合适长度连接棒、塑形,植入螺钉尾槽,拧紧螺帽;随后取髂骨块行后方枕颈区域结构性植骨(图 6-2-10)。3 个月后 CT 可见牢固骨性融合(图 6-2-11)。

学习要点

前路 TARP 技术使用钉板系统进行固定,具有应力遮挡效应。如果植骨块缺乏纵向压力刺激,可引起植骨块吸收,导致融合失败。

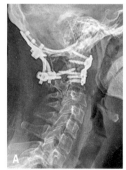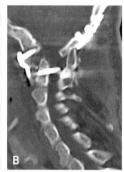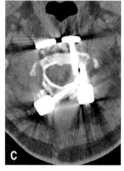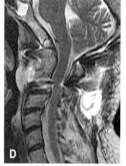

图 6-2-10　翻修术后

A. 术后 X 线片显示后路枕颈术后改变;B. 术后 CT 显示后方枕颈充分植骨,后路枢椎左侧椎弓根钉,右侧椎板钉,螺钉位置理想

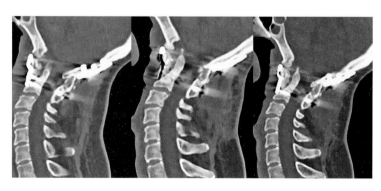

图 6-2-11　术后 3 个月寰枢椎 CT 可见后方骨融合

对于 TRAP 手术出现融合失败的病例,即使内固定并没有松动,也应进行翻修手术,因为缺乏可靠植骨融合,复位极其容易丢失,且有断钉、松钉等风险;而且应避免二次前路手术翻修,因为咽后壁瘢痕已愈合,二次经口翻修容易出现伤口不愈合,且前路钉道反复植钉,容易出现松钉。因此,建议进行后路翻修。若前路内固定不影响后路植钉策略,前路内固定拆除并非必需的。因本病例存在寰枕融合,因此选择后路枕颈技术进行翻修,应注意进行可靠植骨。

（莫少东　艾福志）

四、后路钉棒术后断钉——后路钉棒翻修手术

病例介绍

11 岁女性患儿,以"寰枢椎脱位术后 4 年,头晕半年"主诉入院。4 年前因诊断"寰枢椎脱位、游离齿突"行"寰枢椎后路钉棒复位植骨融合内固定术",术中植骨使用同种异体骨,半年前出现头晕症状。X 线片正侧位显示寰枢椎术后改变,右侧连接棒断裂;过伸过屈位可见寰枢不稳(图6-2-12)。CT 三维重建(图 6-2-13)显示寰枢椎术后改变,寰椎、枢椎左侧螺钉松动,后方异体植骨未见明显骨融合。MRI(图 6-2-14)显示寰枢椎节段椎管空间未见明显缩小,脊髓未见明显受压。

治疗原理

患者为伴游离齿突的寰枢椎脱位,首次手术进行后路钉棒复位植骨融合内固定术,使用的植骨材料为同种异体骨。因同种异体骨的再生融合能力较自体骨弱,从而导致后方未形成可靠融合,上颈椎应力集中于后路钉棒,导致右侧连接棒断裂,左侧因螺钉松动,所受应力不大,因此未发生断裂。

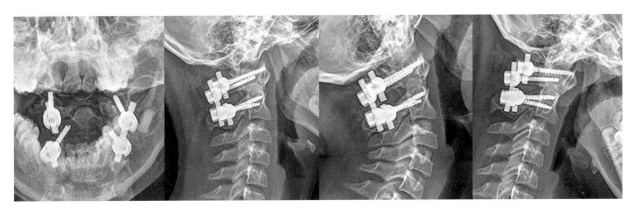

图 6-2-12　颈椎 X 线片
寰枢椎术后改变,右侧连接棒断裂,过伸过屈位可见寰枢不稳

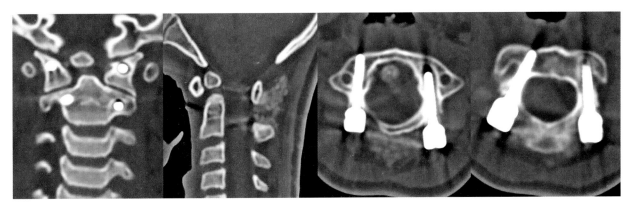

图 6-2-13　寰枢椎 CT 三维重建
寰枢椎术后改变,寰椎、枢椎左侧螺钉松动,后方异体植骨未见明显骨融合

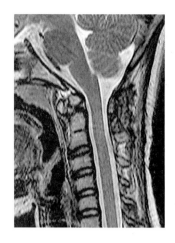

图 6-2-14　正中矢状位 MRI
寰枢椎椎管空间未见明显缩小,脊髓未见明显受压

该病例翻修可直接后路进行,因右侧螺钉无明显松动,可予以保留,更换新的连接棒即可。左侧寰枢椎螺钉均已松动,需将其去除,寰椎继续使用原钉道,松动扩大的钉道内植入自体髂骨颗粒填满,再拧入比原螺钉粗的椎弓根螺钉(4.0mm),前方打透寰椎侧块皮质,双皮质固定即可;枢椎椎弓根因松动扩大干扰椎动脉,故不能用原钉道,可选择植入椎板螺钉进行固定,植钉完成后将原异体骨全部剔除;将寰椎后弓及枢椎椎板重新打磨粗糙,制备植骨床,取自体髂骨块结构性植骨;通过横连接加强固定强度的同时,用横连接将植骨块嵌紧于寰椎后弓与枢椎棘突之间。

手术治疗

此例手术患者取俯卧位,在 Mayfield 头架固定状态下完成。取寰枢椎后正中入路,充分显露颈 1、颈 2 内固定物,可见右侧连接棒断裂,左侧寰椎侧块及枢椎椎弓根螺钉松动;取出右侧断裂连接棒及左侧松动螺钉,保留右侧寰枢椎螺钉,于寰椎左侧原钉道植入少量松质骨粒塞满后,植入比原螺钉长 2mm 的短尾万向螺钉穿透前方皮质,于左侧枢椎椎板植入短尾万向螺钉,剪取 2 根合适长度连接棒植入螺钉尾槽,拧紧颈 1 和颈 2 双侧螺帽。C 臂透视见内固定位置满意,充分清理寰椎后弓及枢椎椎板后缘增生瘢痕,磨钻充分打磨寰椎后弓及枢椎椎板和棘突上缘,备好植骨床。取自体髂骨骨块植入颈 1 后弓和颈 2 棘突之间,用横连接固定压紧,再于周围补充植入自体髂骨的松质骨颗粒(图 6-2-15),术后 3 个月即可见牢固骨性融合(图 6-2-16)。

学习要点

后路钉棒技术是治疗伴游离齿突的可复性脱位的重要手术技术,但应注意后方应进行可靠的植骨处理,避免使用异体骨,避免不融合发生。一旦出现不融合,松钉、断钉或断棒不可避免,若已发生松钉、断钉或断棒,则应进行翻修。对于无松动的螺钉,无须进行螺钉置换,若钉道情况允许,可用加粗的翻修螺钉植入填塞骨的原钉道,若无法继续使用,则需制备新钉道。后方植骨床需重新打磨粗糙,并取自体骨进行确切的植骨,以确保融合。

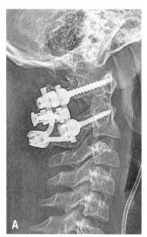
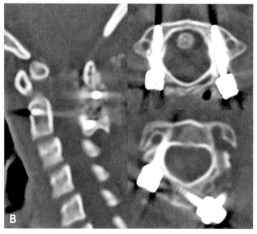
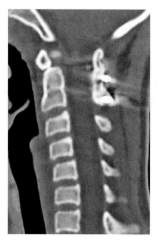

图 6-2-15　后路寰枢椎钉棒翻修术后
A. 术后侧位;B. 术后 CT 显示各螺钉位置可,后方自体植骨充分

图 6-2-16　术后 3 个月寰枢椎间髂骨植骨组织融合良好

(莫少东　艾福志)

五、Hangmann 骨折术后——后路翻修

病例介绍

54 岁男性患者,以"颈椎骨折术后 3 天"主诉入院。患者自述 3 天前因"颈椎骨折"在外院行"颈椎后路手术"治疗,术后复查 X 线发现"颈椎内固定物异常"转入我院。术后无症状加重、四肢麻木、行走不稳,无头晕、头痛。查体:颈部无畸形,活动稍受限,颈部后正中切口无红肿、渗液,臂丛牵拉(-),四肢感觉正常,肌力 V 级,腱反射正常,Hoffman 征(-),病理反射(-)。术前 X 线片(图 6-2-17A)显示颈 2 椎弓骨折移位;术后 X 线片(图 6-2-17B)显示颈 2 椎弓骨折移位稍大,颈 2 椎弓根螺钉偏上,颈 3 侧块螺钉位置正常。术前 CT(图 6-2-18A、B)显示颈 2 椎体向前移位,轻度成角畸形,颈 2 双侧椎弓骨折移位;术后 CT(图 6-2-18C、D)显示双侧颈 2 椎弓根螺钉偏上,未植入颈 2 椎体。术前 MRI(图 6-2-19)显示颈 2、3 椎间盘信号改变,轻度突出,对应截面脊髓无受压、信号无异常。

治疗原理

Hangmann 骨折,又称枢椎创伤性滑脱,即颈 2 椎弓峡部骨折伴不同程度的颈 2 相对颈 3 椎体的移位和成角畸形,分为 Leville-Edwards Ⅰ、Ⅱ、ⅡA、Ⅲ型骨折,其中Ⅱ、ⅡA、Ⅲ型为不稳定性 Hangman 骨折,倾向于手术治疗。目前常用的手术方式包括

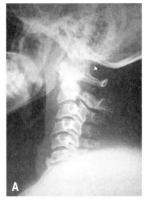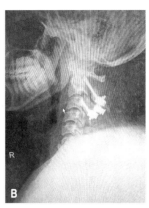

图 6-2-17　术前、术后颈椎 X 线片
A. 术前颈 2 椎弓骨折移位;B. 术后颈 2 椎弓骨折移位稍大,颈 2 椎弓根螺钉偏上,颈 3 侧块螺钉位置正常

前路颈椎间盘切除融合术、后路单纯颈 2 椎弓根螺钉内固定术、后路颈 2、3 融合内固定术和前路颈椎间盘切除融合术联合后路颈 2 椎弓根螺钉内固定术,后路颈 2、3 融合内固定术可直接复位,并可进行三柱稳定固定。

该病例属于 Leville-Edwards Ⅱ 型 Hangman 骨折,为不稳定性骨折,应进行手术治疗。MRI 显示颈 2、3 椎间盘信号改变,轻度突出,对应截面脊髓无受压,信号无异常,无须处理颈 2、3 椎间盘,因此,首次手术方式的选择是正确、可行、实用的。

该病例首次手术后出现双侧颈 2 椎弓根螺钉偏上,未植入颈 2 椎体,导致复位不满意、固定不牢靠和疗效难接受等,因此,需行后路颈 2、3 融合

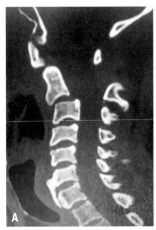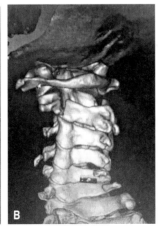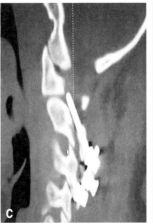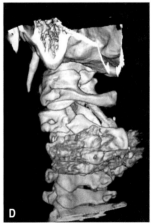

图 6-2-18　术前、术后寰枢椎 CT
A. 术前 CT 显示颈 2 椎体向前移位,轻度成角畸形;B. 术前 CT 三维重建显示颈 2 椎弓双侧骨折移位;C. 术后 CT 显示颈 2 椎弓根螺钉偏上,未植入颈 2 椎体;D. 术后 CT 三维重建显示双侧颈 2 螺钉偏上

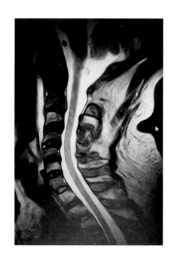

图 6-2-19　术前颈椎 MRI 颈 2、3 椎间盘信号改变，轻度突出，对应截面脊髓无受压，信号无异常

内固定翻修手术。翻修手术选择与首次手术相似的手术方式，可在更好的手术技巧和手术条件下进行，减少不必要的费用和医疗纠纷。

手术治疗

本例手术患者在全麻状态下取俯卧位插管完成。选择首次手术入路，显露颈 1~颈 4 及内固定物，分别取出螺帽、横联、双侧连接杆和颈 2 椎弓根螺钉，保留颈 3 侧块螺钉，在 C 臂的严密监视下采用高速磨钻重新磨出颈 2 椎弓根螺钉的植钉隧道，将取出的颈 2 椎弓根螺钉重新植入，C 臂确认后将取出的双侧连接杆、螺帽和横联重新安装，再次 C 臂透视了解骨折复位、内固定物位置等，留置引流，逐层缝合。术后复查 X 线片显示效果满意（图 6-2-20）。

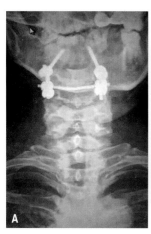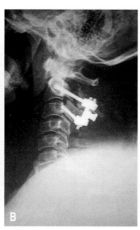

图 6-2-20　翻修术后 X 线片
A. 正位显示内固定物位置良好；B. 侧位显示内固定物位置良好，骨折基本复位

Hangmann 骨折是枢椎创伤性滑脱，影像学上表现为枢椎椎弓峡部连续性中断，三维 CT 检查可明显了解枢椎椎弓峡部骨折及移位的情况，MRI 可了解颈 2、3 椎间盘破坏和脊髓压迫、损伤情况，注意与枢椎椎体骨折脱位的区别。

Hangman 骨折分为四型，不稳定型采用手术治疗，手术入路分为前路、后路和前后路联合，根据具体情况选择合适的手术方式。

如果手术效果不佳或出现意外，及时与患方沟通，适当进行翻修手术等处理，减少不必要的医疗纠纷。手术要点在于 C 臂监测下螺钉在位和穿过骨折线。

（陈前芬　李晓峰）

六、游离齿突畸形术后后路翻修

病例介绍

43 岁女性患者，以"寰枢关节脱位内固定术后 6 个月，颈部疼痛 10 余天"主诉入院。患者自述 6 个月前因"齿突骨折不愈合并寰枢关节脱位"行"寰枢关节脱位内固定手术"治疗，术后症状缓解。近 10 余天来无明显诱因出现颈部疼痛，无四肢麻木、行走不稳，无头晕、头痛。查体：颈部无畸形，活动稍受限，颈部后正中切口已愈合，臂丛牵拉（-），四肢感觉正常，肌力 V 级，腱反射活跃，Hoffman 征（-），病理反射（-）。首次术前 X 线片（图 6-2-21）显示颈 1 前移，枢椎齿突游离，边缘清楚，光整，相应寰椎关节结构紊乱；首次术前 CT（图 6-2-22）显示颈 2 椎体齿突游离，颈 1 椎体前移，寰椎关节脱位，相应水平脊髓明显受压变窄；首次术前 MRI（图 6-2-23）显示颈 2 椎体齿突游离，颈 1 椎体前移，寰椎关节脱位，相应水平脊髓明显受压变窄、变性。首次术后 X 线片（图 6-2-24）显示颈 1~2 椎体见内固定器在位，寰椎基本复位；首次术后 6 个月 X 线片（图 6-2-25）显示寰椎向前移位，颈 1 内固定物松脱。翻修术中 C 臂（图 6-2-26）显示内固定位置良好，颈枕解剖关系复位；翻修术后 X 线片（图 6-2-27）显示内固定位置良好，颈枕解剖关系复位。

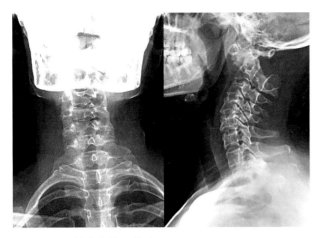

图 6-2-21　首次术前 X 线片

颈 1 椎体前移，枢椎齿突游离，边缘清楚，光整，相应寰椎关节结构紊乱

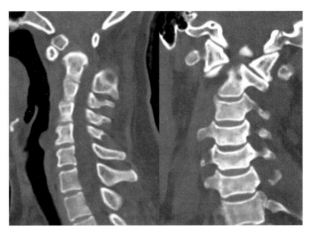

图 6-2-22　首次术前 CT

颈 2 椎体齿突游离并颈 1 椎体前移，寰椎关节脱位，相应水平脊髓明显受压变窄

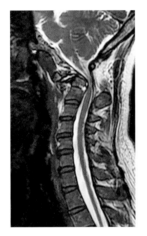

图 6-2-23　首次术前 MRI
颈 2 椎体齿突游离并颈 1 椎体前移，寰椎关节脱位，相应水平脊髓明显受压变窄、变性

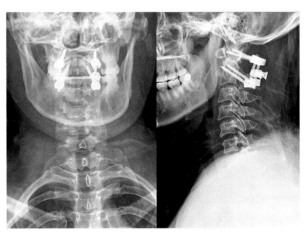

图 6-2-24　首次术后 X 线片
颈 1~2 椎体见内固定器在位，寰椎基本复位

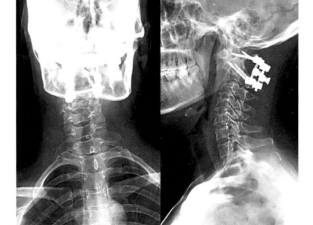

图 6-2-25　首次术后 6 个月 X 线片
寰椎向前移位，颈 1 内固定物松脱

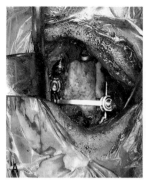
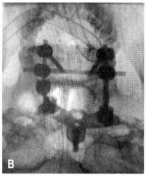
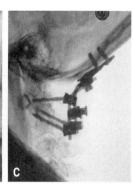

图 6-2-26　翻修术中及 C 臂检查
A. 术中行颈枕融合、钉棒内固定；
B、C. 内固定位置良好，颈枕解剖关系复位

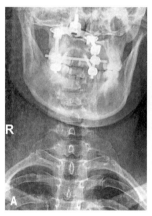
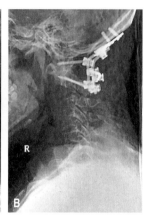

图 6-2-27　翻修术后 X 线片
A. 内固定位置良好；B. 内固定位置良好，颈枕解剖关系复位

治疗原理

齿突骨折可分为三型，其中Ⅰ型和Ⅲ型大都可通过保守治疗治愈，而Ⅱ型齿突骨折的骨折线位于齿突基底部，血供差，保守治疗效果不佳，多需要手术治疗。对于超过 3 个月的陈旧性Ⅱ型齿突骨折，由于骨折间隙瘢痕多，且多合并寰枢椎脱位，导致颈髓损伤，宜采用寰枢椎融合内固定术。部分病例通过术前牵引可以部分复位的，可选择寰枢椎后路内固定术；术前牵引无复位或畸形愈合的，可选择寰枢椎前路内固定术或前路松解+后路内固定术。

该病例属于超过 3 个月的陈旧性Ⅱ型齿突骨折，合并寰枢椎脱位，出现颈髓损伤，应进行手术治疗，术前颅骨牵引可部分复位，可选择寰枢椎后路内固定术。因此，首次手术方式（寰枢椎切开复位、钉棒系统内固定、植骨融合术）的选择是正确、可行、实用的。

该病例首次手术后早期症状缓解，脱位基本复位，效果满意，但是术后 6 个月出现颈部疼痛症

状，发现寰椎再次前移位，颈 1 内固定物松脱，可能与植骨不愈合、固定不够牢靠等有关，需要进行二次手术翻修。为了增加颈枕部稳定性，减少脊髓损伤，提高植骨融合率，故采用颈枕融合术，术前与患方沟通清楚。

手术治疗

本例手术患者在全麻状态下取俯卧位插管完成。选择首次手术入路，显露颈 1~颈 3 及内固定物，分别取出螺帽、横联、双侧连接杆和颈 1 右侧松脱的椎弓根螺钉，保留颈 1 左侧无松脱的椎弓根螺钉及颈 2 椎弓根螺钉，常规植入枕骨螺钉，安装枕骨钛板、双侧连接杆、螺帽和横联，C 臂透视了解寰椎复位、内固定物位置等，取自体髂骨进行植骨融合（图 6-2-26A），留置引流，逐层缝合。术中 C 臂（图 6-2-26B、C）及术后复查 X 线片显示效果满意（图 6-2-27）。

学习要点

超过 3 个月的陈旧性Ⅱ型齿突骨折的影像学表现为齿突基底部连续性中断，骨折线圆钝，多出现寰椎前脱位。X 线片可了解寰椎脱位的情况，CT 检查可明显了解枢椎椎弓峡部骨折及移位的情况，MRI 可了解脊髓压迫、损伤的情况，注意与新鲜齿突骨折和游离齿突等区别。

超过 3 个月的陈旧性Ⅱ型齿突骨折多采用手术治疗，手术入路分为前路、后路和前后路联合，根据颅骨牵引等选择合适的手术方式。

定期随访手术效果，若出现不良后果，及时与患方沟通，选择适当的手术方式进行翻修手术处理。手术难点在于翻修手术相对复杂，出血较多，恢复正常解剖关系相对困难。

（李晓峰　陈前芬）

第三节

前后路联合翻修手术

一、类风湿关节炎寰枢椎脱位——前后路联合翻修手术

病例介绍

54 岁女性患者，以"寰枢椎脱位术后 10 年，双下肢无力伴抽痛 2 周"主诉入院。10 年前无明显诱因自觉颈部僵硬，伴颈部疼痛、四肢无力，活动尚可。就诊于某神经外科，诊断为"寰枕畸形"，行"经口咽寰枢椎减压手术"治疗。术后恢复良好，症状明显减轻。术后 2 个月出现双手麻木，偶伴有抽搐感，左侧明显，再次就诊于神经外科，诊断为"寰枢椎半脱位"，行"自体肋骨颈枕固定融合术"。术后四肢活动正常。术后 2 个月开始出现间断性四肢抽搐，未行相关治疗。此后上述症状渐进性加重。2 周前出现双下肢无力，不能站立，四肢抽搐症状较前加重。为求进一步诊治，来我院。门诊以"寰枢椎脱位"收住院。此次发病以来饮食、精神可，大便干燥，4~5 天排便 1 次，自觉近期小便控制不住，近期体重下降。查体：鹅颈畸形，棘突无明显压痛。双手手指尺偏畸形。四肢肌力Ⅳ级，四肢肌张力增高，双侧 Hoffmann 征、Babinski 征阳性，踝阵挛阳性。双下肢无水肿，双足内翻畸形。既往有类风湿关节炎病史 20 余年，22 年前行绝育术。X 线片（图 6-3-1）显示头部轻度偏斜，鹅颈畸形，下颌骨与颈椎之间

距离明显缩小，寰枢椎后方可见两个纵向条状骨，其中一条与枕骨和枢椎相连，两端分别有环状金属内植物分别在枕骨与枢椎棘突，第二条一端通过环状金属内植物与枕骨相连，另一端游离。寰枢椎解剖关系丧失，寰椎侧块向前下方移位，到达颈 2、3 间隙，颈 3 椎体前上缘骨质增生，侧块间隙不清，寰椎后弓与枢椎之间角度增大。过屈过伸侧位未见寰枢椎之间明显活动度。寰枢椎 CT 平扫显示寰椎水平可见对应椎管内骨质占位，考虑枢椎椎体，椎管后方仅可见少量空间（图 6-3-2A）。CT 三维重建（图 6-3-2B）显示寰枢椎及枕骨之间肋骨植骨条，一端游离。腹侧可见寰椎侧块下方骨质增生，寰椎向左部分旋转，右侧寰椎侧块下方与颈 3 椎体上缘骨连结。矢状位 CT 重建示寰椎前弓及枢椎椎体之间脱位，相应节段椎管狭窄（图 6-3-2C）。颈椎 MRI（图 6-3-3）显示枢椎上半部分椎体缺失，延髓脊髓角 130°，寰枢椎后方椎管明显狭窄，枢椎椎体与枕骨大孔后方压迫脊髓，脊髓信号异常。在枢椎椎体后下方脊髓折弯向后成角。

治疗原理

类风湿关节炎累及寰枢椎，会出现关节脱位。既往曾行寰枢椎前路松解及后路肋骨植骨固定。再次出现四肢抽痛症状，影像学显示寰枢椎之间

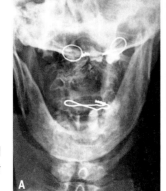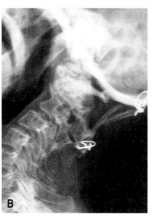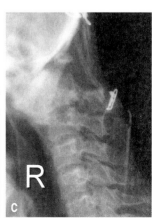

图 6-3-1　颈椎 X 线片
A. 颈部偏斜，可见线样内固定物；B、C. 鹅颈畸形，后方可见条状植骨物

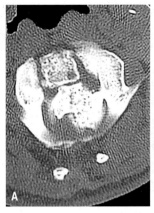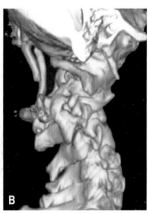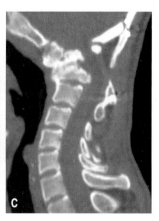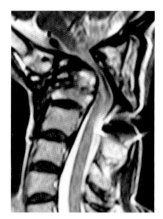

图 6-3-2　寰枢椎 CT 及三维重建
A. 寰椎层面平扫可见椎管内骨性占位；B. CT 三维重建可见寰枢椎脱位，鹅颈畸形，后方条状植骨未完全融合；C. CT 矢状位重建示寰椎前弓及枢椎椎体之间脱位，相应节段椎管狭窄明显

图 6-3-3　正中矢状位 MRI 显示枢椎向后方移位，脊髓受压变细成线状

脱位，并伴有前方骨连结，原植骨部位肋骨游离。手术需首先行寰枢椎之间骨性融合松解，去除原内植物，松解前方骨性融合及瘢痕连接部分，通过牵引加松解，恢复寰枢椎之间解剖关系，再行寰枢椎之间的稳定。

手术治疗

此例手术采用经鼻气管插管，行颅骨牵引。患者首先取俯卧位，正中手术切口，切开显露原手术植骨，显示原植骨肋骨松动，枕骨及枢椎段均未融合。去除肋骨及固定钛丝。简单缝合切口，更换体位为仰卧位，反复消毒口腔、鼻腔。Codman 开口器打开口腔，橡胶导尿管经鼻孔缝合在悬雍垂上向后牵拉，显露咽后方。咽后壁正中切口进入，剥离颈长肌，显露寰椎前结节及双侧侧块、颈 3 椎体前方，将双侧侧块固定、融合、松解。高速

磨钻及刮匙交替使用，磨除寰椎前结节及寰椎前弓，分离双侧骨性融合部分。探查见双侧寰椎侧块与颈 2、3 之间存在活动度。冲洗、缝合。翻身，更换体位为俯卧位，维持颅骨牵引。显露寰椎后弓、枢椎棘突、椎板及侧块（图 6-3-4A），寰枢椎之间仍未完全复位，寰椎后弓及枕骨大孔仍压迫脊髓，行寰椎后弓切除及枕骨大孔减压，枕骨板及枢椎椎弓根螺钉植入，通过预弯钛板，复位后行颈枕固定。预处理枕骨及枢椎椎板后髂骨松质骨颗粒植骨。术后 CT 三维重建（图 6-3-4B）显示寰枢椎部分复位，寰枢椎对应椎管扩大，后方植骨可，内固定牢靠稳定。

学习要点

类风湿关节炎常常累及寰枢椎，导致寰枢椎脱位。长期炎性增生，导致寰椎横韧带松弛，寰枢

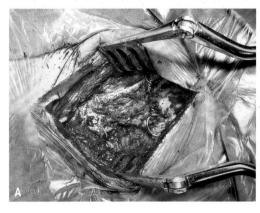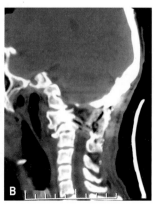

图 6-3-4　翻修术中及术后
A. 术中可见后方为植骨材料；B. 术后 CT 三维重建寰枢椎对应椎管减压完成

椎脱位,寰枢椎侧块关节骨质被炎症破坏,出现骨性融合。本病例因早期治疗技术受限,未能完全复位,后期固定也不牢靠,虽然经两次手术,但仍存在脱位。寰枢椎脱位的治疗需要根据脱位的原因、脱位程度及两者之间是否能够复位,是否存在阻碍复位的因素等综合决定。本病例长期脱位导致形成骨连结,X线片动力位未见寰枢椎之间存在明显活动度,骨性融合及长期的脱位造成的寰枢椎之间的瘢痕连接阻碍了复位。

手术需要行前路松解,松解的目的是去除骨性融合和瘢痕连接。充分松解后根据剩余骨质情况决定固定融合方案。若寰枢椎之间骨性结构稳定,可行寰枢椎固定融合;若寰椎或枢椎骨质条件较差,难以完成寰枢椎之间的固定,则根据情况向上下延伸固定,行枕枢固定或者枕颈固定。固定后行骨性融合达到寰枢椎之间最终的稳定。

(臧全金 李浩鹏)

二、难复性寰枢椎脱位枕骨大孔减压术后翻修——前后路联合手术

病例介绍

44岁女性患者,以"双下肢无力2个月,加重伴左上肢麻木2周"主诉入院。30年前因"颅底凹陷症"在我院行"枕骨大孔减压术"。

X线片侧位显示颅底凹陷,枕骨大孔骨质缺损,寰枢关节脱位;过伸侧位显示寰枢关节脱位不能复位(图6-3-5)。CT显示颈内动脉内聚(图6-3-6A、B),MRI显示高位颈脊髓腹侧受齿突顶压明显,T_2WI像脊髓内可见高信号影(图6-3-6C)。

治疗原理

本例患者诊断为颅底凹陷症,寰枢关节脱位,由于术前X线片过伸侧位显示寰枢关节不能复位,因此需要做前路松解的准备。在全麻后根据

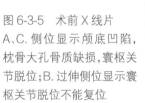
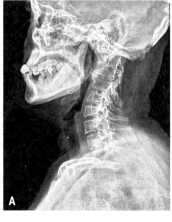
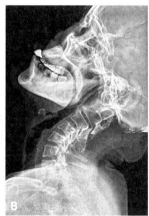
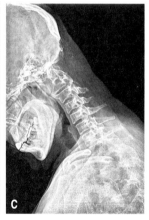

图6-3-5 术前X线片
A、C.侧位显示颅底凹陷,枕骨大孔骨质缺损,寰枢关节脱位;B.过伸侧位显示寰枢关节脱位不能复位

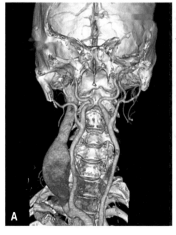
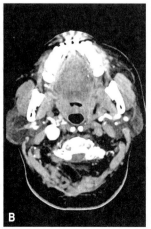
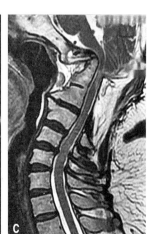

图6-3-6 CT及MRI
A、B.CT显示颈内动脉内聚;C.MRI显示高位颈脊髓腹侧受齿突顶压明显,脊髓内可见高信号影

大重量颅骨牵引复位的情况决定是否行前路松解；如果颅骨牵引能够复位，则仅行后路枕颈固定；如果牵引不能复位，需要先行前路松解，一期后路枕颈固定。

由于术前CTA显示双侧颈内动脉内聚，行经口松解术损伤颈内动脉的风险较大，而行颌下入路松解能够达到和经口松解相近的效果，且可以将颈内动脉从椎前向侧方推离，损伤颈内动脉的风险很小。

患者曾行枕骨大孔减压手术，后方的植骨床遭到破坏，因此枕骨及枢椎椎板无法完成植骨。可以将侧块关节打磨，植入自体颗粒骨，能达到满意融合的效果。

手术治疗

麻醉成功后，患者取仰卧位10kg颅骨牵引，见寰枢椎复位不佳，决定做颈前路松解手术。

取颈前右下颌下横切口长约8cm，依次分层切开皮肤、皮下组织、颈阔肌，沿颈阔肌深层向上、下行锐性、钝性分离，暴露深筋膜。沿胸锁乳突肌内缘纵向切开深筋膜。从血管鞘内缘、内脏鞘外缘间隙进入椎体前方，切开颈前疏松筋膜，插入定位针头，术中C臂透视定位前结节后标记。切除颈3~4骨赘，切断头长肌、颈长肌、侧块关节前关节囊，撬拨关节间隙，咬除关节间隙内软组织。可见颈3~4骨赘增生明显，寰椎与枕骨融合，寰枢关节脱位明显。刮除侧块关节关节面，制备植骨床，将咬除骨赘植入关节间隙。透视见寰枢关节复位满意（图6-3-7）。

俯卧位牵引。取颅底至颈4后正中切口，依次分层切开皮肤、皮下组织、项韧带。充分显露颅底至颈4椎板，见寰枕融合，枕骨缺损不规则约5cm×6cm大小，颈2~3融合，椎板缺失；向颈3、4两侧打入4枚椎弓根螺钉，颈2左侧植入椎弓根螺钉；右侧骨质差，未植入螺钉。放置枕骨板，折弯塑形，下压颈2棘突复位，安装螺钉固定，透视见复位良好，打磨颅底、颈4椎板，侧块关节关节面，取合适大小的髂骨块及适量松质骨颗粒，联合同种异体骨植骨。

术后下肢无力及上肢麻木症状恢复良好。术

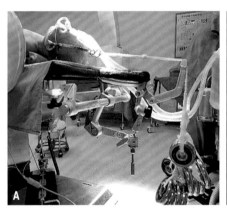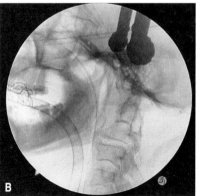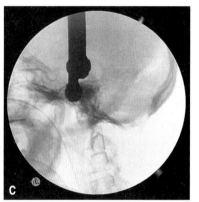

图6-3-7 术中影像
A. 仰卧位10kg颅骨牵引；B. 寰枢椎复位不佳；C. 前路颌下松解术后寰枢关节复位满意

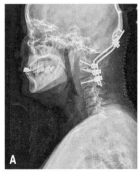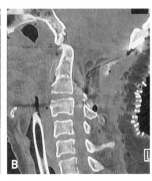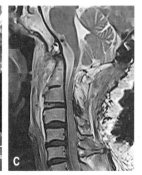

图6-3-8 术后影像
A、B. X线片、CT示寰枢关节解剖复位；C. MRI示脊髓压迫完全解除

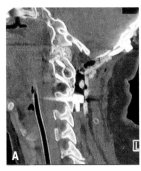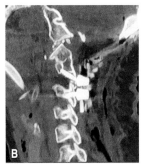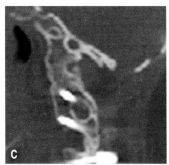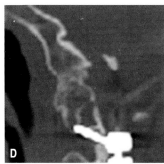

图 6-3-9　术后复查影像
A. 右侧侧块;B. 左侧侧块关节植骨;C、D. 术后 1 年植骨融合满意

后复查 X 线、CT 及 MRI 显示寰枢关节解剖复位,脊髓压迫完全解除(图 6-3-8)。术后 4 个月复查 CT 侧块植骨有生长趋势,术后 1 年复查 CT 寰枢侧块关节骨性融合(图 6-3-9)。

学习要点

颈前咽后松解可以达到与经口松解接近的效果,痛苦小,创伤小,恢复快。在枕骨大孔减压术后,局部植骨床破坏导致植骨空间不足时,可以通过侧块关节进行植骨,合适的关节面处理后能达到满意的融合效果。

（高　坤　高延征）

三、颅底凹陷症——前后路联合翻修手术

病例介绍

45 岁男性患者,以"颅底凹陷术后 3 年,四肢麻木伴行走受限 2 个月"主诉入院。3 年前因右侧肢体麻木就诊于外院诊断为"先天性颅底凹陷症",行手术治疗,术后症状减轻,恢复良好。2 个月前无明显诱因出现四肢麻木,伴行走受限、双手精细活动受限、活动障碍,并进行性加重,无四肢抽搐,无头晕、眩晕及视物模糊等。就诊于外院行颈椎 MRI 提示"枢椎水平脊髓信号异常",建议保守治疗,予以行"甲钴胺"治疗,效果不佳。为求进一步诊治来我院,门诊以"颅底凹陷术后"收住院。此次发病以来精神、夜休可,大小便正常,体重无明显变化。查体:枕后及颈椎棘突压痛阳性,颈部屈伸、旋转角度明显降低。四肢触觉减退,四肢肌力均 4 级,双侧 Hoffmann 征、Babinski 征阳性、踝阵挛阳性;双侧深反射正常。颈椎 X 线片(图 6-3-10A)显示颈枕融合术后,内固定位于枕骨与颈 2 及颈 3、4。胸椎、腰椎 MRI(图 6-3-10B、C)显示胸椎骨质增生,胸椎间盘变性,胸 3/4 椎间盘突出(左侧椎间孔型),同水平硬膜囊受压,胸 9/10、10/11 椎间盘水平黄韧带肥厚,相应水平硬膜囊背侧受压;腰椎骶化,腰椎骨质增生,腰 1 椎体许莫氏结节,腰 3/4 椎间盘膨出,腰 4/5 椎间盘变性、突出(右侧椎间孔型),同水平硬膜囊受压,椎管内硬膜外脂肪增多,腰背部皮下软组织水肿。上颈椎 CT 矢状位重建(图 6-3-10D)显示颅底凹陷术后改变,寰椎侧块部与枕骨分节不全,骨性融合,枢椎齿突上移进入枕骨大孔,颈 2、3 融合畸形;CT 冠状位重建显示寰齿间隙明显增宽,螺钉松动,螺钉周围可见阴影(图 6-3-10E)。颈椎 MRI(图 6-3-10F)显示颈椎术后改变,枢椎水平脊髓信号异常。颅脑 MRI 平扫显示脑实质未见明显异常,颅颈交界区术后改变,颈 2 水平颈髓信号异常。双下肢静脉超声未见明显血栓形成。入院诊断:颅底凹陷症(术后,内固定松动伴不全瘫),Klippel-Feil 综合征(寰枕融合畸形,颈 2、3 融合畸形)。

治疗原理

颅底凹陷症已行颈枕手术治疗,存在内固定及植骨,但仍存在寰枢椎脱位,脊髓压迫,出现神经症状,需要手术治疗。手术应先去除内固定及植骨,恢复原解剖形态。再在牵引状态下观察寰枢椎复位情况,根据是否能够复位以及是否存在骨性融合,配合松解手术恢复寰枢椎之间的解剖

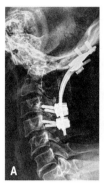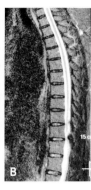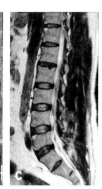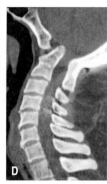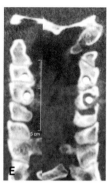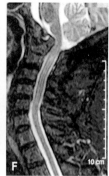

图 6-3-10　翻修术前影像学检查

A. X 线片显示颈枕融合术后,齿突进入枕骨大孔内;B. 胸椎 MRI 显示黄韧带肥厚;C. 腰椎 MRI 显示胸 11/12 黄韧带肥厚;
D. CT 矢状位重建显示颈枕骨性融合,齿突进入枕骨大孔;E. CT 冠状位重建显示颈椎内固定物松动;F. 颈椎 MRI 显示齿突
进入枕骨大孔,压迫延髓腹侧

关系,再行固定融合。

手术治疗

手术患者在全麻状态下取俯卧位完成。头颈保持中立位,大剂量颅骨牵引,手术床调整至头高脚低位,牵引后未见复位。沿前次手术切口瘢痕切开,由中线将枕下小肌群向两侧分开,显露固定板,见植骨融合。将内固定表面骨质去除,显露内固定物并去除,术中见颈 3 及颈 4 螺钉松动。显露寰枢椎侧块(枕骨与枢椎之间侧块),见两者骨性融合。使用刮匙、骨刀等工具截骨,将骨性融合截断,截断后枕骨与枢椎之间恢复活动度(图 6-3-11A)。持续牵引可见寰枕整体向头端移位,但与枢椎之间未达到解剖复位。临时缝合伤口,更换体位为仰卧位。

维持颅骨牵引,自咽后正中切口进入,显露寰椎前弓及枢椎椎体。切断颈长肌及椎前挛缩软组织,松解部分寰枢椎关节囊。透视见寰枢椎解剖关系已恢复。冲洗缝合伤口。

更换体位为俯卧位,维持颅骨牵引,原侧块关节截骨部位植入两枚颈椎融合器支撑,减少牵引重量,行颈枕固定。处理枕骨及枢椎后方骨质,取自体髂骨松质骨颗粒植骨。术后复查 X 线片侧位显示寰枢椎已复位,CT 矢状位重建显示齿突已复位(图 6-3-11B、C)。

学习要点

颅底凹陷症影像学表现为齿突向后上方移位压迫延、脊髓,出现神经症状,传统手术方案多采用齿突切除或枕骨大孔减压来治疗,但其脱位因素并未处理,枕骨大孔减压或齿突切除后,寰枢椎之间的稳定性进一步破坏,仍可能出现脱位压迫。手术方案应该选择将齿突从枕骨大孔中牵出,向前下方复位,恢复寰枢椎之间的解剖关系。通过

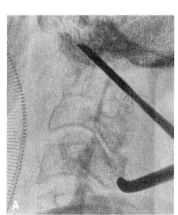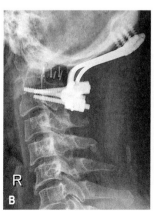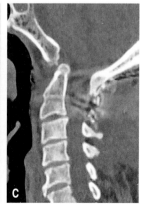

图 6-3-11　术中及术后影像学检查

A. 术中骨刀截骨,骨刀到达枢椎前方;B. 术后 X 线片侧位显示寰枢椎复位术后;C. 术后 CT 矢状位重建显示齿突已经复位

颅骨牵引可以判断两者之间的活动度，是否需要行松解术。本例患者寰枕融合，寰枢椎之间存在骨性融合，要完成复位，必须将寰枢椎之间的骨性融合松解，恢复两者之间的活动度。传统松解手术多采用前路松解，但前路松解骨质导致骨质感染的可能性增大，本例手术采用后路松解达到了同样的松解效果。后路骨性结构松解后，寰枢椎之间虽然存在活动度，但在牵引下仍未达到完全复位，考虑前方软组织挛缩存在影响，因此选择行前路松解，前后路联合松解后完成复位。完成松解复位后最终需要完成寰枢椎之间的融合，寰枢椎侧块之间可以选择骨块或者融合器植入，起到植骨及支撑作用。

本例手术的难点是寰枢椎之间骨性融合侧块的松解，松解时需要在诱发电位监护下小心操作：侧块内侧即为脊髓，且外侧走行有椎动脉，必须予以保护。

（臧全金）

参 考 文 献

［1］　马向阳,杨进城,邹小宝等.陈旧性Ⅱ型齿状突骨折的术式选择及治疗效果［J］.中国脊柱脊髓杂志,2017,27（01）:37-42.

［2］　PROST S,BARREY C,BLONDEL B,et al. Hangman's fracture:Management strategy and healing rate in a prospective multi-centre observational study of 34 patients［J］. Orthopaedics & traumatology, surgery & research. 2019;105（4）:703-707.

［3］　AI F,YIN Q,XU D,et al. Transoral atlantoaxial reduction plate internal fixation with transoral transpedicular or articular mass screw of c2 for the treatment of irreducible atlantoaxial dislocation:two case reports［J］. Spine. 2011;36（8）:E556-E562.

［4］　WU A,JIN H,DOU H,et al. Anterior decompression through transoral axis slide and rotation osteotomy for salvage of failed posterior occipitocervical fusion: a novel technique note［J］. Annals of translational medicine. 2020;8（4）:129.

［5］　LEE D,RIEW K,CHOI S,et al. Safety and Efficacy of a Novel Anterior Decompression Technique for Ossification of Posterior Longitudinal Ligament of the Cervical Spine［J］. The Journal of the American Academy of Orthopaedic Surgeons. 2020;28（8）:332-341.

［6］　LEE D,PARK S,HONG C. A novel anterior decompression technique for kyphosis line（K-line）ossification of posterior longitudinal ligament（OPLL）:vertebral body sliding osteotomy［J］. Journal of spine surgery. 2020;6（1）:196-204.

［7］　SUN J,SHI J,XU X,et al. Anterior controllable antidisplacement and fusion surgery for the treatment of multilevel severe ossification of the posterior longitudinal ligament with myelopathy:preliminary clinical results of a novel technique［J］. European spine journal. 2018;27（6）:1469-1478.

［8］　GUPPY K,LEE D,HARRIS J,et al. Reoperation for Symptomatic Nonunions in Atlantoaxial（C1-C2）Fusions with and without Bone Morphogenetic Protein:A Cohort of 108 Patients with >2 Years Follow-Up［published correction appears in World Neurosurg. 2019 Mar;123:476］［J］. World neurosurgery. 2019;121:e458-e466.

［9］　DU Y,QIAO G,YIN Y,et al. Posterior atlantoaxial facet joint reduction,fixation and fusion as revision surgery for failed suboccipital decompression in patients with basilar invagination and atlantoaxial dislocation:Operative nuances, challenges and outcomes［J］. Clinical neurology and neurosurgery. 2020;194:105793.

［10］　SUN Y,TAN M.［Research progress of causes and strategies in revision surgery for atlantoaxial dislocation］［J］. Zhongguo Gu Shang. 2022;35（5）:495-499.

［11］　GOEL A,DHAR A,SHAH A,et al. Revision for Failed Craniovertebral Junction Stabilization:A Report of 30 Treated Cases［J］. World neurosurgery. 2019;127:e856-e863.

［12］　SINDGIKAR P,DAS K,SARDHARA J,et al. Craniovertebral junction anomalies:When is resurgery required?［J］. Neurology India. 2016;64（6）:1220-1232.

［13］　ALHARBI A,ALNEFAIE N,ALKHAIBARY A,et al. Pediatric craniocervical fusion:predictors of surgical outcomes,risk of recurrence,and re-operation［J］. Child's nervous system. 2022;38（8）:1531-1539.

［14］　PLATZER P,VÉCSEI V,THALHAMMER G,et al. Posterior atlanto-axial arthrodesis for fixation of odontoid nonunions［J］. Spine. 2008;33（6）:624-630.

［15］　WU Z,XU J,WANG Z,et al. Transoral approach for revision surgery of os odontoideum with atlantoaxial dislocation［J］. Orthopedics. 2014;37（9）:e851-e855.

［16］　TANG C,LI G,KANG M,et al. Revision surgery after rod breakage in a patient with occipitocervical fusion: A case report［J］. Medicine. 2018;97（15）:e0441.

［17］　TAN M,JIANG X,YI P,et al. Revision surgery of irreducible atlantoaxial dislocation:a retrospective study of 16 cases［J］. European spine journal. 2011;20（12）:2187-2194.

第七章

上颈椎治疗新技术及展望

在第一章中介绍了上颈椎常见的牵引和固定方式,但技术的发展日新月异,上颈椎的治疗除了前述的技术外,学者又根据寰枢椎的解剖形态和疾病特点设计了多种不同的固定技术及手术操作技术,为解决特殊上颈椎疾病提供了新的思路。目前大部分技术在试验研究阶段,集中在非融合技术的研究。

第一节

寰枢椎非融合技术

固定融合术是脊柱外科常见的手术方式,目的是在完成减压后重建脊柱稳定性,通过坚强的内固定结合植骨融合术使固定椎体间的活动度丧失,限制其因为包括医源性等因素在内的各种因素导致的脊柱不稳,以此减少神经损伤或力学结构异常导致的临床症状。但随着学者对脊柱正常生理活动及固定后活动度、生物力学等研究的深入,发现融合术后脊柱的运动功能及邻近脊柱节段的正常功能受到了不同程度的影响,即邻近融合节段部位应力集中,运动负荷增加,从而导致退变加速。为了减少融合技术导致的并发症,非融合技术应运而生,也成了近年来研究的热点。

非融合固定技术是通过在固定节段的内固定物间增加关节活动,模拟正常脊柱节段之间的正常生物力学性能,保留相应节段之间的活动度,消除因为固定导致的邻近节段退变。非融合固定技术能够保留活动,改善相应部位的力学载荷传递。基础研究及生物力学研究、临床研究等表明,在下颈椎及其他脊柱部位均有应用的脊柱非融合固定装置,如人工颈椎椎间盘、人工颈椎复合关节系统、限制性动态椎弓根钉系统、腰椎棘突间动态装置等,能够保留椎体间的活动度,具有一定的临床应用价值。

寰枢椎间的活动度较其他颈椎节段的活动度大,尤其是其旋转功能,占整个颈椎旋转活动度的一半左右。治疗寰枢椎不稳患者或者脱位患者时,传统的齿突切除术增加了寰枢椎的活动度,不稳定性增加,因此有必要行寰枢椎固定术。但传统寰枢椎固定术后的活动度明显降低,旋转功能受限明显,患者的生活质量显著降低。为了提高患者的生活质量,保留寰枢椎间的活动度及其功能,研究者将非融合技术应用到寰枢椎中,设计出了不同的寰枢椎非融合固定应用技术,包括寰枢椎前路非融合技术和寰枢椎后路非融合技术。

一、寰枢椎前路非融合技术

(一)齿突螺钉固定技术

在Ⅱ型齿突骨折的治疗中,前路中空螺钉固定技术能够使骨折愈合而不融合寰枢椎关节。在齿突骨折的治疗中已有描述及相关病例介绍。

(二)人工寰椎齿突关节

人工寰椎齿突关节(artificial atlanto-odontoid joint,AAOJ)简称人工寰齿关节。设计人工关节代替寰椎齿突功能,多由两部分组成,分别代替寰椎前弓及横韧带和齿突,保留其旋转功能。手术切除寰椎前弓及齿突后,植入人工关节,期望以此稳定寰枢椎,并保留寰枢关节的运动功能。国内多位学者都曾进行过人工寰齿关节的研究。

1. 陈坚等人设计的人工寰齿关节 通过在87例干燥寰枢椎骨骼标本上测量寰枢椎相关部位的解剖数据,设计了组合式人工寰齿关节,并在防腐尸体标本上模拟人工关节置换术。安装时使用磨钻及咬骨钳将寰椎前弓、齿突及寰椎横韧带去除,将齿突上方切平,并于枢椎椎体前方切出骨槽供植入枢椎钢板用。寰枢椎部件组合好后将人工关节旋转轴放置在寰椎侧块间空间内,固定螺钉。关节置换术后X线结果显示无后方压迫,所设计的AAOJ可保留寰枢椎之间的旋转活动,但无屈伸及侧屈活动。

2. 曹正霖等人设计的人工寰齿关节 通过对成年寰枢椎骨质标本及颈椎X线片进行数据测量,观察各相关部位的距离及角度等参数,完成数据统计,根据测量数据设计了AAOJ。所设计的AAOJ,由两个人工部分构成,分别代替寰齿关节的两部分。人工寰椎前弓为左右对称结构,由左右对称的两侧侧块板、后方中空的齿突环及连接两部分的连接板组成。中间的连接板能够根据寰枢椎之间的角度调整,折弯或者扭转等方式来变化其角度;人工齿突由齿突部分和枢椎椎体部分组成,椎体部分能够固定在枢椎椎体上,齿突为上方突起的光滑杆状结构,能够和寰椎部件中后方的齿突环相关节。置换时将齿突及寰椎前弓减压,再植入关节,能够允许齿突上下约2mm移动。通过对12具新鲜尸体标本置换后的生物力学研究表明,在术后即刻,所设计的AAOJ能够保留寰枢椎的旋转活动,且稳定性好,但详细运动形式是否和正常生理活动相符尚无定论。

3. 谭明生等人研制的人工寰齿半关节 目的是替代横韧带功能。该研究同样测量了寰枢椎干燥骨骼标本的解剖数据,包括寰椎、枢椎等多个相关解剖参数,根据测量结果设计出人工关节。该人工关节对于维持横韧带断裂或松弛导致的寰枢椎不稳及脱位具有稳定作用,并且能够保持寰枢椎之间的稳定性。其设计的假体包括关节面、臂及固定钢板三部分。关节面部分光滑,固定钢板为正方形结构,钢板呈钩状伸于齿突后方。钢板部分和寰椎部分是由螺钉将方形钢板固定完成的。通过尸体标本及模型等稳定性试验表明,此人工寰齿半关节能够保留寰枢椎之间的旋转活动。

4. Lu等人设计的人工寰齿关节 Lu等人进行了寰枢椎解剖数据的研究,并且设计完成了AAOJ。其由两部分组成,包括寰椎部分与枢椎部分。寰椎部分为带中空环形柱状结构的两侧侧块板状结构,枢椎部分为倒Y形结构。枢椎部分倒Y形下方的两块固定板为固定枢椎部分,突起部分为旋转轴,其与寰椎后方的中空环形柱状结构组合在一起形成关节。枢椎部分两侧各有一个突起,作用是限制寰枢椎过度旋转活动。陆斌通过尸体生物力学研究表明,人工寰椎齿突关节能够保留寰枢椎之间的旋转活动,允许两侧各旋转45°,并且保持置换术后的稳定性。

5. Hu等人研制的人工寰齿关节 Hu等人测量了寰枢椎的相关解剖参数,并设计了AAOJ。其寰齿关节包括寰椎部分及枢椎部分,寰椎部分设计包括两侧的侧块部分和中间的中空柱状环形寰椎轴套结构,枢椎部分包括枢椎旋转轴、枢椎固定版、枢椎底座等部分。其中枢椎底座为多孔形结构,操作时需将枢椎椎体部分切除部分骨质,将底座置于枢椎椎体之间。寰枢椎之间通过

旋转轴与寰椎的旋转轴套相关节,并且中间配备有垫圈配件,能够减少上下两部分直接接触引起的金属磨损。寰枢椎螺钉固定部分均为双侧固定,每一侧固定上具有两枚螺钉,后来其更改为单侧单枚螺钉。寰椎螺钉为中空结构,能够促进骨质融合。其研究表明,AAOJ置换可行,操作安全。

6. Cai等人设计的新型AAOJ 新型AAOJ又称为非限制性人工寰齿关节,关节分为三部分,包含有两个关节。上方和传统人工寰齿关节相似,使用单一旋转轴关节;下方是一个球形结构放置在中空半球形柱状结构内的关节。车轴关节可以保证寰枢椎之间的旋转活动,而下方的球形结构关节因为限制性低,可以进行大幅度多角度活动。这种设计可以使寰枢椎之间进行三个维度、六个角度的多方向活动。蔡璇等人又根据人工寰齿关节的设计方案对犬设计了相应的关节,通过犬活体实验及术后影像学检查发现,其设计的人工关节很好地体现了脊柱非融合技术的目的。

7. 熊胜等人研制的人工寰齿关节 熊胜等人对AAOJ进行了结构优化设计,并进行了仿真分析。利用三维有限元分析软件进行模型造型,对关节结构进行优化,并对优化后的结构进行模拟力学分析。通过优化,其人工关节包括寰枢椎部件及旋转轴套三部分。枢椎连接台上有一根横向的圆柱状结构,两侧各有一根细柱状结构,能够使寰枢椎旋转。其仿真实验结果表明,改善后的关节灵活度增加,枢椎可以进行15°的旋转活动,并且关节结构圆滑对周围损伤小。

8. Zang等人研制的仿生人工寰齿关节 Zang等人设计了一种仿生人工寰齿关节,其关节设计为杵窝形仿生设计。寰椎部分为杵窝状结构,杵窝壁保留了5°~10°的活动度,允许下方的仿生齿突在其屈伸、侧屈活动中,有限地限制了其过度活动。齿突的下方设计有锯齿样结构,增加了其稳定性。螺钉均设计为锁定螺钉,增加了人工关节与寰枢椎骨质之间的稳定性。通过尸体生物力学研究表明,其能够保留屈伸侧屈及旋转功能,并与正常生理状态在统计学上无显著性差异。以下为该关节的临床应用介绍。

病例介绍

42 岁男性患者,以"颈项部疼痛、四肢无力伴麻木 1 年余"主诉入院。1 年余前无明显诱因出现颈项部疼痛,枕后放射,伴四肢麻木无力,双下肢踩棉花感。就诊于门诊行影像检查示"寰枢椎脱位",门诊以"游离齿突畸形、寰枢椎脱位"收住院。查体:颈椎生理曲度存在,颈枕后压痛阳性,叩击痛阳性。左上肢肌力Ⅴ级,右上肢近端肌力Ⅴ级,握力Ⅳ级,左下肢肌力Ⅴ级,右侧屈髋肌力Ⅴ-级;自双肩以下浅感觉减退。四肢肌张力正常,腱反射减低。Hoffmann 征阴性,Babinski 征阴性。术前寰枢椎 X 线片张口正位(图 7-1-1A)显示寰枢椎侧块关节间隙清晰;过屈侧位(图 7-1-1C)显示枢椎与寰椎前结节之间距离明显增大;过伸侧位(图 7-1-1D)显示寰枢椎恢复解剖关系。冠状位 CT 三维重建(图 7-1-1E)可见齿突基底部圆钝、游离,与枢椎椎体之间无连接,枢椎椎体上方圆钝、硬化,双侧侧块关节间隙清晰。MRI(图 7-1-1F)显示寰椎前结节与枢椎椎体之间距离增大,枢椎齿突与椎体不连,相应节段脊髓受压变性。

治疗原理

患者为游离齿突畸形,寰枢椎不稳。从第三章游离齿突畸形病例解析可知,寰枢椎之间不稳定,要恢复其稳定性,需要行寰枢椎固定融合术。但寰枢椎固定后两者之间的活动度明显降低,而寰枢椎之间的旋转功能占颈椎整个旋转功能的一半左右,固定后无法发挥其旋转功能,使生活质量明显降低。

借鉴于外周髋、膝关节置换及脊柱非融合理论技术,经过多代人工寰齿关节设计及生物力学、动物实验的研究,笔者团队研制了仿生人工寰齿关节,并进行了生物力学实验,证实其具有良好的保持寰枢椎活动度的功能。

如果在寰椎和枢椎上分别固定寰枢椎组件,组合后能够维持寰枢椎的稳定性,而且寰枢椎之间能够保留一定的活动度,那么患者的生活质量可能得到提高。

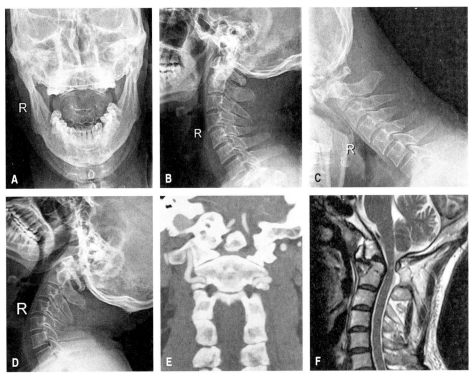

图 7-1-1　术前影像资料
A. 寰枢椎 X 线片张口正位;B. 颈椎 X 线片侧位;C. X 线片过屈位显示寰枢椎脱位;D. X 线片过伸位显示寰枢椎复位;E. 寰枢椎 CT 冠状位重建显示齿突与枢椎椎体不连接,齿突基底部及枢椎椎体上方均圆钝;F. MRI 显示寰椎前弓与枢椎椎体之间距离增大,相应层面脊髓信号增高

手术治疗

经过充分的前期准备,同患者及其家属谈及保守治疗、后路寰枢椎固定融合术、前路寰枢椎固定融合术、前路人工寰齿关节置换术等各种治疗方案的优劣势,并让患者充分知情,告知其人工寰齿关节置换术为新技术,目前尚未有在人体应用的先例,为临床试验性研究,存在一系列并发症以及可能存在的风险等。患者及其家属充分了解后选择尝试行经口咽人工寰齿关节置换术。

经过医院伦理委员会讨论后同意,对患者实施人工寰齿关节置换术,同时做好备用方案:①前路寰枢椎固定融合术;②后路寰枢椎固定融合术。术前通过患者 3D 打印模型模拟人工关节置换过程(图 7-1-2)。

本例手术患者在全麻状态下仰卧位经口咽在内镜(图 7-1-3)辅助下完成。麻醉满意后,Codman 开口器开口,将悬雍垂向头端牵拉显露咽后壁。手指触摸寰椎前结节,沿咽后壁正中切开,向双侧剥

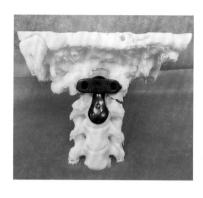

图 7-1-2　术前 3D 打印模型人工关节置换

离咽后壁黏膜及肌肉,切断颈长肌及前纵韧带在寰椎前结节的附着,并向双侧显露寰椎侧块,保护寰枢椎关节囊。高速磨钻磨除寰椎前结节及前弓,探及游离的齿突,将其向前牵拉后切断齿突尖韧带,旋转切除后方固定的十字韧带等韧带结构,去除齿突。在寰枢椎牵引状态下将人工寰齿关节植入寰枢椎前方,分别固定寰椎及枢椎结构(图 7-1-4)。

术后 CT 矢状位重建显示人工寰齿关节并未处于预设位置,枢椎椎体仍有向后方移位(图 7-1-5A);冠状位重建可见人工关节处位于寰椎侧块

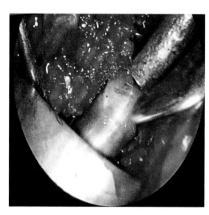

图 7-1-3　内镜下人工寰齿关节植入

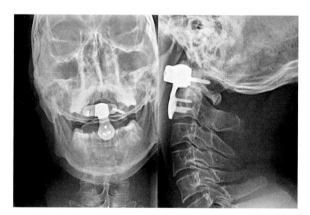

图 7-1-4　人工寰齿关节置换术后

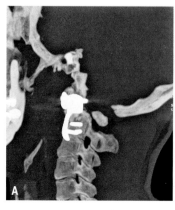

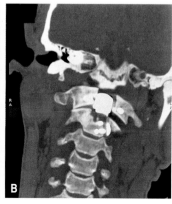

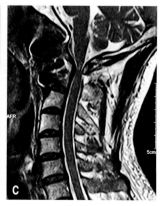

图 7-1-5　人工寰齿关节置换术后 CT 三维重建及 MRI

之间,位置良好(图7-1-5B)。术后MRI显示相应节段脊髓仍有部分压迫(图7-1-5C)。

术后半个月行喉镜检查显示咽后壁伤口愈合良好,无感染迹象(图7-1-6)。

因考虑到人工关节稳定性,予以头颈胸支具固定(图7-1-7)2个月。固定2个月后去除支具,患者可正常活动。

术后每年随访,患者神经症状无变化,但颈椎活动度明显降低。

术后3年复查X线片正位显示位置尚可(图7-1-8A);侧位(图7-1-8B)及过屈过伸动力位(图7-1-8C、D)显示枢椎螺钉部分拔出,颈2、3融合,枢椎前方似存在部分切迹。CT重建(图7-1-8E、F、G)显示寰椎螺钉位置可,未见松动迹象,枢椎螺钉部分拔出(图7-1-8E),且颈2、3间隙完全融合(图7-1-8E),寰枢椎左侧侧块面硬化(图7-1-8F),寰枢椎对应椎管变窄。

术后4年行颈椎左右旋转动力位CT检查(图7-1-9A~F)寰枢椎间旋转活动度。结果显示寰枢椎之间活动度明显降低,但仍有活动度。人工关节固定枢椎螺钉部分拔出,颈2、3融合。图中左旋(图7-1-9A、B)时寰椎向左侧旋转47.33°,枢椎向左旋转40.07°,两者之间的差值为寰椎左旋7.26°;中立位(图7-1-9C、D)时寰椎右旋33.88°,枢椎右旋26.36°,两者之间差值为寰椎右旋7.52°;

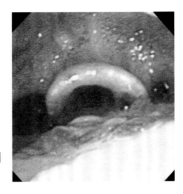

图7-1-6　术后半月咽后壁伤口愈合良好

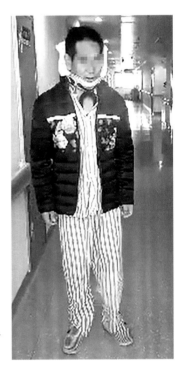

图7-1-7　术后2个月佩戴颈胸支具固定

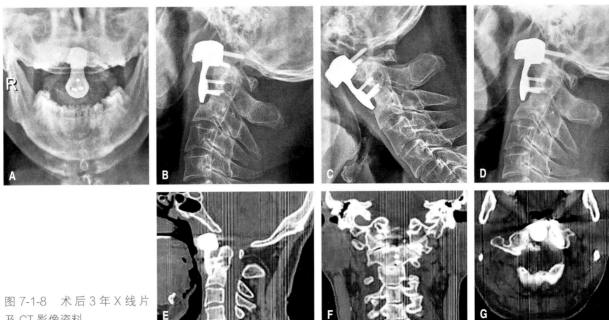

图7-1-8　术后3年X线片及CT影像资料

右旋（图 7-1-9E、F）时寰椎右旋 36.19°，枢椎右旋 25.24°，两者之间差值为寰椎右旋 10.95°。综合寰枢椎左右旋转 18.21°，向左旋转度大于向右旋转度。旋转度数测量与患者检查时体位相关，且可能存在误差，寰枢椎旋转活动度明显降低，但仍存在部分活动度。

CT 矢状位重建（图 7-1-9G）及 CT 三维重建（图 7-1-9H）显示枢椎椎体与寰椎右侧侧块之间存在骨赘。

目前患者已随访超过 5 年，仍无明显神经症状，颈椎活动度较术后 4 年无变化。

经验及反思

此例患者为人工寰齿关节在临床上的首次试验性应用，目前随访结果看并未取得理想中的保留寰枢椎之间大部分活动度的预期，且出现了枢椎螺钉脱出，颈 2、3 融合等问题。分析与以下 3 个因素有关：①人工关节置换时未完全完成寰枢椎复位，即完成固定，术后 CT 发现寰枢椎仍处于部分脱位状态，此种情况下寰枢椎受力相对较大；②枢椎螺钉设计相对较细，在骨中把持力相对较弱；虽然生物力学实验证实稳定性可，但长期的应力仍然可能导致螺钉拔出；③螺钉拔出导致枢椎部分向下移位，刺激颈 2、3，导致寰枢椎之间骨赘形成，并刺激颈 2、3 形成融合。人工寰齿关节的首次临床应用虽然因为以上原因导致未达到预期，但通过随访可以发现，寰枢椎关节间确实仍存在部分活动度；若通过改进关节设计及术中操作，人工关节可能会取得更好的临床效果。

人工髋膝关节置换极大地改善了患者因髋膝关节融合导致的关节强直活动度丧失等弊端。与其类似，人工寰齿关节也是一种有一定临床意义的尝试，但其是否能够得到更好的改进或临床应用，仍需进一步的验证。

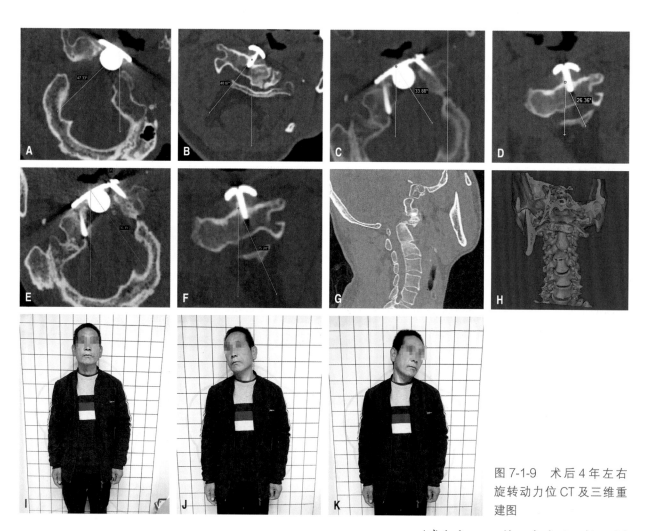

图 7-1-9 术后 4 年左右旋转动力位 CT 及三维重建图

（臧全金 王栋 李浩鹏 贺西京）

二、后路寰枢椎非融合技术

1. Kato 等人设计的后路保留寰枢椎活动度的人工关节　关节分为寰椎部分和枢椎部分，两侧均为万向椎弓根螺钉，中间均为弧形钢板，弧形钢板两侧为棒状结构，同万向螺钉相固定。寰椎后方的弧形钢板中间有一道凹槽结构，凹槽中间为聚乙烯结构；枢椎中间的弧形钢板上方有两根螺杆样凸起，凸起的顶端增大增宽。枢椎的弧形钢板宽度较寰椎弧形钢板宽度小，寰枢椎之间通过枢椎弧形钢板上方的凸起深入寰椎弧形钢板中间的凹槽样结构中连接。凸起高度高于寰枢椎之间的高度。其设计目的是限制寰枢椎复合体的前后不稳定性，保留轴性旋转、屈伸、侧屈。通过 10 具颈椎尸体标本进行生物力学研究，来评估运动保留装置的稳定性和黏弹性/灵活性。实验结果表明，此关节能够限制寰枢椎复合体的前后不稳，在屈曲伸直及轴性旋转活动度上，此关节的寰枢椎活动度分别是完整状态的 50%，完整状态下的侧屈功能基本相同。

2. Shen 等人设计的后路人工寰齿关节（novel posterior artificial atlanto-odontoid joint，NPAAJ）Shen 等人随机选择了 60 例颈椎常规 CT 和 CT 重建患者的数据，使用软件进行测量，根据测量数据设计相关关节。NPAAJ 的设计目的是稳定寰枢椎关节，并保留其所特有的运动。NPAAJ 包括寰椎组件、枢椎复合组件、外套管组件和 4 枚颈椎多轴椎弓根螺钉。金属结构采用钛合金材料，外套管采用无毒有机硅材料。寰椎组件包括一个弧形轨道槽和一个 V 形连接棒。外套管组件包括在侧壁开孔的弧形空心管和弧形轨道槽。所述椭圆形滚动体可以通过开口端插入弧形轨道槽内，用 2 个小螺丝和 1 个壳固定。关节具有外部弧形和内部 U 形结构的轨道槽，便于椭圆形滚动体在弧形轨道槽中的自由移动，并可使寰枢椎关节屈伸、横向弯曲和轴向旋转。弧形轨道槽内径大于 U 形开口下沿长度，因此，沟槽可防止滚动体从其下端脱落。此外，当滚动体连杆沿外套组件侧壁自由滑动时，侧壁开孔的封闭状态使软组织无法在弧形轨槽内垫层。最后，使用连接寰椎和枢椎部件的棒和 4 枚颈椎多轴椎弓根螺钉将 NPAAJ 固定在寰椎和枢椎的后方。应用 NPAAJ 治疗某些疾病引起的寰枢椎不稳定，可以恢复寰枢椎的稳定性，并保留大部分运动范围。此外，NPAAJ 可能会阻止软组织嵌入关节内。

3. Chen 等人设计的新型后路寰枢椎限制性非融合固定装置（posterior atlantoaxial restricted nonfusion fixation，PAARNF）　寰枢椎部位均采用常规多轴螺钉固定。寰椎部分由一个寰椎连接棒 b，呈弧形棒，中间部分增粗，枢椎部分分别由两个枢椎连接棒 d，寰枢椎固定棒之间由一个多轴固定连接器 c，b 和 c 之间形成关节，旋转时 c 能够在 b 上滑动。经尸体标本生物力学测试，PAARNF 能够限制寰枢椎的屈伸活动，但能够保留寰枢椎的旋转和侧屈活动。此关节设计的部分不足在于寰椎连接棒 b 在寰椎后弓后方，为了满足寰椎螺钉尾端能够和连接棒连接，寰椎螺钉不能完全拧入，因此容易在螺钉尾端发生内固定物疲劳断裂；另外，连接棒之间的金属摩擦可能会产生金属的磨损。

虽然前路和后路均有寰枢椎之间的可动人工关节设计及相关研究，但是，因上颈椎解剖结构复杂，人工关节的临床应用仍需要经过很多的测试。

（臧全金）

第二节

上颈椎治疗展望

现代社会发展日新月异，影像技术、新材料及制作技术、计算机与人工智能等领域新技术层出不穷，对骨科学的发展具有巨大的促进作用，同样在脊柱外科、上颈椎领域也会有所体现。

一、影像与导航技术——精准化

术前 CT 检查、术中 CT 及导航设备的更新能够为术者提供更全面的影像技术,让术者对患者的影像学特点有更清晰的认识。O-arm、磁力导航等多种技术已经在临床有所应用,未来新的影像技术可能会提供更加精细的影像学检查及辅助治疗,为内固定植入及减压、复位等提供技术支持,使治疗更加精准。

二、新材料及制作技术——个体化

目前内固定应用最多的是钛合金,新的内固定材料也一直在不断地研制中,更加符合骨性力学特性的新材料将来可能会研制出来。同时,现在增材技术的发展使 3D 打印能够为不同患者制订不同的、个性化的内固定材料方案。随着人们对材料结构的研究,新的适应局部生物力学特性的具有更加符合骨骼结构特征的个性化的固定方案必将能够实现。

三、计算机与人工智能——科技化

人工智能在工业领域已经获得广泛的应用,渗透到了人们的日常生活中,医疗领域也有所涉及。随着对人体结构及各种功能的研究深入,人工智能或将在上颈椎领域有所应用。

四、手术技术及理念融合——多元化

上颈椎手术到底是行前路手术还是后路手术,抑或前后路联合入路手术,在针对同一病例时经常存在争议,这是因为前后路手术各有其特点,不同的脊柱外科医生对疾病的认知与其所掌握的技能有关。随着交流的深入、病例数量的增多及经验的积累,新的手术技术如松解技术、固定技术、植骨技术等均会有更加深刻的理解,手术治疗方案可能会倾向于多元化。但无论何种手术治疗方案,包括本章第一节提到的非融合固定技术,以及微创技术(如经鼻内镜的应用等)是否会有所发展或应用,目的都是为了更好地服务患者,提升患者的生活质量与治疗效果。

五、知识及技术普及——常规化

目前能够正确诊治上颈椎疾患的脊柱外科医生仍然较少,但是,随着对上颈椎知识的掌握及对治疗技术的学习,上颈椎治疗技术在脊柱外科医生中会更加普及,而不再是"曲高和寡"的疾病,也会是相对常规化的治疗,从而使诊治的准确性进一步提高,治疗的伤残率会更低。

还有很多其他的因素会影响上颈椎疾病将来的治疗走向,相信在脊柱外科和神经外科学者的共同努力下,上颈椎的新治疗技术会不断推陈出新,上颈椎患者也会得到更加优质的治疗。

(臧全金)

参 考 文 献

[1] CHANG P,YEN Y,WU J,et al. The importance of atlantoaxial fixation after odontoidectomy [J]. Journal of neurosurgery. Spine,2016,24(2):300-308.

[2] LIU S,SONG Z,LIU L,et al. Biomechanical evaluation of C1 lateral mass and C2 translaminar bicortical screws in atlantoaxial fixation:an in vitro human cadaveric study [J]. The spine journal,2018,18(4):674-681.

[3] KATO K,YOKOYAMA T,ONO A,et al. Novel motion preservation device for atlantoaxial instability [J]. Journal of spinal disorders & techniques,2013,26(3):E107-E111.

[4] SHEN K,DENG Z,YANG J,et al. Novel posterior artificial atlanto-odontoid joint for atlantoaxial instability:a biomechanical study [J]. Journal of neurosurgery. Spine,2018,28(5):459-466.

[5] CHEN J,ZHOU F,NI B,et al. New Posterior Atlantoaxial Restricted Non-Fusion Fixation for Atlantoaxial Instability:A Biomechanical Study [J]. Neurosurgery,2016,78(5):735-741.

[6] 陈坚,刘浩,杨志明.人工寰枢关节的研制及应用解剖研究[J].中国临床解剖学杂志,1999(02):56-58.

[7] 曹正霖,钟世镇,刘景发,等.人工寰齿关节置换术的生物力学研究[J].中国矫形外科杂志,2003(Z1):97-99.

［8］谭明生，张光铂，韦竑宇，等.人工寰齿"半关节"的研制及解剖学研究［J］.中国脊柱脊髓杂志，2004（10）:25-28.

［9］LU B，HE X，ZHAO C，et al. Artificial atlanto-odontoid joint replacement through a transoral approach［J］. European spine journal，2009，18（1）:109-117.

［10］HU Y，GU Y，YUAN Z，et al. Biomechanical study of the atlantoaxial joint after artificial atlanto-odontoid joint arthroplasty［J］. Chinese journal of traumatology，2012，15（6）:329-333.

［11］CAI X，HE X，LI H，et al. Total atlanto-odontoid joint arthroplasty system:a novel motion preservation device for atlantoaxial instability after odontoidectomy［J］. Spine，2013，38（8）:E451-E457.

［12］熊胜，陈希良，王云峰，等.人工寰齿关节结构优化设计及仿真分析［J］.中国组织工程研究，2016，20（48）:7169-7174.

［13］SHAO J，GAO Y，GAO K，et al. Posterior Screw-Rod Fixation and Selective Axial Loosening for the Treatment of Atlantoaxial Instability or Dislocation Caused by Os Odontoideum:A Case Series for a Single Posterior Approach［J］. World neurosurgery，2019，132:e193-e201.

［14］ZANG Q，LIU Y，WANG D，et al. An Experimental Biomechanical Study on Artificial Atlantoodontoid Joint Replacement in Dogs［J］. Clinical spine surgery，2017，30（1）:E1-E6.

［15］SHI L，SHEN K，DENG R，et al. Novel unilateral C1 double screw and ipsilateral C2 pedicle screw placement combined with contralateral laminar screw-rod fixation for atlantoaxial instability［J］. European spine journal，2019，28（2）:362-369.

［16］XU T，GUO Q，LIU Q，et al. Biomechanical Evaluation of a Novel Integrated C1 Laminar Hook Combined with C1-C2 Transarticular Screws for Atlantoaxial Fusion:An In Vitro Human Cadaveric Study［J］. World neurosurgery，2016，92:133-139.

［17］臧全金，李浩鹏，贺西京，等.仿生人工寰齿关节的研制与解剖学研究［J］.生物骨科材料与临床研究，2017，14（3）:1-4.

［18］ZANG Q，LI J，LIU Y，et al. Atlantoaxial Non-Fusion Using Biomimetic Artificial Atlanto-Odontoid Joint:Technical Innovation and Initial Biomechanical Study［J］. Spine，2022，47（11）:825-832.

致　谢

　　本书的出版得到了全国十余家兄弟单位数十位专家的大力支持，他们均是临床一线医生，在上颈椎疾病的诊治方面具有丰富的临床经验，对于复杂的疑难病例的处置有深刻且独到的见解。在上颈椎疾病的诊治领域里，很多参与编写的专家的技术在国内均处于领先地位，在国际上也具有一定的影响力，他们的技术紧跟甚至引领着上颈椎疾病治疗的风向标。他们在繁忙的临床工作之余还承担着教学、科研等众多任务；即便如此，为了能更好地将上颈椎疾病的诊疗技术规范化，提高此类疾病的诊疗水平，让更多的脊柱外科医生能够正确诊治上颈椎疾病，专家们不辞劳苦，不吝笔墨，挤出宝贵的时间将数年乃至数十年积累的典型病例或有意义的病例予以总结，凝结成文字，以飨读者。在此对所有参编人员致以衷心的感谢！

　　在这里特别感谢上颈椎领域的国际著名专家北京大学第三医院王超教授。本书从著作想法的酝酿到最终成书的整个过程中，他都给予了关注和支持，在此对他表示深深的敬意和谢意。

　　感谢西安交通大学第二附属医院脊柱外科贺西京教授，他是西安交通大学第二附属医院脊柱外科上颈椎专业的开拓者。在贺西京教授的带领下，科室开展了上颈椎疾病的系列研究，并开创了非融合技术的临床应用先例，得到了国际同行的点赞。感谢科室所有同仁，在上颈椎疾病的诊治上从无到有、从开展到规范、从跟从到领先、从传统到创新所取得的所有成绩，离不开所有同仁的关注和支持。

　　感谢所有为本书的成稿、出版做出努力的朋友们，正是有了所有人的共同奔赴，才有了本书的面世。

　　感谢西安交通大学第二附属医院予以人力、物力及经费的支持。

李浩鹏

2023 年 6 月

52检